INTERVENTIONS MÉDICALES

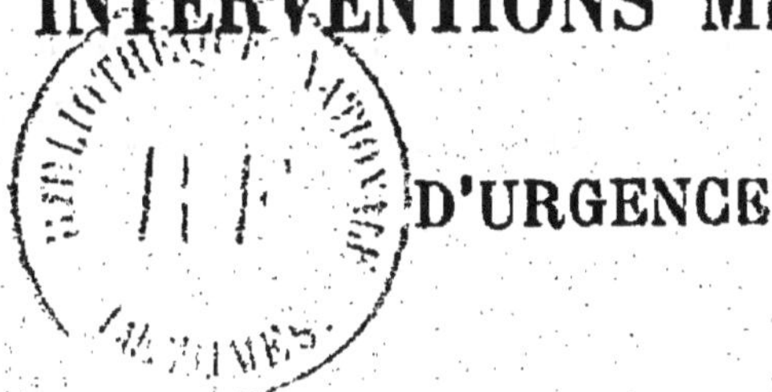

D'URGENCE

OUVRAGES DU PROFESSEUR LEMOINE

PUBLIÉS A LA LIBRAIRIE VIGOT FRÈRES

————

Traité de Pathologie interne. 2 vol. in-8 écu de 2028 pages avec de nombreuses figures en noir et en couleur cartonnés.. **16 fr.**

Thérapeutique médicale et Médecine journalière. 5me édition un volume in-8° raisin de 1128 pages. Cartonné...... **16 fr.**

Formulaire. Consultations médicales et chirurgicales en collaboration avec MM. les Professeurs GÉRARD, DOUMER et VANVERTS. 5me édition, un vol. in-18 raisin de 1020 pages cartonné peau souple.................................... **7 fr.**

Traitement de la Tuberculose par la Paratoxine. Basée sur l'action antitoxique du foie in-8° carré avec figures et courbes .... **1 fr. 50**

————

LES
INTERVENTIONS MÉDICALES
D'URGENCE

PAR

G. LEMOINE

Professeur de clinique médicale
à la Faculté de médecine et de pharmacie de Lille.
Médecin de l'Hôpital Saint-Sauveur.

———

PARIS
VIGOT FRÈRES, ÉDITEURS
23, PLACE DE L'ÉCOLE-DE-MÉDECINE, 23
—
1911

PRÉFACE

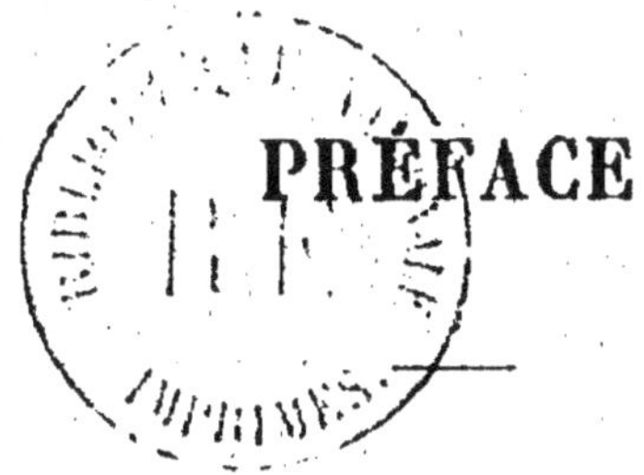

Si les deux termes de médecine et de chirurgie ne s'excluaient pas l'un l'autre, ce volume aurait dû avoir pour titre : *Manuel de petite chirurgie médicale*. C'est qu'en effet, il est consacré, pour sa plus grande partie, à l'exposé des interventions manuelles que la pratique courante impose actuellement à tous les médecins.

Autrefois, la petite chirurgie du médecin ne consistait guère en autre chose qu'à faire une saignée ou à poser des ventouses ; aujourd'hui elle s'est considérablement développée car, de plus en plus, l'emploi de la sérothérapie et des injections hypodermiques, sans compter l'exploration diagnostique des cavités séreuses par diverses sortes de ponctions, oblige à des interventions quasi-opératoires qui se renouvellent presque journellement. Tout praticien doit maintenant savoir faire une ponction lombaire ou une ponction articulaire, tout comme le médecin d'il y a un siècle devait savoir poser un séton ou poser un cautère.

Les descriptions de la technique de toutes ces petites opérations sont encore éparses dans la littérature médicale ; nous avons pensé qu'il pouvait être utile de les réunir dans un même volume et c'est ce qui nous a amené à écrire ce manuel. Mais notre œuvre serait incomplète et vraiment peu clinique si, à côté de la partie technique, nous n'avions consacré une large place à l'étude des indications et des contre-indications de ces diverses interventions. S'il est indispensable de savoir les pratiquer avec habileté, il est encore bien plus nécessaire de connaître les cas où leur emploi s'impose et ceux où il peut constituer une faute.

A propos de chacune d'elles, des questions très importantes de diagnostic clinique et d'indications thérapeutiques se posent, que nous avons cherché à élucider le plus simplement possible. ,

On nous objectera peut-être que nous parlons, dans ce manuel, de méthodes thérapeutiques très simples et parfois presque banales ; notre réponse sera que, si elles sont telles pour les vieux praticiens, elles sont loin d'être aussi connues des débutants et que, pour tous, il y aura un intérêt majeur à ne les employer qu'à bon escient.

D'autre part, l'enseignement donné aux étudiants laisse trop souvent dans l'ombre l'étude de ces diverses interventions, qui sont pratiquées devant eux dans

les services d'hôpital, sans beaucoup d'explications.
C'est pour combler cette lacune que j'ai fait souvent
porter mes cours sur ces questions simples et que
je publie aujourd'hui des leçons qui, faites pour des
élèves, rendront peut-être encore service à bien des
praticiens.

I

LES PROCÉDÉS DE RÉVULSION

Définition. — Le mot révulsion vient du latin *revulsio*, qui est la traduction presque littérale d'une expression grecque que les médecins hippocratiques employaient pour désigner l'action d'arracher le mal et de le tirer au dehors.

Depuis, avec les théories, la signification du mot a reçu des interprétations différentes que nous examinerons tour à tour. Provisoirement, nous définirons, avec Besson, la révulsion de la façon suivante : « La révulsion est la production d'un phénomène local douloureux, pouvant être inflammatoire et même pyogène, ayant pour but de modifier par *voie réflexe* la sensibilité, la circulation et la nutrition, soit dans une partie déterminée, soit dans la totalité de l'organisme. »

Historique. — La médication révulsive, aussi vieille que la médecine, semble avoir pour origine cet aphorisme d'Hippocrate : *Duobus laboribus simul abortis non eodem loco, vehementior obscurat alterum :* « De deux douleurs simultanées mais non dans le même lieu, la plus forte obscurcit l'autre ». Pour Hippocrate, la révulsion avait pour but de favoriser la crise des maladies en attirant au dehors les humeurs qui menaçaient de se porter sur un autre organe. Le père de la médecine avait probablement observé le fait que Peter appelle la contre-fluxion spontanée et qui est constitué par la cessation ou l'atténuation d'un état morbide, sous l'influence de l'apparition d'une nouvelle maladie et, d'après C. Raynaud, Hippocrate aurait imaginé la révulsion le jour où il aurait voulu provoquer cette contre-fluxion. Il se servait de divers corps révulsifs : thapsia, moutarde, etc.

Celse employait la cautérisation au fer rouge dans la coxalgie et les applications de sel sur la poitrine dans la péripneumonie : Arétée créa l'emplâtre à base de cantharides; Erasistrate et Asclépiade se montrèrent les premiers adversaires de la médication révulsive qui, avec Thémiston et Cœlius Aurelianus, prit une grande extension.

Galien distingua deux modes d'action dans la médication décrite par Hippocrate dans le *Traité des humeurs :* la dérivation vers les parties éloignées du siège de la maladie et la révulsion vers les régions qui en sont le plus voisines ; il essaya même de tracer les règles de chacun de ces deux procédés dans le but d'attirer au dehors les humeurs peccantes.

Jusqu'au xviiie siècle, la doctrine humorale de Galien fut l'objet de commentaires et de controverses qui avec Brissot aboutirent à des discussions ardentes. La révulsion fut même niée par certains médecins, mais sa valeur thérapeutique reconnue par l'expérience la faisait appliquer par la majorité ; Ambroise Paré lui reconnaissait une action calmante sur les affections articulaires et sur la sciatique. Sous l'influence des écoles de Paris et de Montpellier, la théorie galénique se débarrassa de toutes les obscurités dont elle avait été entourée par des commentateurs malhabiles ou aveuglés par l'esprit de parti et, en particulier, par les médecins de l'école arabiste. La découverte de la circulation du sang et les discussions sur la saignée préoccupèrent momentanément les esprits et la révulsion fut un peu oubliée ; mais avec Bellini et les iatro-mécaniciens, le débat reprit une nouvelle intensité ; ces derniers refusèrent de reconnaître à la révulsion aucune utilité, tandis que Boërhaave la croyait capable de faire cesser l'inflammation due à l'engorgement des vaisseaux capillaires en soustrayant à l'organisme les liquides qui y stagnent. D'autre part, sous l'impulsion de Haller, la doctrine solidiste devint prépondérante, ses partisans trouvèrent dans la révulsion un moyen d'attirer en un point la fluxion pathologique et Hunter définit la révulsion : « la cessation d'une action morbide dans une partie, par suite de la production d'une action thérapeutique dans une autre partie », et la confondit avec la dérivation, car il ajoute : « dans l'inflammation les révulsifs et les dérivatifs agissent probablement en faisant cesser l'irritation d'une partie par la naissance d'une autre irritation ». A côté des solidistes, les vitalistes, sous l'influence de Barthez, s'emparèrent aussi de la révulsion qui leur parut susceptible de diriger dans une bonne direction, par la création de contre-fluxions, la fluxion de la force vitale ; Barthez distingua la révulsion de la dérivation.

Puis la méthode révulsive fut considérée comme stimulante par Brown et contre-stimulante par Broussais ; des auteurs plus récents expliquèrent l'action des révulsifs par une augmentation de l'activité fonctionnelle ; Sabatier sépara les révulsifs qui agissent par l'intermédiaire de la peau, des dérivatifs qui agissent par le tube intestinal ; Marotte fit intervenir la notion du temps : la révulsion étant prompte, la dérivation est lente dans ses effets. En 1855, lors de la célèbre discussion à l'Académie de médecine, Bouvier déclare que la médication révulsive peut être utile en provoquant le déplacement de ce « quelque chose » inconnu qui cause la maladie ; Velpeau défend une opinion semblable, tandis que Malgaigne reproche à la révulsion son origine empirique. En 1864, Raynaud, dans sa thèse d'agrégation, fait une étude physiologique des effets de la révulsion ; depuis, les découvertes sur les nerfs vaso-moteurs et les actes réflexes ont permis de mieux comprendre l'influence des agents révulsifs sur l'organisme. A l'heure actuelle, si quelques désaccords existent encore entre les auteurs sur le mécanisme intime de la révulsion, ses effets sont suffisamment connus pour permettre de la considérer comme un agent thérapeutique de premier ordre. Comme le déclare Bablon, en jetant un regard sur l'évolution de cette médication à travers les temps : « Tous les observateurs sont unanimes à louer les avantages d'un travail pathologique substitutif dont le siège extérieur et choisi arbitrairement est sans danger, dont la marche est prévue et qui modifie les progrès d'une phlegmasie interne ».

ACTION PHYSIOLOGIQUE

1° **Action locale.** — L'action locale des révulsifs s'étend depuis la simple rubéfaction jusqu'à la destruction de la peau, en passant par l'inflammation. Elle est déterminée par la nature du corps employé ; son étude est faite en particulier avec celle de chaque révulsif.

Toute irritation cutanée entraîne des modifications dans la vascularisation de la région irritée ; la simple excitation produite par le frottement d'une pointe mousse sur la peau produit une vaso-constriction, à laquelle fait suite une vaso-dilatation chez les animaux et chez l'homme. Certains excitants chimiques, alcool, moutarde, hydrate de chloral, peuvent déterminer d'emblée la vaso-dilatation sans constriction préalable ; c'est ainsi que Besson, appliquant trois gouttes d'essence de moutarde sur la face postérieure de l'oreille, a observé une vaso-dilatation instantanée, qui a duré quarante-six minutes et qui a été suivie d'un certain degré de vaso-constriction. Chez l'homme, l'application, sur le dos de la main, d'une solution saturée d'hydrate de chloral, détermine, après soixante secondes, une rougeur intense qui n'est précédée d'aucune pâleur appréciable.

Les excitants physiques, tels que le pinceau faradique, déterminent rapidement la rubéfaction et l'horripilation de la peau.

Cette action sur la circulation locale peut s'expliquer par une excitation directe des vaisseaux sans intervention du système nerveux et par un phénomène réflexe, car ainsi que l'a démontré Desplats, la sensibilité de la région révulsée est une condition nécessaire à la manifestation des effets révulsifs. Appliquant, en effet, un vésicatoire sur le membre du côté anesthésié d'un sujet hypnotisé et un autre vésicatoire sur le membre du côté opposé, cet auteur constata que la vésication était à peine marquée du côté anesthésié, tandis qu'elle était intense du côté sensible.

2° Action générale. — Les effets généraux déterminés par une application révulsive sur la peau sont très difficiles à apprécier. Raynaud a essayé de déterminer, à l'aide de la physiologie, la part qui revenait à la douleur, à la congestion, à l'hypersécrétion et à l'inflammation. Mais il est presque impossible de conclure de l'animal à l'homme, celui-ci possédant un système nerveux qui réagit d'une façon tout à fait spéciale vis-à-vis des excitations cutanées et particulièrement vis-à-vis des excitations douloureuses, si bien qu'on a pu constater des cas de mort par arrêt du cœur consécutivement à une douleur vive,

Naumann, Raynaud, Zuelzer, Paalzow, Kaufmann, Besson sont des expérimentateurs qui étudièrent l'action des révulsifs sur les différents appareils de l'organisme.

3° Circulation. — D'après Naumann, les excitations faibles augmentent le nombre des battements du cœur, tandis que les excitations fortes le diminuent ; pour Rhörig les variations de l'étendue de la surface excitée déterminent des effets analogues aux variations de l'intensité de l'excitation : si la surface est petite, il y a une rapide élévation du nombre des pulsations; si la surface est grande, l'élévation est moins considérable et plus courte; elle est en outre suivie d'une diminution qui peut apparaître d'emblée si la surface devient trop grande.

Pour François Franck, les troubles sont proportionnels non seulement à l'étendue de la surface impressionnée et à l'intensité de l'impression, mais aussi à sa soudaineté et à sa durée ; d'autre part, Claude Bernard a montré que les perturbations sont d'autant plus funestes à un individu qu'il appartient à un ordre plus élevé. Il démontra aussi que les terminaisons périphériques des nerfs sont plus sensibles vis-à-vis de l'impression que les troncs nerveux dans leur continuité.

La douleur ne joue qu'un rôle secondaire dans l'action du révulsif sur le cœur, car cette action s'observe malgré la chloroformisation et après l'ablation des hémisphères cérébraux.

Vis-à-vis du pouls, la sinapisation produit une accélération, à laquelle font suite un ralentissement (Kauffmann), et aussi une modification de la forme : augmentation de l'amplitude et accentuation du dicrotisme (Joffroy). D'après Besson, l'application d'un révulsif rapide et énergique (sinapisme) détermine un ralentissement du pouls qui se produit quelques minutes après l'application, tandis que les révulsifs de longue durée (vésicatoire) entraînent une accélération notable du pouls atteignant son maximum quelques heures après l'application. Les révulsifs agissant faiblement (vésicatoire) produisent une augmentation de la fréquence et de la force des battements cardiaques qui peut persister pendant plusieurs heures, tandis que les révulsifs à action rapide et énergique (moutarde, pointes de feu) déterminent, après une courte période de stimulation, une dépression cardiaque et circulatoire qui peut entraîner la lipothymie et la mort.

4° Pression. — Certains auteurs, tels que Jacobson, Heidenhaim, Nothnagel et Rossbach admettent que les irritations cutanées n'ont pas d'action appréciable sur la pression artérielle ; d'autres, tels que Naumann, François Franck, Besson soutiennent une opinion contraire, et concluent de leurs expériences que les révulsifs légers déterminent une élévation durable de la pression artérielle, tandis que les révulsifs énergiques après une élévation légère et passagère entraînent un abaissement notable de la pression artérielle et une augmentation de la pression veineuse.

5° Respiration. — Le fonctionnement des centres respiratoires est très influencé par les excitations cutanées; Naumann remarque, le premier, que la respiration se ralentit proportionnellement à l'intensité de l'excitation. Brown-Séquard, François Franck, font des constatations analogues. Besson, étudiant l'influence exercée par les révulsifs appliqués en différents points du corps, arrive aux mêmes résultats et pose les conclusions suivantes :

« Un révulsif appliqué sur la paroi thoracique a pour effet immédiat de ralentir, proportionnellement à son intensité, les mouvements respiratoires et d'en diminuer l'amplitude. Cette action se prolonge en s'accentuant tant que dure la sensation douloureuse et peut persister, bien qu'affaiblie, après cette dernière; la modification qui se maintient le plus longtemps est la diminution d'amplitude.

« Si le révulsif a été appliqué sur une partie du corps autre que le thorax on voit, après la phase précédente, survenir une accélération et une augmentation d'amplitude des mouvements respiratoires. »

6° Température. — D'après Naumann, Röhrig et Mantegazza on peut admettre que les excitations faibles produisent une élévation de la température centrale et que les excitations fortes et douloureuses amènent un abaissement de la température extérieure, par suite de la vaso-dilatation périphérique.

Jacobson, Nothnagel et Rossbach refusent de reconnaître aux révulsifs une action constante sur la température. Heidenhaim déclare avoir constaté, à la suite de l'excitation d'un nerf sensitif, un abaissement de la température centrale chez le chien sain et aucune variation sur des chiens auxquels on avait donné préalablement la fièvre. Riegel trouve, dans les mêmes circonstances, tantôt une élévation prolongée de température, tantôt un abaissement précédé d'une élévation notable. Kaufmann signale l'élévation de température au point d'application du sinapisme.

Besson reprend les expériences en se servant pour mesurer la température centrale de sondes thermo-électriques introduites dans la jugulaire, et constate que l'application d'un sinapisme sur la peau élève la température cutanée, après un très court stade d'abaissement léger, élévation

pouvant dépasser deux degrés ; qu'en même temps on observe un abaissement de la température dans les veines
revenant de la peau et aussi de la température centrale.
« Ces effets, dit-il, se produisent aussi bien chez l'animal
fébricitant que chez l'animal sain ; les révulsifs lents, vésicatoire, huile de croton, élèvent la température centrale. »
Manquat déclare avoir fait les mêmes constatations au point
de vue clinique.

7° **Nutrition.** — L'influence des excitations cutanées sur
la nutrition fut étudiée pour la première fois par Röhrig et
Zuntz en 1871, en observant les quantités d'oxygène absorbé
et d'acide carbonique exhalé par l'animal en expérience ;
ces auteurs constatent : 1° que l'excitation de l'organisme
par refroidissement de la peau entraîne une augmentation
de la consommation d'oxygène et de la production d'acide
carbonique et que cet accroissement des combustions,
considérable pour un refroidissement léger, n'est pas pro-
portionnel à l'intensité de l'abaissement de température ;
2° que les excitations produites par les substances salines
(solution de chlorure de sodium et de chlorure de calcium)
ont une action analogue à celle de l'excitation froide.

Paalzow, étudiant les effets de l'irritation produite par
le sinapisme, arrive aux mêmes résultats ; il en est de même
de Joffroy pour l'excitation électrique de la peau. Toutes
ces expériences furent faites sur l'animal ; Besson en fit
chez l'homme. Il étudia d'abord les gaz expirés et trouva
que les quantités d'oxygène absorbé et d'acide carbonique
exhalé augmentaient considérablement sous l'influence de
l'excitation cutanée produite par le sinapisme ; puis dans
une seconde série d'expériences, Besson étudia chez le
chien les modifications de la teneur du sang en sucre et en
gaz et constata une diminution du sucre et une augmen-

tation de l'acide carbonique, mais aucune variation de la quantité d'oxygène, fait qui s'explique par l'absorption exagérée de ce gaz.

8° **Leucocytose.** — L'application d'un corps révulsif détermine dans la région une hyperleucocytose et une suractivité de la phagocytose. Ce fait est absolument démontré. Charrin introduit des germes infectieux dans les membres homologues d'un animal, après avoir fait des pointes de feu sur l'un d'eux, et constate que la phagocytose s'exerce plus activement dans les tissus du membre révulsé.

Maurel fait des applications révulsives variées : cautérisation ponctuée, moutarde, cantharides, ammoniaque, et constate l'existence d'une hyperleucocytose qui n'est qu'apparente dans les premières heures, mais qui devient ensuite réelle par suite de la formation de nouveaux leucocytes.

9° **Sensibilité.** — Toute application révulsive détermine au point d'application une série de phénomènes : picotement, démangeaison, engourdissement, chaleur, qui finalement aboutissent à une impression douloureuse variable avec l'intensité et la durée de l'impression, et la susceptibilité du sujet. Cette douleur peut supprimer une douleur préexistante en imprimant une modification dynamique aux cellules nerveuses qui sont en communication avec la cellule excitée artificiellement (Vulpian). D'après Brown-Séquard, l'excitation intense de certaines muqueuses et de la peau peut produire une analgésie généralisée ou localisée à certains territoires nerveux; mais les excitations cutanées faibles produisent ordinairement une excitation générale du système nerveux. Ces considérations expliquent l'action calmante, si fréquemment observée, des révulsifs sur les névralgies, les points de côté, etc.

Nous avons vu que les excitations intenses et douloureuses pouvaient déterminer la syncope et même la mort : nous devons ajouter que les mêmes excitations peuvent réveiller les contractions cardiaques momentanément arrêtées et sont couramment employées avec succès dans le traitement de la syncope.

10° Motilité. — La même influence contradictoire de la révulsion, observée à propos de la sensibilité, se retrouve ici ; la révulsion, en effet, peut provoquer des convulsions chez les enfants ; elle peut, d'autre part, faire avorter une attaque d'épilepsie jacksonienne. Elle possède donc vis-à-vis des centres moteurs une action tantôt excitatrice, tantôt inhibitrice.

11° Actions localisées à distance. — La pratique de la révulsion repose en partie sur un principe admis en clinique, à savoir que l'excitation cutanée d'un certain point de l'organisme détermine des modifications vasculaires localisées dans un viscère donné. Ambroise Paré recommandait, dans les hémorragies nasales, de placer un vésicatoire ou des ventouses au niveau du foie ou de la rate. Verneuil, Petit et Peter se sont faits les défenseurs de cette théorie à laquelle l'expérimentation apporte quelque apparence de réalité. Les expériences de Brown-Séquard et Tholozan, de Winternitz ne sont pas plus concluantes que celles de Naumann, elles prouvent que le réflexe vasculaire mis en jeu par la révulsion manifeste ses effets à distance. Toutefois, nous verrons plus loin, en étudiant le vésicatoire, qu'il semble exister une spécificité entre certains organes et certains territoires nerveux, et ce fait peut, dans une certaine mesure, faire paraître exagérée l'opinion de Besson qui déclare : « Les prétendues localisations à dislance nous ont paru n'être le plus souvent que des localisations, plus manifestes en un point, de modifications généralisées à tout l'organisme. Nos recherches ne nous ont pas permis de constater d'actions localisées sur les viscères; nous sommes arrivés simplement à anémier les parties immédiatement sous-jacentes à la portion des téguments sur laquelle est appliqué le révulsif. De plus, en supposant que les excitations de la peau produisent sur l'organisme des effets localisés à distance, on ne serait pas autorisé à en conclure que les mêmes effets se reproduiraient sur un organe malade, en raison des altérations anatomiques et fonctionnelles des vaisseaux de ces organes. »

AGENTS DE RÉVULSION

La révulsion est, nous l'avons vu, une modification générale de l'organisme déterminée par une irritation locale. On ne trouvera donc pas étonnant que, depuis l'origine si ancienne de cette médication, les médecins aient cherché à l'obtenir au moyen de tous les corps irritants. Leur nombre, toujours croissant, suscita bien des tentatives de classification. Gintrac les divisait en hygiéniques, médicaux et pharmaceutiques ; Bérard qui, à l'exemple de Barthez, considérait les révulsifs comme des attractifs, les classa en irritants, doux, évacuants et non évacuants. A une époque plus contemporaine, Hayem distingua les agents rubéfiants, les agents mécaniques, les agents thermiques, les agents provoquant une éruption papuleuse, une éruption vésiculeuse et les agents vésicants. Manquat, se basant sur les degrés de l'action locale, les classa suivant l'intensité de cette irritation pouvant aller depuis la simple excitation mécanique du tégument jusqu'à la production de l'inflammation ou même la destruction de la peau.

Il admet donc trois grandes classes : les rubéfiants, les inflammatoires et les caustiques. Dans cette classification générale, il introduit des sous-divisions représentant les différents stades de la lésion cutanée : érythème, papule, inflammation simple, vésicule, phlyctène, suppuration, cautérisation. Il est certain qu'au point de vue purement pratique, le médecin est obligé de compter avec l'action locale du révulsif qu'il emploie ; mais il nous semble que, dans un grand nombre de circonstances, il importe davantage de tenir compte de l'action générale du révulsif ; c'est d'elle, en effet, que dépend surtout la modification imprimée au processus inflammatoire que l'on veut atteindre. Nous appuyant sur ce fait, d'une part, et faisant remarquer, d'autre part, que parmi les nombreux révulsifs employés jadis une bonne partie est aujourd'hui tombée en désuétude et qu'il ne reste plus guère, en médecine courante, que les agents physiques, puis la teinture d'iode, l'huile de croton, la moutarde et le thapsia, ainsi que les corps vésicants, nous croyons que la meilleure classification et la plus simple est celle de Besson en : *révulsifs intenses et rapides et en révulsifs permanents.*

Nous étudierons donc successivement les indications et le mode d'emploi des révulsifs les plus usuels : teinture d'iode, sinapisme, thapsia, huile de croton, pointes de feu, vésicatoire.

Dans un chapitre suivant, nous donnerons quelques généralités les plus usuelles sur d'autres révulsifs à action moins nette ou d'un usage moins fréquent : frictions, chaleur, chloroforme, essence de térébenthine, pinceau électrique, ammoniaque, marteau de Mayor.

TEINTURE D'IODE ET SIMILAIRES

1° **Teinture d'iode.** — La teinture d'iode de l'ancien Codex était une solution alcoolique d'iode pulvérisée renfermant une partie d'iode pour 12 parties d'alcool à 90°. Actuellement, la solution est au dixième.

Elle se présente sous l'aspect d'un liquide brun acajou, d'odeur caractéristique. La teinture d'iode doit être employée fraîche, car au bout d'un certain temps après sa préparation, elle renferme de l'acide iodhydrique dont la présence peut provoquer une révulsion trop active : brûlure, phlyctène, etc.

De plus, elle doit être conservée dans des flacons parfaitement bouchés, sinon l'évaporation de l'alcool concentre outre mesure la solution qui provoque alors une irritation trop intense.

En dehors de son usage médicamenteux, à l'intérieur, la teinture d'iode s'emploie en applications sur les téguments ou sur les muqueuses.

Sur les téguments, on l'applique au moyen d'un petit pinceau ou d'un bourdonnet de coton ; une seule application colore les téguments en une teinte jaune foncée, la deuxième leur donne une coloration plus accentuée qui, avec la troisième, devient brun acajou. Avant de repasser le pinceau sur une partie de peau déjà couverte de teinture, il faut attendre que celle-ci se soit séchée spontanément ou mieux la chauffer légèrement pour hâter l'évaporation de l'alcool. Quand l'application est terminée, il est de toute nécessité de la recouvrir d'une couche d'ouate : sans cette précaution, l'iode déposé sur la peau ne produirait presque pas d'effet.

La teinture d'iode s'emploie comme topique au niveau des muqueuses dans certaines circonstances.

On l'emploie soit pure, soit diluée, suivant les cas.

Mode d'action. — Comme tout révulsif, la teinture d'iode provoque une action locale et une action générale. Le malade éprouve aussitôt après l'application une sensation de cuisson qui, d'abord sourde et tolérable, augmente plus ou moins rapidement d'intensité pour aboutir chez certains sujets à une véritable douleur qui a le grand inconvénient de provoquer une agitation extrême. Aussi je recommande vivement, lorsque je prescris des applications iodées pour la première fois, de tâter en quelque sorte la susceptibilité réactionnelle du sujet en prenant certaines précautions : 1° ne passer qu'une seule fois le pinceau imbibé de teinture au lieu désigné; 2° ne pas dépasser comme étendue de l'application les limites désignées d'une façon exacte. Il est en effet habituel, lorsqu'on ordonne les applications de teinture d'iode, de désigner la région en marquant très approximativement la dimension de la surface à recouvrir. C'est là une habitude qui expose à des mécomptes; certains sujets à peau délicate et sensible présentant, comme je l'ai vu souvent, des phlyctènes et de l'œdème après une seule application et ressentant une douleur très vive.

En plus de ces phénomènes subjectifs, la teinture d'iode détermine un certain degré de congestion de la peau qui se tuméfie et rougit, et une desquamation de l'épiderme.

L'iode agit comme topique à l'extérieur, mais il agit encore à l'intérieur de l'organisme, car il est en partie absorbé par la peau et s'élimine sous forme d'iodure de sodium.

Dans certains cas, la douleur est tellement vive, après

l'application, qu'il devient indiqué de la faire cesser; pour cela il faut enlever l'iode déposé sur la peau. On peut y arriver au moyen de lavages à l'alcool; mais ce moyen exige des frottements douloureux que l'action irritante de l'alcool rend plus douloureux encore. J'emploie de préférence le cataplasme d'amidon à cause de son action calmante et de l'action chimique qui s'établit entre l'iode et l'amidon pour aboutir à la formation d'iodure d'amidon.

Technique. — Résumant les lignes précédentes, nous posons les règles suivantes :

1° Se servir de teinture fraîchement préparée ;

2° Recouvrir l'application d'une couche d'ouate ;

3° Badigeonner la région désignée à l'aide d'un pinceau ;

4° Désigner exactement les dimensions de la surface à badigeonner ;

5° Recourir aux faibles doses chez les sujets dont on ne connaît pas la susceptibilité.

Indications thérapeutiques. — La teinture d'iode s'emploie comme topique et comme révulsif.

A. — *Comme topique :*

1° SUR LES MUQUEUSES. — Dans la gingivite due au tartre. lorsque le dépôt de tartre a été enlevé, il faut toucher les fongosités ou les ulcérations avec un tampon imbibé de teinture d'iode ; dans la stomatite ulcéreuse bénigne qui s'observe surtout chez les enfants, il est indiqué de modifier le processus par des badigeonnages faits 3 à 4 fois par jour avec le mélange suivant :

Teinture d'iode.......................   5 gr.
Glycérine..............................   12 —

Dans l'amygdalite ulcéro-membraneuse, on emploie

encore les badigeonnages de teinture d'iode au niveau de la partie ulcérée lorsque celle-ci a été débarrassée de la fausse membrane qui la recouvre.

Ces applications ne sont pas douloureuses et elles ont le grand avantage de substituer une inflammation réparatrice au processus pathologique.

Lorsqu'on applique la teinture d'iode au niveau des amygdales, il faut avoir soin de bien protéger la langue au moyen d'un abaisse-langue. En effet, la teinture d'iode pure, outre sa saveur désagréable, donne une sensation de cuisson très pénible au niveau de cet organe.

On emploie également avec succès la teinture d'iode pure dans le traitement des suppurations gonococciques des glandes vulvaires. De même, diluée dans deux volumes d'alcool, elle donne d'excellents résultats dans le traitement des vaginites et des métrites du col d'origine blennorragique. Ces applications faites deux fois par semaine sous le contrôle du spéculum ont donné, entre les mains de différents spécialistes, des résultats très rapides, supérieurs à ceux des autres méthodes.

2° AFFECTIONS CUTANÉES. — L'application de la teinture d'iode est préconisée dans le traitement abortif des furoncles; dans ce cas, il faut naturellement y avoir recours dès les premiers moments de l'apparition des signes du furoncle. On l'emploie également pour faire avorter les engelures à la période congestive.

B. — *Comme révulsif :*

1° AFFECTIONS DOULOUREUSES. — La teinture d'iode agit d'une façon évidente sur les manifestations douloureuses diverses : pleurodynie, névralgie, etc., provoquées par une inflammation chronique. Les points si pénibles de la convalescence de la pleurésie, de la pneumonie et de la péricardite, de même que les douleurs articulaires, séquelles d'une poussée aiguë antérieure, sont souvent calmées après l'application iodée.

Mais il faut alors étaler la teinture largement, souvent, et recouvrir d'ouate et de taffetas gommé pour faire une forte révulsion.

2° AFFECTIONS CHRONIQUES. — D'une façon générale, la teinture d'iode exerce une action efficace sur les affections chroniques en facilitant la résorption des produits morbides. Elle est indiquée dans la pleurésie, dans la péricardite, dans les arthrites à marche lente et surtout dans les engorgements ganglionnaires où souvent on observe, à la suite des applications répétées, une grande diminution dans le volume de la tuméfaction.

Dans les affections de la moelle, après la disparition des phénomènes aigus, il est indiqué de faire une révulsion continue et lente le long du rachis; cet effet peut être obtenu à l'aide du vésicatoire et des applications iodées; mais dans certains cas l'existence de troubles vésicaux et la nécessité de pratiquer le cathétérisme sont autant de causes de cystite; il est alors préférable de ne pas s'exposer aux accidents du cantharidisme vésical et d'employer, de préférence au vésicatoire, les applications de teinture d'iode répétées tous les quatre à huit jours.

3° AFFECTIONS AIGUES. — Dans les affections aiguës des voies respiratoires : laryngite, laryngo-trachéite, trachéo-bronchite, bronchite des grosses et moyennes bronches, la teinture d'iode doit toujours être employée dès la première période. Elle calme la toux, modère la dyspnée, exerce une action sédative sur le processus phlegmasique en agissant sur l'élément congestif. Ces applications doivent être faites au devant de l'organe qui est le siège de la phlegmasie, en ayant soin d'en dépasser un peu les limites. On appliquera une ou plusieurs couches suivant l'intensité du processus et le degré de finesse de la peau ; ces applications seront répétées tous les jours. Ici plus particulièrement, il faut avoir grand soin de recouvrir la surface badigeonnée d'une épaisseur d'ouate, à condition que la peau ne soit pas trop fine ou que l'on n'ait pas affaire à un enfant.

4° TUBERCULOSE PULMONAIRE. — L'importance des applications iodées dans le traitement de la tuberculose pulmonaire mérite une mention spéciale. Nous avons déjà signalé l'influence heureuse que des applications iodées exercent sur les manifestations douloureuses de la pneumonie et de la pleurésie ; cette action se retrouve ici. Les points de côté des tuberculeux à toutes les périodes sont souvent calmés par des applications de teinture d'iode, que le point soit dû à de la névralgie intercostale ou à une myosalgie réflexe causée par la fatigue des muscles surmenés. La teinture d'iode, à cause de cette action calmante, est donc indiquée quand on doit lutter contre la dyspnée due au point de côté.

Elle possède, en outre, une action décongestionnante vis-à-vis du poumon, s'exerçant par une dérivation de voisinage : le sang est attiré à la peau, ce qui permet de combattre la congestion tuberculeuse. J'ai l'habitude de prescrire les applications de teinture d'iode au niveau des zones de matité, mais alors seulement qu'il n'existe pas encore de signes de ramollissement. Souvent, à l'aide de cette révulsion jointe à une médication générale, j'ai réussi à enrayer pendant un temps quelquefois considérable la marche du processus tuberculeux.

Ces applications, et j'insiste sur ce détail, car il est d'une importance extrême, doivent être faites d'une façon précoce, dès que l'examen minutieusement fait a décelé l'existence d'une zone d'induration pulmonaire. Comme, le plus généralement, ces phénomènes d'induration se localisent au sommet des poumons, il me paraît utile, dans le cas où le diagnostic reste douteux, ce qui s'observe parfois, de prescrire des applications de teinture d'iode au niveau des sommets, de préférence en avant, sur une surface représentant en hauteur le tiers de la poitrine ; ces applications devront être répétées tous les deux à quatre jours.

On ne doit faire d'applications d'iode que sur les zones congestionnées, qu'elles soient situées autour de tubercules crus ou autour de points ramollis ; leur action est peu efficace sur les régions qui recouvrent des cavernes.

Il ne faut pas se dissimuler que la teinture d'iode est cependant le moins puissant de tous les révulsifs employés contre la tuberculose, sauf le cas où on la met si largement qu'on obtient de la vésication. Aussi, quand j'ai à traiter une zone de congestion pérituberculeuse assez large et de développement récent, j'emploie un révulsif plus mobile, le sinapisme. Au contraire, s'il s'agit d'un point congestif, localisé et tenace, à résolution lente, je fais des applications de teinture d'iode à dose vésicante. Dans la bronchite tuberculeuse, la teinture d'iode est également indiquée et agit comme révulsif et aussi par l'iode absorbé.

Contre-indications. — L'iode absorbé s'élimine par les émonctoires en général et, en particulier, par le rein sous forme d'iodure de sodium ; cette élimination détermine un certain degré d'irritation du filtre rénal, se traduisant par une albuminurie légère qui a été constatée cliniquement chez les enfants, et qui a pu être reproduite expérimentalement chez le lapin.

La teinture d'iode est donc contre-indiquée dans le traitement des affections du rein.

Quand on observe chez un sujet une affection rénale, coexistant avec une autre maladie dont le traitement indique l'emploi de la teinture d'iode, on est autorisé à recourir à ce médicament, à la condition de surveiller particulièrement la dépuration urinaire [1].

La teinture d'iode est encore contre-indiquée à la période aiguë des arthrites.

Les affections cardiaques ne constituent une contre-indication à son emploi que lorsqu'elles ne sont plus compensées et qu'il s'agit d'applications portant sur une grande surface.

Il faut être parcimonieux d'applications d'iode sur les sujets dont la peau est fine, jeunes filles et enfants, et chez eux ne pas les recouvrir d'ouate.

2° Coton iodé, papier iodogène. — Il existe dans le commerce un grand nombre de spécialités pharmaceutiques, qui sont simplement de l'ouate imbibée d'iode, connue depuis longtemps sous le nom de coton iodé. Je ne recommande pas son emploi, car je lui reproche d'exercer une irritation lente, qui amène de l'agitation, de l'insomnie et de la douleur, sans effet révulsif marqué. En outre, chez les personnes qui transpirent beaucoup, il peut se produire une vésication plus ou moins intense occasionnant parfois de fortes douleurs.

Certains papiers iodogènes sont basés sur l'action réciproque de l'acide tartrique sur l'iodure de potassium et sur l'iodate de potasse. Ils se composent de deux feuilles de papier imbibées : l'une d'iodure de potassium, l'autre d'iodate de potasse et d'acide tartrique, séparées par une troisième feuille très mince. En trempant rapidement le

---

1. Pour reconnaître la présence de l'iode dans l'urine, il suffit d'ajouter quelques gouttes de chloroforme, puis un peu d'acide nitrique nitreux : par l'agitation, on obtient une coloration rouge due à l'iode mis en liberté qui se dissout dans le chloroforme.

papier iodogène dans l'eau, il se produit de l'iode naissant.

Ce produit très actif a le grand avantage de permettre des irritations graduées, en variant le temps de contact avec les téguments. Cependant comme l'action du corps résultant de l'action de l'acide tartrique sur l'iodure de potassium est l'acide iodhyanique, il est à craindre que chez les sujets à peau trop fine, la réaction ne soit trop intense et donne lieu à vésiculation.

SINAPISME

Il existe deux variétés de moutarde : la blanche (*Sinapis alba*) et la noire (*Sinapis nigra*) qui, toutes deux, appartiennent à la famille des Crucifères.

La graine de moutarde blanche est employée, entière, dans le traitement de la constipation (une à deux cuillerées à bouche par jour).

On n'emploie comme révulsif que les semences de la moutarde noire broyées de façon à former une poudre jaune rougeâtre, que l'on désigne sous le nom de farine de moutarde. Cette poudre renferme, à l'état latent, un principe actif, l'essence allylique, qui ne se développe que dans certaines conditions de température et d'humidité. Les semences de moutarde noire contiennent, en effet, de la myrosine, substance albumineuse douée de propriétés fermentescibles, et du myronate de potassium. En présence de l'eau à une température convenable, la myrosine décompose le myronate, et il se forme rapidement du sucre, du sulfate acide de potassium et de l'essence allylique. Cette substance, qui est le principe actif, a pu être isolée par la distillation et reproduite par des procédés chimiques ; à l'état de pureté, l'essence allylique se présente sous l'aspect t d'un liquide incolore, non miscible avec l'eau, miscible avec l'alcool bouillant.

Ces propriétés fermentescibles de la myrosine sont détruites par une température supérieure à 40°, par les acides, les alcalis et les alcools.

La farine de moutarde s'emploie sous forme de sinapisme, de cataplasme sinapisé, de bain sinapisé, de gargarisme sinapisé et d'enveloppement sinapisé.

Le sinapisme est une bouillie épaisse composée de farine de moutarde délayée dans une quantité suffisante d'eau que l'on applique comme un cataplasme.

Le sinapisme désigne encore une préparation à base de moutarde qui se présente en feuilles d'une application très commode ; il suffit, en effet, de les tremper dans l'eau et de les maintenir pendant un certain temps sur la peau pour produire les effets révulsifs. Pour obtenir cette préparation, on se sert d'un papier épais au-dessus duquel on étend une couche d'une solution de caoutchouc dans un mélange de sulfure de carbone et d'essence de pétrole, puis l'on agite sur ce papier pendant la dessiccation un tamis contenant de la poudre de moutarde débarrassée de toute huile grasse.

Mode d'action. — C'est, sans contredit, l'action des sinapismes qui, avec celle des vésicatoires, a été le mieux étudiée au point de vue expérimental, car, si le vésicatoire représente le type de la révulsion lente et continue, le sinapisme représente un type de révulsion intense et rapide, dont les effets sont tout à fait caractéristiques.

Localement l'application du sinapisme détermine rapidement une sensation de chaleur qui aboutit vite à la douleur ; cette douleur augmente pendant une dizaine de minutes ; puis, elle diminue un peu, sans toutefois cesser d'être vive.

Cette période de diminution dure environ dix minutes. Si l'application est prolongée, la douleur augmente de nouveau et devient très intense au bout de vingt-cinq à trente minutes.

Pendant ce temps, la peau devient rouge et chaude, la température locale augmente dans une telle mesure qu'on peut l'apprécier au toucher; les vaisseaux cutanés présentent une dilatation plus ou moins marquée.

Quand l'application dépasse une demi-heure, la vaso-dilatation du système cutané augmente, la rougeur s'accentue et l'épiderme peut se soulever en bulles. On n'observe le sphacèle du derme que dans le cas où le sinapisme a été oublié pendant plusieurs heures sur des malades sans connaissance.

La moutarde agit donc d'une façon réflexe sur les grandes fonctions de l'organisme par l'excitation cutanée qu'elle provoque et d'une façon directe sur les organes du voisinage en y faisant un appel sanguin.

Technique. — Pour obtenir l'effet révulsif de la moutarde, on emploie le plus souvent le cataplasme de farine de moutarde ou le sinapisme du commerce.

Pour le sinapisme du commerce, la technique est fort simple : il suffit de faire tremper la feuille dans un peu d'eau froide pendant une à deux minutes, afin de la ramollir suffisamment; cela fait, on l'applique sur la région désignée et on la maintient avec la main ou avec un pansement sommaire, pendant une durée de cinq à quinze minutes.

Comme pour les applications de teinture d'iode, je recommande de tâter la susceptibilité individuelle du sujet vis-à-vis du sinapisme et de ne pas dépasser, pour la première application, une durée de cinq minutes. Il est aussi très important de faire tremper le sinapisme dans l'eau *froide* et non dans l'eau *tiède*. En effet, sous l'influence de l'humidité et de la chaleur, le dégagement de vapeurs d'essence de moutarde commence aussitôt à se produire et, comme il faut un contact d'une certaine durée avec l'eau pour ramollir le sinapisme, la préparation perd ainsi une partie de son principe actif. D'autre part, le sinapisme appliqué froid sur la surface du corps a vite fait de s'échauffer et de se mettre en équilibre de température avec la surface cutanée dont le degré de chaleur est tout à fait propice au dégagement du principe actif de la farine de moutarde.

Pour préparer le *cataplasme de farine de moutarde* encore appelé sinapisme, on procède de la façon suivante : on délaye dans une *quantité à peine suffisante d'eau froide* 200 grammes environ de farine de moutarde, de façon à former une bouillie épaisse ; cette bouillie est ensuite étendue sur un linge très fin (gaze ou mousseline) de telle sorte qu'elle forme une surface de dimensions convenables pour obtenir l'effet demandé ; puis en repliant les bords du linge on enferme de toutes parts la bouillie étalée, et c'est seulement alors qu'on ajoute quelques gouttes d'eau chaude pour faire dégager le principe actif ; ensuite on applique immédiatement le cataplasme que l'on maintient en place comme il a été dit à propos du sinapisme en feuilles.

Il faut avoir soin de ne pas ajouter de vinaigre, comme on le fait trop souvent, aux cataplasmes et sinapismes, car, au lieu de renforcer leur action, on la diminue par cette pratique.

Le cataplasme de farine de moutarde ne présente pas un grand avantage sur le sinapisme en feuille ; il est long à préparer, et son action peut devenir extrêmement énergique et douloureuse pour peu qu'on l'oublie trop longtemps sur la peau ; son usage est du reste tombé en désuétude depuis qu'on possède des sinapismes tout préparés.

Il est bien préférable de se servir du cataplasme sinapisé, c'est-à-dire d'un cataplasme fait de farine de graine de lin sur lequel on aura ajouté quelques pincées de farine de moutarde, en ayant soin qu'il n'y ait nulle part d'agglomération de grumeaux de cette substance. On doit également se servir de farine de lin. tiède et non pas chaude, de manière à ne pas entraver le dégagement de l'essence rubéfiante.

Dans les cas graves de broncho-pneumonie consécutives à la diphtérie ou à la rougeole, on se servira avec avantage des enveloppements sinapisés. Pour cela, on enveloppe l'enfant depuis le cou jusqu'aux pieds dans un drap mouillé d'eau, à peine tiédie, à l'intérieur duquel on a saupoudré une quantité assez forte de farine de moutarde. Il se produit bientôt une révulsion énergique qui arrache des cris à l'enfant. Lorsque la rubéfaction est assez intense, on retire l'enfant du drap sinapisé et on le plonge dans un bain chaud en prenant la précaution d'enlever toute la farine qui adhère à la peau et qui pourrait à la longue produire des ulcérations. Ce moyen héroïque mais très pénible ne doit être employé qu'exceptionnellement : il donne parfois de très bons résultats lorsque les autres méthodes révulsives ont échoué.

Indications. — L'action à la fois réflexe et décongestionnante des sinapismes est heureusement mise à profit dans le traitement d'un grand nombre de maladies.

1° *Maladies aiguës.* — Il faut admettre ce principe thérapeutique que, d'une façon générale, les révulsifs à action rapide et intense comme le sinapisme conviennent surtout aux maladies aiguës.

L'indication du sinapisme doit être posée à la période aiguë des affections des voies respiratoires : laryngite, trachéite, bronchite, quand celles-ci ont une grande intensité ; l'action obtenue à l'aide de ce révulsif étant beaucoup plus rapide que celle des applications de teinture d'iode, il faut la réserver aux cas graves où l'on est forcé d'agir rapidement. Dans la laryngite et la trachéite avec température un peu élevée, je prescris le sinapisme large, couvrant toute la région pré-sternale, remontant jusqu'au cartilage thyroïde et débordant d'au moins trois travers de doigt de chaque côté de la ligne médiane. Le sinapisme ainsi largement appliqué a le précieux avantage, en outre de son action antiphlogistique locale, de faire tomber la température centrale d'une façon notable : l'expérimentation et la clinique sont d'accord pour nous l'affirmer.

2° Dans la *bronchite aiguë* avec température élevée, je préfère encore le large sinapisme aux applications de teinture d'iode, à cause de son action antithermique ; le sinapisme doit être appliqué sur le thorax, du côté de la lésion, et répété tous les jours jusqu'à disparition des phénomènes aigus. Le traitement de la pneumonie fait un large emploi des cataplasmes sinapisés qui calment le point de côté, abaissent la température, ralentissent les battements du cœur, produisent une vaso-dilatation généralisée et calment la dyspnée.

L'énumération de ces propriétés montre que le sinapisme peut, au cours de la pneumonie, être utilisé avec profit à toutes les périodes ; néanmoins, il est plus particulièrement indiqué dans les cas graves avec point de côté violent et tachycardie où il constitue un précieux adjuvant de la caféine comme agent toni-cardiaque. Il faut dans ce cas l'appliquer tous les jours et quelquefois deux et même trois fois par jour; l'application doit être faite au niveau de la lésion, là où l'on note la matité et le souffle pneumoniques; on obtient ainsi de très bons résultats dans les cas bénins.

3° Dans la *broncho-pneumonie*, les larges cataplasmes sinapisés sont nettement indiqués lorsque les éléments congestifs ou thermiques sont trop accentués; ils font baisser la température et luttent efficacement contre la congestion par la vaso-dilatation qu'ils provoquent.

4° *Tuberculose pulmonaire.* — Le cataplasme sinapisé s'emploie dans les cas de poussées congestives pérituberculeuses accompagnées de fièvre et de dyspnée, où il convient mieux que le vésicatoire qui n'exerce aucune action, ni sur la fièvre, ni sur la dyspnée.

Il est en effet démontré qu'en pareille circonstance les révulsifs rapides, dont le sinapisme est le type, favorisent la respiration, après une courte période de dyspnée et, consécutivement, décongestionnent le poumon par suite d'une meilleure répartition du sang dans l'appareil circulatoire.

Les poussées congestives s'observent surtout à la seconde période autour des zones indurées en voie de ramollissement.

Chez les tuberculeux présentant de la congestion du sommet, j'ai l'habitude de faire placer le même sinapisme successivement dans trois endroits différents : d'abord, en avant sous la clavicule; puis en arrière à la région supérieure du thorax; puis, enfin, au-dessous de la pointe inférieure de l'omoplate. L'action révulsive répétée ainsi trois fois de suite, même faite superficiellement à chaque endroit, est beaucoup plus active.

Le sinapisme constitue le mode choisi de révulsion chez les tuberculeux congestifs. Ces malades doivent l'employer dès qu'ils ont un peu de fièvre ou un point douloureux, et cela non pas une fois de loin en loin, mais tous les jours pendant des semaines quand il le faut. La sinapisation constitue, avec les bains de pieds, les purgatifs et la quinine, la base de la méthode décongestive, par laquelle on arrête si souvent le processus d'extension des tubercules.

Autres indications. — La sinapisation représente l'excitation cutanée de choix employée dans le traitement de la syncope, du coma et de la congestion cérébrale.

C'est surtout dans ces cas qu'il importe de veiller à la durée de l'application sinapisée, car les malades ayant perdu connaissance ne peuvent avertir leur entourage de la sensation de brûlure qu'ils ressentent au niveau du sinapisme ; on a pu observer du sphacèle du derme chez des malades où la durée d'application avait été prolongée trop longtemps. Le moment d'apparition des phénomènes de sphacèle est difficile à déterminer, car il varie avec la susceptibilité individuelle ; mais il n'apparaît guère avant quarante à soixante minutes d'application. Le sphacèle est une complication qu'on devra toujours éviter, car la perte de substance ainsi produite est lente à cicatriser.

Contre-indications. — Le sinapisme est contre-indiqué dans deux cas :

1° Chez les personnes dont la peau est très fine et réagit violemment à la moindre excitation ; on peut cependant s'en servir dans ce cas, en le laissant très peu de temps ;

2° Chez les gens très nerveux où le sinapisme peut amener un agacement et une surexcitation tels que de l'insomnie et de la fièvre peuvent en résulter ;

3° Il me semble que la farine de moutarde donne des résultats moins bons chez certains albuminuriques et que même parfois, elle peut aggraver les accidents d'intoxication. Aussi ai-je l'habitude de recommander de ne pas trop se servir de ce mode de révulsion chez les néphrétiques.

N. B. — Ne jamais appliquer le sinapisme sur le thorax immédiatement après un repas, il faut attendre au moins deux heures.

THAPSIA

Le *thapsia garganica*, ou faux fenouil, est une ombellifère ; l'écorce de sa racine renferme une résine de couleur jaune employée comme révulsif depuis Hippocrate. Cette résine sert à la confection d'emplâtres que l'on trouve dans le commerce sous le nom d'emplâtres de thapsia.

L'emplâtre de thapsia est d'un maniement fort commode ; il suffit de l'humecter un peu avant de l'appliquer sur la peau.

La durée d'application varie de quinze à trente minutes.

Mode d'action. — L'emplâtre de thapsia possède une action locale assez marquée : très rapidement il détermine une vive démangeaison, puis la peau rougit, se tuméfie légèrement et se recouvre d'une éruption vésiculeuse. Il agit d'une façon réflexe très manifeste, mais il a l'inconvénient de provoquer à cause du prurit une vive agitation et de l'insomnie qui sont une cause de fatigue pour le malade.

Indications. — L'emplâtre de thapsia est très usité comme révulsif dans les trachéo-bronchites aiguës où il donne de bons résultats. Mais son emploi doit être proscrit chez les sujets excitables, les femmes et les enfants en particulier. Je m'en sers de préférence chez les individus obèses, chez lesquels un révulsif moins puissant n'exercerait pas d'action à cause de l'épaisseur du pannicule cellulo-graisseux sous-cutané.

C'est un agent assez démodé et fort justement ; les sinapismes le remplacent avec avantage.

HUILE DE CROTON

Cette huile est préparée avec les semences d'une plante euphorbiacée appelée *Croton tiglium* ; son principe actif est l'acide crotonique. On l'emploie sous forme de frictions, pure ou mélangée d'huile d'olives ; pure à la dose de II à X gouttes ; mélangée dans la proportion d'une partie d'huile de croton pour cinq parties d'huile d'olive. Chomel employait jadis un emplâtre crotoné composé suivant la formule :

<pre>
Emplâtre de diachylon gommé.......... 8 gr.
Huile de croton..................... 2 —
</pre>

L'huile de croton est, aujourd'hui encore, ajoutée dans certains cas à la teinture d'iode à la dose de III à VI gouttes.

L'huile de croton prise à la dose de I à II gouttes dans du bouillon ou dans de l'huile de ricin est un purgatif drastique très énergique, mais qui a le défaut de provoquer des coliques extrêmement violentes.

Mode d'action. — C'est un révulsif inflammatoire du même genre que le précédent, agissant d'une façon réflexe et d'une façon locale par l'appel sanguin qu'il détermine vers la peau. La friction à l'huile de croton provoque presque instantanément une vive sensation de brûlure ; puis la peau rougit et se recouvre, au bout de quelques heures, d'une éruption vésiculeuse qui ne disparaît qu'au bout de trois ou quatre jours et qui, dans certains cas, se généralise à toute la surface du corps.

Indications. — L'huile de croton s'emploie parfois chez les sujets accoutumés à l'action de la teinture d'iode ; en effet, les applications de teinture d'iode répétées pendant un certain temps perdent leur action révulsive : la peau ne réagit plus et l'absorption ne se fait plus. En pareil cas, il est indiqué de renforcer l'action révulsive de la teinture d'iode par l'addition de quelques gouttes d'huile de croton.

On formulera, par exemple :

Teinture d'iode...................... 10 gr.
Huile de croton...................... III gouttes

Ce mélange détermine la formation de petites vésicules sur la peau, colorée en jaune par la teinture. Il s'emploie d'emblée chez les individus à peau épaisse ou doublée d'une forte couche graisseuse.

L'huile de croton peut être employée utilement, mélangée à de l'huile d'olive dans la proportion d'une partie pour cinq ou pour dix, en application sur le cuir chevelu, rasé au préalable.

L'huile de croton est le type des révulsifs à action rapide et extrêmement puissante ; aussi son emploi est-il réservé aux cas où il faut agir vigoureusement. On peut, du reste, refaire une deuxième et même une troisième application sur le même point, les jours suivants et, par suite, répéter l'excitation, ce qui est impossible avec le vésicatoire.

Ces applications sont indiquées dans certains cas d'affections cérébrales, telles que la paralysie générale, la sclérose en plaques, les attaques apoplectiformes, les lésions localisées sur l'écorce cérébrale. L'action de ce révulsif est supérieure à celle du vésicatoire appliqué dans les mêmes conditions et, dans les maladies que nous venons de citer, il n'est pas rare de voir une amélioration notable suivre son emploi. Contre la méningite tuberculeuse, ce mode de révulsion a été préconisé, et par lui j'ai obtenu des rémissions; mais il faut remarquer qu'il s'agit là d'une maladie contre laquelle rien ne réussit. Dans un cas de pseudo-méningite hystérique, j'ai obtenu une guérison rapide.

Voici la façon de procéder : les cheveux sont coupés et le crâne est rasé sur une large surface, *en tête de capucin*, une couronne de cheveux restant seule tout autour de la tête; sur la partie rasée, le mélange des deux huiles est appliqué doucement avec un tampon d'ouate; au-dessus, on met un peu de gaze boriquée et sur le tout un bonnet bien serré pour empêcher le malade de porter ses doigts sur sa tête.

Deux choses sont à recommander : 1° qu'il n'y ait pas d'écoulement d'huile de croton sur la peau des régions voisines, où elle provoquerait une irritation des plus désagréables; 2° que le malade ne puisse pas promener ses doigts sur les parties imbibées d'huile et ensuite toucher ses yeux.

Le lendemain de l'application, on enlève la gaze et on la remplace par de la gaze fraîche recouverte de vaseline boriquée.

Les cheveux repoussent très bien, une fois la guérison obtenue.

Contre-indications. — L'huile de croton ne doit pas être employée pour les enfants chez lesquels elle peut donner des accidents convulsifs.

De même on doit l'éviter chez les sujets à peau fine chez lesquels elle provoque parfois des cicatrices indélébiles.

POINTES DE FEU

Définition. — C'est une cautérisation ignée faite par points isolés de très petite étendue au moyen du thermocautère.

Historique. — La cautérisation par le fer rouge a été pratiquée dès la plus haute antiquité. Hippocrate et ses élèves la recommandaient contre certaines affections douloureuses et la considéraient comme le remède suprême contre les maladies les plus graves. Les médecins de l'école arabe l'appliquèrent au traitement des affections les plus diverses, et cautérisèrent jusqu'à l'exagération. Après ceci, une réaction se produisit, et les fers à cautériser furent abandonnés pour les caustiques. En 1790, après un concours ouvert à l'Académie de chirurgie sur l'emploi des cautères, parut le mémoire de Percy sur la pyrotechnie chirurgicale, pratique ou art d'appliquer le feu en chirurgie. Depuis, la question de la cautérisation ignée fut l'objet de nombreux travaux; l'instrumentation de cette médication subit un grand perfectionnement par la découverte de l'appareil de Paquelin dans lequel l'incandescence du cautère est obtenue par des vapeurs hydro-carbonées et, peu à peu, son action thérapeutique fut étudiée de plus près et ses indications se précisèrent de plus en plus.

Instrumentation. — On emploie le plus souvent le thermo-cautère de Paquelin. Cet appareil se compose de trois parties principales : l'une, en platine, affecte une forme variable (pointe, couteau, bouton ou champignon), et se termine par un tube creux entouré d'un manche en bois, la seconde est composée d'une soufflerie, la troisième est un récipient renfermant de l'essence minérale, reliée d'une part à la portion en platine, et d'autre part à la soufflerie par des tubes de caoutchouc,

Le thermo-cautère de Paquelin, tel qu'il se trouve dans le commerce, est renfermé dans une boîte, qui contient en outre une lampe à alcool pouvant être complètement obturée par un bouchon métallique à vis.

Actuellement, on a simplifié le thermo-cautère et cette simplification a porté surtout sur le flacon à essence qui a le défaut d'être dangereux, encombrant et fragile. Aussi a-t-on imaginé d'enfermer le carburateur dans le manche même du cautère. Le manche carburateur de Mathieu est constitué : 1° par un réservoir métallique, cylindrique, contenant de l'éponge, traversé, suivant son axe, par un tube en métal criblé de petits trous ; 2° par un manchon isolateur formant le complément du manche et destiné à envelopper le cylindre carburateur. L'air, en traversant le manche carburateur, s'imprègne des vapeurs de l'essence qui affluent au cautère en platine fixé à l'extrémité et empêchent en même temps l'échauffement du manche pendant son usage.

Dans ce thermo-cautère, il est encore nécessaire d'avoir une lampe pour échauffer la pointe de platine avant de la porter à incandescence.

Dans le cautère du Dr Beaugrand avec capuchon allumeur, les vapeurs d'essence en passant entre le capuchon et le cautère viennent s'enflammer à l'extrémité. Lorsque le cautère est rouge, on fait tomber le capuchon et l'incandescence continue.

Enfin signalons comme dernière simplification l'aphysocautère de Déchery qui, garni d'éther sulfurique, fonctionne automatiquement sans soufflerie pendant une heure.

Manœuvre de l'appareil. — On commence par faire choix du cautère, le plus généralement, celui en couteau; on le visse sur le manchon en bois et l'on adapte à l'extrémité renflée du manche le tube de caoutchouc relié au récipient d'essence minérale. Le bouchon de ce récipient est traversé par un autre tube qui est celui de la soufflerie. L'appareil est alors monté.

Cela fait, on porte le cautère dans la flamme de la lampe à alcool, en le tenant d'une façon oblique par rapport au plan horizontal, jusqu'à ce que le platine prenne une teinte rouge sombre; à ce moment seulement, on commence à manœuvrer la soufflerie et à faire ainsi arriver dans le cautère des vapeurs d'essence qui, en se comburant, portent le platine au rouge clair.

L'appareil est prêt à fonctionner.

On entretient, pendant la durée de l'application des pointes de feu, la teinte rouge du cautère en continuant à manœuvrer la soufflerie. Quand l'application est terminée, il devient nécessaire de brûler toutes les vapeurs d'essence minérale dégagées dans le récipient, sans quoi ces vapeurs iraient encrasser le cautère et en rendraient le fonctionnement ultérieur défectueux, sinon impossible. Pour cela, on porte le cautère au rouge vif, en manœuvrant suffisamment vite la soufflerie, puis brusquement on retire du manche en bois le tube en caoutchouc qui le relie au récipient d'essence. L'incandescence du platine se prolonge alors, pendant un temps suffisamment long pour brûler toutes les vapeurs introduites dans le cautère.

Puis on laisse refroidir l'appareil, on le démonte, et on remet en place ses différentes parties.

Technique de l'application des pointes de feu. — L'appareil étant prêt à fonctionner, l'opérateur accroche le récipient d'essence à la poche gauche de son vêtement ou le fait tenir par un aide ; de la main droite il tient, à la façon d'une plume à écrire, le manche du cautère, tandis que de la main gauche il actionne la soufflerie. S'approchant alors du malade, il se place à sa gauche si l'application doit être faite sur le dos ; à sa droite, s'il s'agit du ventre, ou d'une façon appropriée, s'il s'agit d'un membre. Puis, très rapidement, de l'extrémité incandescente du cautère, il touche le tégument d'une façon très brusque et très rapide, en déplaçant la main de droite à gauche et en laissant entre chaque contact un espace d'un à deux centimètres environ. Il dessine ainsi une ligne ponctuée d'une longueur variable selon les indications et, quand il est arrivé à l'extrémité de la région désignée pour recevoir l'application, il fait une reprise et recommence la même manœuvre un peu plus bas, de façon à tracer une seconde ligne ponctuée parallèle à la première, à une distance d'un centimètre environ. Il trace ensuite une troisième ligne, une quatrième et davantage encore, selon l'effet cherché.

L'application est alors terminée.

La région reste découverte pendant quelques minutes, et comme il se forme une croûte très rapidement au niveau des points cautérisés, il est inutile de mettre un pansement ; ce n'est que pour satisfaire le malade ou son entourage que l'on appliquera un morceau de gaze légèrement antiseptique (boriquée, salolée), ou trempée dans de l'eau froide.

Action thérapeutique. — Les pointes de feu possèdent une action locale et une action générale, qui les rapprochent des agents révulsifs étudiés dans un autre chapitre. L'action locale est caractérisée par une douleur dont l'intensité varie avec le degré d'incandescence auquel on porte le cautère. Plus l'incandescence est accentuée, c'est-à-dire plus la teinte du cautère se rapproche du blanc, moins la douleur est vive; au contraire, plus la teinte est sombre, plus la douleur est forte. D'après Percy, « un cautère très rouge est à un cautère simplement chaud, pour la douleur de la cautérisation, ce qu'est un bistouri bien tranchant à un bistouri émoussé pour celle de l'incision ». Les phénomènes douloureux consécutifs à la cautérisation ponctuée ne durent généralement que quelques instants et sont bientôt remplacés par des picotements et une sensation de chaleur plus ou moins accusée. En même temps la peau pâlit, puis rougit dans le voisinage des points touchés, tandis qu'au voisinage de ceux-ci, il se forme rapidement une petite eschare. Cette eschare a une forme et des dimensions variables avec l'instrument employé; sa profondeur dépend de la force de pression que l'on a développée au moment de l'application, mais elle n'atteint généralement pas la face profonde de la peau.

L'action générale des pointes de feu est celle des révulsifs à action rapide et énergique : ralentissement du pouls, stimulation cardio-vasculaire suivie bientôt de dépression, ralentissement des mouvements respiratoires, légère élévation de la température, disparition des douleurs préexistantes.

Indications thérapeutiques. — Les indications thérapeutiques des pointes de feu sont très nombreuses tant au point de vue médical qu'au point de vue chirurgical ; nous n'aurons en vue dans ce chapitre que les indications d'ordre purement médical.

Névralgies. — Les pointes de feu constituent le remède héroïque des névralgies de certaines parties du corps et particulièrement de la névralgie sciatique et de la névralgie intercostale.

Dans le traitement de la névralgie sciatique, elles représentent le mode de révulsion le plus efficace et le plus rapide à la fois; on ne saurait, en effet, obtenir une action calmante aussi marquée par le badigeonnage avec la teinture d'iode même sur toute la longueur du nerf, ni par l'application d'une série plus ou moins longue de petits bouts de vésicatoire disséminés sur le trajet du nerf sciatique. Les pointes de feu conviennent à certaines variétés de névralgie sciatique telle que la variété dite essentielle, *a frigore*, qui se montre chez des sujets vigoureux sans tare héréditaire ni acquise, à l'occasion d'un surmenage ou d'un refroidissement. Elles font merveille dans la variété hystérique, car elles produisent, en plus de leur action révulsive, une action psychique souvent nécessaire chez les sujets hystériques. Elles peuvent encore être employées comme adjuvant dans le traitement de la névralgie sciatique syphilitique concomitamment avec la médication spécifique; dans la névralgie sciatique des tuberculeux, il ne faudra les appliquer que chez les malades apyrétiques, atteints d'une forme torpide de tuberculose pulmonaire. Je les considère comme nuisibles dans le traitement de la sciatique goutteuse, à cause de la possibilité d'une métastase, et dans celui de la sciatique choréique, parce qu'elles provoquent toujours une excitation générale qui ne peut qu'augmenter les mouvements choréiques.

L'application des pointes de feu sera faite de la façon suivante : le malade étant couché sur le ventre, la jambe allongée, on appliquera les pointes de feu le long de la face postérieure, sur le trajet du nerf, sur une ou plusieurs lignes et d'une façon assez rapprochée. Au niveau des points douloureux et en particulier au niveau du point d'émergence du sciatique, on en appliquera un plus grand nombre.

Dans le traitement de la névralgie intercostale, l'application doit être faite de préférence au niveau des trois points douloureux situés respectivement près des vertèbres (point postérieur), au milieu de l'espace intercostal (point médian), près du sternum (point antérieur). On appliquera sur ces différentes zones des pointes de feu assez rapprochées, sur une surface de plusieurs centimètres carrés, et l'on se contentera de quelques pointes le long du trajet du nerf.

Arthrites chroniques. — Les pointes de feu réussissent très bien, dans la plupart des cas, à calmer les douleurs de l'arthrite sèche. Il ne faut naturellement les employer que dans les formes légères qui ne s'accompagnent pas de déformation et ne se caractérisent que par des phénomènes douloureux plus ou moins accusés ou par des craquements. Quand l'arthrite est arrivée à une période avancée et qu'il existe une déformation manifeste des surfaces articulaires, les pointes de feu sont absolument inutiles.

Pleurésie séro-fibrineuse. — D'une façon générale, les pointes de feu ne doivent être employées, dans le traitement de la pleurésie séro-fibrineuse, qu'à la période de défervescence, c'est-à-dire quand l'épanchement est en train de se résorber spontanément ou quand la résorption se produit après qu'une thoracentèse a permis d'évacuer une certaine quantité de liquide. Il est en effet démontré que la cautérisation ponctuée n'exerce aucune action sur l'épanchement quand celui-ci est d'abondance moyenne, mais il en est autrement quand le volume de l'épanchement ne dépasse pas 200 à 300 grammes.

On pourra donc appliquer des pointes de feu à la période de résorption de l'épanchement quand celui-ci n'a qu'un faible volume, et parfois une seule application suffira pour faire résorber le liquide; dans la plupart des cas, on ne les appliquera qu'après une ou deux thoracentèses, alors qu'il n'existe plus qu'un peu d'obscurité respiratoire accompagnée de douleurs intercostales et d'une légère dyspnée.

Après la résorption complète du liquide, il persiste souvent, pendant la période de convalescence, des points de côté plus ou moins accusés que l'on devra combattre par de nouvelles applications superficielles de pointes de feu.

Dans la *pleurésie sèche*, les pointes de feu sont indiquées et activent la réparation, quand on les emploie au moment où la fièvre tombe. Elles n'ont aucune action dans la période d'augment et par conséquent d'infection.

Contre la *splénisation pulmonaire* que l'on voit dans la GRIPPE prolongée, elles constituent le traitement de choix. En provoquant une action réflexe et des phénomènes vaso-moteurs, elles rétablissent la circulation pulmonaire mieux que les médicaments ne peuvent faire. Il faut répéter leur application à des intervalles rapprochés.

Tuberculose pulmonaire. — Les pointes de feu sont indiquées à titre de révulsif dans deux circonstances principales :

1° Pour combattre les points de côté si fréquents chez les tuberculeux;

2° Pour lutter contre les phénomènes congestifs pérituberculeux.

Il faut, avant tout, se souvenir que cette médication ne doit être employée que chez une certaine catégorie de phtisiques, ceux qui font leur affection sans fièvre, sans excitation, d'une façon apyrétique et torpide.

Les points de côté disparaissent souvent après une seule application ne comportant qu'un petit nombre de pointes de feu, une vingtaine environ, disposées autour du point maximum de la douleur.

Les phénomènes de congestion pérituberculeuse nécessitent, au contraire, des applications répétées assez fréquemment. On se conformera aux règles suivantes :

1° Faire l'application à l'endroit où existent des signes de congestion, c'est-à-dire là où l'oreille perçoit, autour d'une zone de craquements, une respiration rude et soufflante, quelquefois remplacée par un souffle véritable et des râles sous-crépitants ;

2° Donner à l'application une étendue suffisante pour qu'elle dépasse légèrement les limites de la portion congestionnée du poumon ;

3° Rapprocher les pointes de feu de façon à ne laisser entre elles qu'un centimètre au plus ;

4° Répéter l'application tous les quatre, six ou huit jours, selon que l'on aura affaire à une forme plus ou moins torpide et à un sujet plus ou moins indifférent à l'excitation générale produite par les pointes de feu.

La cautérisation ponctuée réussit souvent, chez les tuberculeux apyrétiques, à faire disparaître des zones de congestion assez étendues et évoluant depuis un certain temps, alors qu'elles avaient résisté aux cataplasmes sinapisés et aux applications de teinture d'iode.

Maladies du cœur. — Je les emploie rarement dans les endocardites et les péricardites aiguës, car elles sont douloureuses dans cette région, énervent les malades et sont peu efficaces. Je leur préfère, et de beaucoup, les applications de glace longtemps prolongées.

Congestion du foie. — Celle-ci est fréquente au cours des cirrhoses et reconnaît souvent une cause passagère, alimentaire ou infectieuse. Elle peut faire progresser le travail d'extension de la cirrhose, aussi est-il indispensable de la faire cesser rapidement. Les pointes de feu constituent un excellent moyen à employer pour atteindre ce but. Il est bon de les mettre dès que le foie devient gros et douloureux. On les fera, de préférence, sur la partie débordante du foie, au-dessous des côtes, sur plusieurs lignes et bien appliquées. Leur action s'ajoute à celle des purgatifs cholagogues et des alcalins qui sont de mise en pareil cas, et contribue à décongestionner le foie malade.

Estomac. — Les pointes de feu appliquées sur le creux épigastrique sont fort douloureuses. On s'en sert avec succès contre l'anorexie et les vomissements hystériques à titre suggestif.

Myélites diffuses. — Les pointes de feu sont indiquées au cours des myélites, alors que les phénomènes d'excitation de la phase aiguë disparaissent. Elles agissent d'une façon souvent efficace contre les différents symptômes, surtout si elles sont appliquées d'une façon énergique. Il ne faut pas hésiter à ponctuer au fer rouge toute la longueur de la colonne vertébrale, et cela de chaque côté, en appliquant les pointes de feu très près les unes des autres. J'ai souvent, par ce moyen, empêché la marche progressive de l'affection pendant un temps quelquefois considérable. Grasset a obtenu aussi de bons résultats de l'emploi des pointes de feu qu'il considère comme un puissant moyen d'amélioration des myélites chroniques.

Ces applications devront être répétées tous les quatre à six jours, selon les sujets et l'allure de la maladie.

Certains auteurs, à l'exemple de Charcot, préconisent l'usage des pointes de feu pendant la période d'état des myélites, quand celles-ci évoluent d'une façon torpide, C'est une ligne de conduite que je suis toujours.

Contre-indications. — Les pointes de feu doivent être employées avec circonspection chez les malades jeunes, n'ayant pas contracté d'assurance. En effet, chez ces derniers, les cicatrices indélébiles des pointes de feu peuvent être considérées comme symptomatiques d'une affection tuberculeuse ancienne et être cause d'une augmentation de la prime d'assurance.

VÉSICATION

Définition. — C'est une médication qui a pour but la production de collections séreuses sous-épidermiques par l'application de corps vésicants.

Historique. — L'origine de la vésication est entourée de grandes obscurités : d'après Huchard, le père du vésicatoire serait Asclépiade de Béthynie ; pour d'autres, ce serait Arétée.

D'après Bablon, cette paternité revient à Archigène, médecin de Néron, qui vivait au commencement du IIe siècle, un peu avant Arétée, et qui, le premier, aurait parlé en termes clairs de cet agent de la façon suivante : « Nous nous servons du cataplasme où entrent les cantharides, lequel fait de grands effets pourvu que les petits ulcères qu'il excite demeurent longtemps ouverts, mais il faut en même temps garantir la vessie par l'usage du lait tant à l'intérieur qu'à l'extérieur. » Galien et les médecins de son école : Aétius, Paul d'Egine, imitèrent l'exemple d'Archigène ; il en fut de même d'Arétée qui, dans l'épilepsie, recommandait les frictions cantharidiennes sur le crâne. Oribase, quoique connaissant les inconvénients de cet agent thérapeutique, s'en montre assez partisan, de même que les médecins arabes et ceux de l'école de Salerne. Au xvi⁰ siècle, le vésicatoire n'était encore employé que dans quelques rares maladies : épilepsie, douleurs articulaires, cécité, hydropisie et aussi dans les affections longues où les autres remèdes ne produisaient plus d'effet. Sous l'influence de Mercurialis, d'Herculis Saxonia, de Sennertus, l'usage des vésicants qui avait donné de bons résultats dans le traitement des maladies épidémiques se répandit surtout en Italie et en France. Au xvii⁰ siècle, Boërhaave, Sydenham les employèrent dans les fièvres, les pleurésies, les hydropisies, et leur exemple fut suivi par un grand nombre de praticiens.

En 1699, un médecin de Bologne, Baglivi, dans un livre resté célèbre, intitulé : *De usu et abusu vesicantium*, résuma les indications des emplâtres vésicants et déclara que l'on ne devait pas les employer chez les sujets débiles, dans les états cérébraux, les fièvres ardentes, etc.

Le xviii⁰ siècle vit se reproduire l'usage immodéré de la vésication, aussi des protestations énergiques s'élevèrent de la part de nombreux auteurs, à la tête desquels figurent Van Swieten et Tralles. L'influence de Broussais et de ses élèves, Bouillaud et Andral, grands partisans du vésicatoire, fit contrepoids aux attaques de Louis, de Laennec et de Rasori, et en 1833, à l'Académie de médecine, lors de la discussion sur les cautères, la cause de l'emplâtre vésicant résista à l'assaut que lui livra Malgaigne. Depuis, sous l'influence des dernières notions acquises en physiologie et en microbiologie, le vésicatoire tomba dans une période de décadence ; à l'heure actuelle, il semble que les médecins qui l'emploient obéissent plutôt aux exigences de l'entourage du malade qu'à des indications fournies par la maladie. Pourtant, cet agent peut rendre des services, et son emploi devient, dans certains cas, d'une nécessité formelle. En effet, on ne peut nier son efficacité dans les arthrites rhumatismales. Peut-être même, l'incompatibilité qui semble exister entre la conception étiologique microbienne et l'emploi du vésicatoire est-elle plus apparente que réelle, car certains faits établis par Maurel tendent à prouver que l'application de cet agent est suivie d'une hyperleucocytose qui doit être utile à l'organisme dans sa lutte contre les agents microbiens.

Action locale. — La vésication peut être considérée comme le dernier terme de la révulsion, dont le premier serait la simple rubéfaction des téguments. L'application des corps vésicants détermine d'ailleurs successivement tous les phénomènes de la révulsion; en effet, dans les premières heures, elle se traduit subjectivement par des sensations d'engourdissement et de chaleur, puis par de la douleur et, objectivement, par une rubéfaction plus ou moins prononcée de la peau sous-jacente. La durée de ce premier stade, que l'on pourrait appeler stade de rubéfaction, varie selon les individus; en moyenne elle oscille entre six et neuf heures.

Le stade de vésication proprement dit commence par le soulèvement de l'épiderme dont les couches superficielles, sous l'influence de la sécrétion séreuse provoquée par le corps vésicant, se décollent de la couche muqueuse de Malpighi, au niveau de la couche granuleuse (Renaut). Ce soulèvement aboutit à la formation de petites bulles transparentes séparées; puis, le décollement et la sécrétion séreuse continuant, ces bulles se réunissent pour former l'ampoule, la cloche comme on l'appelle vulgairement. Les dimensions de cette ampoule varient suivant un grand nombre de circonstances : étendue du corps vésicant, durée de l'application, susceptibilité individuelle, état pathologique. De là le fâcheux pronostic porté autrefois par certains médecins et aujourd'hui encore par un certain public chez les malades dont le vésicatoire n'a pas pris. Son contenu est constitué par un liquide séreux, de réaction alcaline, renfermant de l'albumine et des globules sanguins en nombre variable; on y trouverait, d'après Hayem, une certaine quantité du principe actif du corps vésicant, cantharidine par exemple. Mais Lacomme, qui a fait des recherches en 1892, est arrivé à des résultats opposés;

cet auteur a trouvé pour 1.000 grammes de liquide :

Eau..	910 gr.
Fibrine.......................................	3 — 20
Matières albuminoïdes...................	72 — 50
Graisse......................................	1 — 20
Matières extractives.....................	3 — 90
Sels minéraux.............................	9 — 20

L'effet de la vésication se propage au niveau de la couche muqueuse de Malpighi qui, lorsqu'on crève l'ampoule, se montre rouge et congestionnée, même jusqu'au niveau du derme dont les réseaux capillaires sont turgescents et laissent sourdre le liquide séreux.

Le stade de la vésication s'arrête là.

Si l'application du corps vésicant est prolongée, l'ampoule se rompt généralement, les lésions du derme d'abord purement exsudatives s'accentuent et des phénomènes d'ulcération apparaissent.

Action générale. — Cette action varie avec la nature de la substance vésicante employée; mais, comme le plus souvent, on emploie des préparations à base de cantharides, nous étudierons spécialement les effets généraux déterminés par cette substance.

La cantharidine, principe actif du vésicatoire, se dissout dans le liquide de l'ampoule en se transformant en cantharidate alcalin soluble et pénètre dans l'organisme. Son action toxique se traduit par des phénomènes inflammatoires au niveau des organes d'élimination.

L'appareil urinaire est le plus touché : « Les malades éprouvent une sensation de chatouillement dans la région du gland, une ardeur ou douleur cuisante dans la vessie et jusque dans la région lombaire. Pendant ce temps les urines sont modifiées; elles deviennent foncées, sanguinolentes, plus ou moins riches en albumine et, lorsque ces phénomènes sont très accentués, elles contiennent quelques fausses membranes. Ces symptômes ont été rapportés à une cystite dite cantharidienne plus ou moins intense. L'acidité de l'urine mettrait la cantharidine en liberté dans la vessie qui, par suite, s'enflammerait. Cette phlegmasie est fibrino-purulente comme celle de la peau » (Hayem). L'uretère, le bassinet et les calices présentent des lésions analogues signalées par Bouillaud. Le rein, d'après Cornil et Ranvier, offre les lésions de la néphrite diffuse aiguë ; il est congestionné; les vaisseaux glomérulaires sont le siège d'une diapédèse exagérée ; les cellules épithéliales des tubes urinifères sont gonflées et granuleuses.

Il existe, en outre, une vive hypérémie des muqueuses bronchique, biliaire et intestinale. D'après Stokes, il n'y aurait pas de lésions des centres nerveux.

Les accidents du cantharidisme sont rarement graves, leur intensité varie selon les individus, ils se montrent dans un dixième des cas; pour les éviter, il faut enlever le vésicatoire dès que l'ampoule est constituée et évacuer, avec le liquide qu'elle renferme, la cantharide dissoute prête à pénétrer dans l'organisme. La pratique qui consiste à recouvrir le vésicatoire de camphre dissous dans l'éther donne des résultats inconstants; elle mérite néanmoins d'être suivie.

VÉSICATOIRE CANTHARIDIEN

C'est le plus employé aujourd'hui. Il se présente sous la forme d'emplâtre composé de diachylon gommé ou de sparadrap à la surface duquel est étendue une couche d'une préparation à base de cantharides. Cette forme commode et pratique est relativement récente ; autrefois il en était autrement : « Des cantharides plus ou moins mêlées à de la mie de pain ou à des figues sèches détrempées dans l'eau et réduites en pulpe, tel était l'emplâtre primordial qu'employait son promoteur Archigène et tel nous le retrouvons au XVIe siècle, avec adjonction de quelques graines de moutarde pour en corser l'effet. A cette époque, Fernel modifie l'excipient complexe et grossier qu'étaient le levain et les figues et le remplace par l'axonge dans la proportion de quatre parties de cette substance pour une partie de cantharides » (Bablon). En 1844, Roques définissait le vésicatoire dans les termes suivants : « emplâtre composé de vieux levain et de vinaigre ou de quelque autre matière emplastique que l'on recouvre d'une certaine quantité de poudre de cantharides ». Il faut arriver à Bretonneau pour trouver un vésicatoire ressemblant à ceux que l'on emploie actuellement ; ce vésicatoire était formé d'une pâte molle d'huile d'olives et de cantharides en poudre étendue sur un sparadrap et recouverte de papier brouillard. Trousseau employait un vésicatoire analogue formé d'une rondelle de papier Joseph imbibée d'extrait éthéré de cantharides et appliquée sur une autre rondelle de sparadrap.

L'emplâtre vésicatoire du Codex est ainsi composé :

Résine élémi	100 gr.
Huile d'olive, ...	40 —
Onguent basilicum, ...	300 —
Cire jaune...........................	400 —
Cantharides en poudre fine...........	420 —

Cet emplâtre renferme environ le tiers de son poids de principe actif ; il en est de même des mouches de Milan qui sont de petites rondelles de taffetas noir, de 4 centimètres de diamètre, recouvertes de 1 gramme du mélange suivant :

Poix blanche } āā..................... 50 gr.
Cire jaune.. }
Térébenthine de mélèze.............. 10 —
Essence de lavande } āā.............. 1 —
— — thym.. }
Cantharides en poudre très fine........ 50 —

Le vésicatoire anglais est composé selon la formule :

Cire blanche,..................... 3 gr.
Axonge,......................... 7 —
Suif........................... 3 —
Poix blanche,..................... 1 —
Poudre de cantharides.............. 7 —

est plus actif. « Il a l'avantage d'être à la fois plus puissant et moins adhésif que le vésicatoire du Codex et par conséquent de faire moins souffrir quand on le détache » (Mayeux).

La cantharidine entre dans la fabrication d'un emplâtre imaginé par M. Gobley et ainsi composé :

Cantharidine...................... 0 gr. 05
Collodion élastique................. 20 —

Ce mélange est ensuite étendu sur un sparadrap.

Il existe, en outre, un vésicatoire liquide à base de cantharide imaginé par Bidet et composé d'une solution chloroformique de cantharidine additionnée d'un peu de cire qu'on emploie en badigeonnages.

Tous ces emplâtres sont aujourd'hui abandonnés à cause de leur inconvénient d'exiger une préparation extemporanée et l'on emploie couramment les toiles vésicantes diverses que l'on trouve dans le commerce.

Principe actif. — Il est constitué par la poudre de cantharide. La cantharide ordinaire (*Cytta* ou *Cantharis vesicatoria*) est un insecte coléoptère mesurant environ 2 centimètres de longueur, d'un vert doré très brillant, très répandu en France, en Italie et surtout en Espagne. On la recueille sur les graminées et les caprifoliacées à l'époque du solstice d'été; on la fait sécher et on la conserve à l'abri de l'humidité. La poudre de cantharide a une odeur piquante et désagréable; elle renferme des matières organiques variées et un principe chimique, la cantharidine, dans la proportion de 3 à 5 0/0.

La cantharidine, isolée par Robiquet en 1816, a pour formule $C^{10}H^6O^4$; elle se présente sous la forme d'une substance blanche cristallisant en prismes incolores, d'une saveur très âcre. Elle est insoluble dans l'eau, soluble dans l'huile et les corps gras, dans l'alcool à chaud et surtout dans l'éther; elle est très volatile. Elle peut être considérée comme un alcool tétratomique et forme une base d'où émanent un grand nombre de dérivés, dont le plus important, l'anhydride cantharidique, se combine facilement avec les bases pour former des cantharidates. L'un d'eux, le cantharidate de potasse, est soluble dans l'eau et possède une très grande toxicité.

MODE D'EMPLOI DU VÉSICATOIRE. — Le vésicatoire peut être posé sur toutes les parties du corps, mais les lieux de prédilection sont le dos, les bras, les cuisses, l'abdomen et la nuque; pour chaque cas particulier, le siège du vésicatoire est naturellement indiqué par le genre de la maladie. Pour l'appliquer, il suffit de le chauffer très légèrement et de le maintenir appuyé sur la peau pendant quelques minutes; on l'assujettit ensuite avec une bande ou tout simplement avec deux bandelettes de diachylon qui se croisent et qui dépassent suffisamment les bords du vésicatoire pour venir adhérer à la peau.

Les toiles vésicantes qui existent dans le commerce permettent de se procurer des emplâtres de toutes dimensions ; toutefois, il est prudent de ne pas prescrire de vésicatoires supérieurs à 12 centimètres de côté. Comme le fait remarquer Bablon, l'absorption de la cantharidine, toutes choses égales d'ailleurs du côté malade, dépend de la surface du topique, de sa nature, de sa durée d'application, de son siège, de l'intégrité de l'ampoule ; d'où la règle de ne maintenir que pendant deux heures l'application vésicante chez les enfants au-dessous de cinq ans ; quatre heures chez les enfants plus âgés, douze à vingt-quatre heures chez les adultes.

Le vésicatoire peut être volant ou permanent ; dans le premier cas, une fois la vésication obtenue, l'emplâtre est enlevé aussi doucement que possible afin de ne pas arracher l'épiderme, puis on perce l'ampoule à la partie la plus déclive, et l'on évacue toute la sérosité, car celle-ci renferme, comme nous l'avons vu, de la cantharidine en dissolution. On applique par-dessus l'ampoule un pansement léger composé de gaz aseptique enduite de vaseline boriquée ou salolée. Dans le second cas, on laisse le vésicatoire en place pendant quelques heures au plus, puis on enlève la calotte épidermique à l'aide de ciseaux, et on panse la plaie pendant un ou deux jours comme dans le cas précédent ; les jours suivants, on applique sur la surface dénudée de la pommade épispastique à base de cantharide ou de garou, ou un taffetas épispastique dont on augmente graduellement l'action ; pour supprimer ce vésicatoire, on diminue l'énergie des applications épispastiques et l'on panse la plaie avec une vaseline antiseptique jusqu'à cicatrisation. Le vésicatoire permanent est beaucoup moins employé que le vésicatoire volant.

Vésicatoire à l'ammoniaque. — L'ammoniaque possède des propriétés vésicantes énergiques, mais il a le grand inconvénient de provoquer une douleur vive qui empêche de l'employer sur de grandes surfaces ; aussi est-il réservé aux petites vésications.

Le vésicatoire ammonical se compose essentiellement d'un disque de substance perméable imbibé d'une solution de gaz ammoniac titrant 20° à 25°. On peut employer une étoffe de laine, du feutre, de la flanelle, de l'amadou, du coton hydrophile et même du papier buvard. Il faut, pour obtenir l'effet vésicant, recouvrir la rondelle imbibée d'ammoniaque d'un verre de montre, comme le recommande Darcq, d'une pièce de 5 francs (Lafargue), d'un dé à coudre (Trousseau) ou d'une pièce métallique quelconque ou d'un rond de carton maintenu sous un verre.

L'ampoule apparaît généralement au bout d'un quart d'heure ; l'action vésicante de l'ammoniaque est donc beaucoup plus rapide que celle de l'emplâtre cantharidien.

On peut encore utiliser l'ammoniaque sous forme de pommade, selon la formule de Gondret :

Suif de mouton.. | āā................. 10 gr.
Axonge......... |
Ammoniaque à 0,92..................... 30 —

en ayant soin de ne pas prolonger l'application pendant plus d'un quart d'heure.

Autres procédés de vésication. — Certaines substances végétales ou minérales possèdent aussi la propriété de produire la vésication ; c'est ainsi qu'Asclépiade se servait d'un vésicatoire composé de plantes de la famille des euphorbiacées, de nitre et de vinaigre. L'anémonine, extraite de l'anémone, de la famille des renonculacées, le cardol, huile extraite de la noix d'acajou, le chloral, l'acide phénique sont susceptibles aussi de produire des effets vésicants, mais ne sont guère utilisés.

Marteau de Mayor. — C'est un marteau ordinaire que l'on trempe dans l'eau bouillante et que l'on applique, après l'avoir essuyé, sur la peau recouverte d'un morceau de linge. Ce moyen, qui est très douloureux, détermine la formation immédiate d'une phlyctène; il doit être réservé aux cas où il faut agir rapidement : dans la syncope, dans l'asphyxie, dans certaines intoxications, il est indiqué d'appliquer le marteau de Mayor au niveau de la région précordiale.

INCONVÉNIENTS DU VÉSICATOIRE CANTHARIDIEN

Cette question très importante est loin d'être résolue. Les divergences d'opinion qui existaient autrefois à propos de l'utilité de l'emplâtre à base de poudre de cantharide continuent de nos jours et, à côté d'un grand nombre de thérapeutes recommandant l'usage du vésicatoire dans de nombreuses affections, on en voit quelques autres, et des plus renommés, défendre une thèse absolument opposée. « Pour les vésicatoires, dit Huchard, leur principale indication consiste... à n'être pas indiqués... Dans les premières années de ma vie médicale, j'ai assisté à la grandeur du vésicatoire, et j'espère que le temps n'est pas éloigné où nous assisterons à sa décadence... car, pour continuer à faire ces applications réitérées de vésicatoires, les médecins n'auront plus que cet argument, bien insuffisant, de Grisolle : « C'est une pratique si universellement acceptée qu'elle doit avoir quelque raison d'être. »

Mauquat se montre aussi l'adversaire du vésicatoire :

« Depuis longtemps, il ne se place pas un vésicatoire par an dans mon service d'hôpital ; j'ai la conviction d'épargner ainsi à mes malades des douleurs inutiles et de favoriser l'issue heureuse de la maladie. » Plus loin, le même auteur ajoute : « Le vésicatoire déprime le système nerveux, congestionne les reins, met un obstacle à la dépuration urinaire, provoque ou exaspère la fièvre, expose aux complications des plaies, en particulier à l'érysipèle, enfin occasionne souvent des poussées de furoncles ou d'anthrax et peut amener le sphacèle de la peau. » Et pour établir ce sévère réquisitoire, Manquat relève contre le vésicatoire des chefs d'accusation que Bablon réunit sous trois titres principaux :

1° Inconvénients concernant l'état général : agitation, insomnie, élévation de la température ;

2° Inconvénients concernant le tégument cutané : furoncles, phlegmons, sphacèle et autres accidents des plaies ;

3° Inconvénients concernant les voies urinaires : congestions rénale et vésicale.

L'agitation et l'insomnie sont souvent observées chez les malades porteurs de vésicatoire ; « elles contribuent à affaiblir les malades par la dépression nerveuse qu'elles occasionnent » (Manquat). A ce grief, Bablon répond : « On peut se demander si un pleurétique ou un pneumonique affligé d'un de ces violents points de côté qui le forcent à prendre les positions les plus bizarres reposerait plus tranquillement si on le laissait tranquille. L'observation de tous les jours répond négativement en montrant que le malade supporte aisément la douleur spéciale, lente à naître, puis sourde et prolongée du vésicatoire et, qu'en tout cas, il préfère le léger énervement qu'elle lui cause à la douleur névralgique qu'elle combat. D'ailleurs, à certaines périodes des infections, n'est-il pas un peu risqué de laisser les sujets plongés dans une douce somnolence qui les mène par une transition insensible de la vie au trépas : hésite-t-on à réveiller la nuit le typhique engourdi pour le plonger dans un bain froid? »

L'influence du vésicatoire sur la température n'est pas nettement établie; elle est variable et inconstante. Naumann, Riegel, Kaufmann, sont arrivés dans leurs expériences à des résultats contradictoires avec ceux obtenus par Heidenhaim. Besson, dans un travail récent, déclare avoir observé, après l'application du vésicatoire, une élévation de température de quelques dixièmes de degré. Au point de vue clinique, Bablon, après avoir examiné 80 tracés thermométriques, n'a pas noté une seule fois cette élévation thermique, et Grasset déclare que l'usage des vésicants détermine, comme conséquence, de la stimulation générale du système nerveux, un « état d'éréthisme circulatoire » qui ressemble à la fièvre, mais qui doit en être distingué.

Les inconvénients concernant le tégument externe étaient nombreux autrefois, ils étaient même très graves; aujourd'hui ils sont devenus exceptionnels, et cette grande rareté s'explique par les raisons suivantes. On n'emploie guère plus aujourd'hui que le vésicatoire volant au lieu du vésicatoire permanent; en outre, les affections susceptibles de provoquer des complications de la plaie, telles que l'érysipèle, la diphtérie, le diabète, les états toxiques, sont autant de contre-indications, et il faut bien admettre qu'une simple plaie évoluant chez un sujet malade, il est vrai, mais non diathésique, arrivera, surtout avec le secours de l'antisepsie, jusqu'à la cicatrisation complète sans déterminer d'accidents.

Ces inconvénients concernant les voies urinaires sont connus depuis l'origine de la médecine; Hippocrate qui combattait l'anasarque par les cantharides à l'intérieur les

avait constatés; Galien les redoutait et Archigène conseillait l'usage du lait pour « garantir la vessie », quand il
appliquait son emplâtre cantharidien. Depuis, ils ont été
signalés à différentes époques et en particulier par Ambroise
Paré; mais il faut arriver à Tralles pour voir apparaître une
tentative d'interprétation pathogénique; pour cet auteur,
le vésicatoire amenait une dégénérescence par l'action d'un
venin mystérieux.

Les travaux de Morel-Lavallée, de Bouillaud, de Cornil
et Ranvier, de Galippe permirent de se rendre compte du
mécanisme des accidents du cantharidisme et de se faire
une idée exacte des lésions déterminées. Les expériences
de Galippe sur les chiens démontrèrent que la cantharidine
était un poison vaso-moteur, susceptible de provoquer des
lésions congestives et même hémorragiques du côté de
la vessie et du rein, des plèvres, des bronches et du péricarde, lésions capables de déterminer la mort et qui expli-
queraient les cas de mort signalés par Ambroise Paré,
Bouillaud, Guizol, Dauvergne, Comby, etc. Toutefois, il y
a lieu de remarquer que les faits expérimentaux établis par
Galippe ne sont pas superposables aux faits cliniques.
D'abord, il ne faut pas tenir compte d'un premier groupe
de faits dans lesquels on a fait pénétrer la cantharidine par
injection hypodermique et même par injection intra-veineuse, et qui « sont du ressort exclusif de la toxicologie »
(Bablon). Dans le second groupe de faits, l'intoxication
cantharidienne a été obtenue, chez les chiens, par l'application de vésicatoires; or, ces vésicatoires mesuraient
25 centimètres de longueur sur 25 centimètres de largeur
et restaient en place pendant quatre jours; aussi rien d'étonnant d'observer consécutivement une congestion pulmonaire
généralisée, des ecchymoses sous-pleurales et péricardiques
ainsi que de la dilatation pupillaire.

Pas plus que la première série, cette deuxième série d'expériences ne saurait être assimilée aux faits cliniques ; les différences sont en réalité trop grandes entre le vésicatoire de 25 centimètres sur 25, appliqué pendant plusieurs jours sur le thorax du chien, ce qui pour cet animal constitue une véritable tunique, et le petit emplâtre de dimensions à peine égales à la moitié et laissé en place pendant quelques heures, que l'on emploie aujourd'hui. D'ailleurs, si les accidents du cantharidisme étaient assez fréquemment observés à une époque où l'on faisait des applications permanentes, il en est autrement depuis qu'on a appris à doser et à manier avec prudence le vésicatoire cantharidien. Dans une statistique datant de 1871, Gubler sur 176 cas a noté 7 fois l'albuminurie et 16 fois des accidents vésicaux ; en 1892, Lacomme, dans sa thèse inaugurale, a constaté 4 cas d'albuminurie sur 62 sujets ; quelques années plus tard, en 1898, Feltz publia, dans la *Gazette hebdomadaire de médecine et de chirurgie*, le résultat de ses recherches ayant porté sur 60 malades soumis à des applications de vésicatoires mesurant 10 centimètres de côté ; sur ces 60 malades, 51 qui n'étaient pas albuminuriques avant le vésicatoire ne le devinrent pas après ; sur les 9 malades albuminuriques, 4 présentèrent une augmentation de la quantité d'albumine et 5 restèrent dans le même état.

En 1899, Bablon, dans sa thèse, donne le résumé de 100 observations de sujets atteints de maladies diverses traitées par des vésicatoires mesurant, le plus souvent, 10 centimètres de côté, et laissés en place pendant douze heures. Sur 32 de ces malades examinés spécialement au point de vue de la quantité des urines émises, il y eut seulement deux cas de diminution, ce qui donne une proportion d'environ 6 0/0. Le premier fut celui d'un manœuvre de cinquante-deux ans, atteint de broncho-pneumonie gauche, le vésicatoire mesurait 12 sur 12 et fut maintenu pendant seize heures; la quantité de ses urines tomba de 1.000 à 60 grammes; l'autre cas fut celui d'un manœuvre de trente-deux ans, atteint de pneumonie droite, dont les urines étaient ammoniacales et troubles; le vésicatoire de 12 sur 12 fut appliqué pendant douze heures, la quantité des urines tomba de 1.800 grammes à 1.200; le lendemain, elle descendait à 800, mais elle remontait un jour après à 1.100 et, dans la suite, il n'y eut pas d'incidents.

Dans 4 cas, la quantité des urines ne fut pas influencée par le vésicatoire; soit une proportion de 12 0/0.

Dans les 26 autres cas, l'auteur nota une augmentation nette des urines, variant de 200 à 400 grammes en moyenne, mais ayant même atteint 1.500 grammes chez un pleurétique de vingt-trois ans; la proportion est ici de 80 0/0.

D'autre part, les 100 malades furent examinés au point de vue des accidents cutanés et urinaires ; une seule fois, Bablon nota une légère cystite ; 2 fois, un peu d'albuminurie, et chez trois sujets présentant une albuminurie préexistante, il ne trouva aucune augmentation, quoique, dans l'un de ces derniers cas, l'urine renfermât de nombreuses cellules épithéliales rénales et des cellules pavimenteuses des voies urinaires.

Ajoutant sa statistique à celle de Gubler, de Lacomme et de Feltz, Bablon obtient les proportions suivantes :

Albuminurie........................... 2,7 0/0
Cantharidisme rénal,.................. 2,5 0/0

et l'auteur ajoute: « Les inconvénients cutanés ne sont nulle part signalés, à cause sans doute de leur insignifiance, pas plus, d'ailleurs, que le retentissement anormal sur l'état général. »

AVANTAGES DU VÉSICATOIRE CANTHARIDIEN

La vésication produite par l'emplâtre cantharidien a subi, de même que la méthode révulsive, un assaut très rude des théoriciens modernes, pour qui les symptômes inflammatoires ne sont que les résultats d'un processus spontané de défense de l'organisme contre la maladie. Au nom de la diapédèse et de la phagocytose, on a proclamé que la révulsion était un « non-sens », car elle avait pour but de combattre un trouble vasculaire considéré comme éminemment respectable.

Cette opinion est fausse ; chacun sait que la congestion joue un rôle très important dans la propagation des processus microbiens, et Bablon a parfaitement raison de dire : « La congestion est la complice redoutable du microbe et souvent sa mauvaise conseillère. » La méthode thérapeutique qui a pour but de la combattre est donc légitime, et cette méthode repose en grande partie sur l'emploi des excitations cutanées dont la vésication représente un mode de production caractérisé par son action lente et progressive.

Le vésicatoire, comme tout révulsif cutané, agit par voie réflexe sur le centre du pneumogastrique, sur le centre vaso-moteur, sur le centre respiratoire et, par conséquent, sur le cœur, sur la circulation générale et sur le poumon ; en outre, les expériences de François Franck ont montré qu'il agissait sur les vaisseaux de l'organe sous-jacent au point d'application. Il remplit donc toutes les conditions nécessaires pour modifier l'état inflammatoire. Zülzer en 1865, Mosler en 1878, Besson en 1892 ont constaté que l'emplâtre cantharidien attire le sang à la peau et anémie les organes profonds ; Brown a vu que sous l'influence du vésicatoire les battements du cœur devenaient plus énergiques. Besson a noté une élévation durable de la pression artérielle générale et une augmentation dans l'absorption d'oxygène et dans l'exhalation d'acide carbonique. Robin, en expérimentant sur l'homme malade, a trouvé que le vésicatoire augmente extrêmement la consommation d'oxygène et la ventilation pulmonaire. Il est vrai que des résultats analogues ont été obtenus à l'aide d'autres procédés : farine de moutarde, bains froids, bains salins, pointes de feu. D'autre part, le vésicatoire possède une action spéciale sur les leucocytes et le sérum, ce qui en fait un agent thérapeutique doué de propriétés spéciales. Maragliano a constaté que le pouvoir bactéricide du sérum augmentait après l'application vésicante chez les convalescents comme chez les sujets bien portants. Devoto et Lucatelli sont arrivés aux mêmes constatations en reprenant les expériences de Maragliano en 1896. A la même époque Maurel déclarait avoir observé, à la suite d'applications de préparations cantharidiennes, une hyperleucocytose réelle constituée par des leucocytes de nouvelle formation. Ces dernières expériences feront peut-être lever le décret d'ostracisme lancé contre le vésicatoire par les partisans de la conception parasitaire des maladies, puisqu'elles semblent démontrer que son application ne fait que renforcer les actes naturels de défense des tissus vis-à-vis des microbes.

INDICATIONS DU VÉSICATOIRE

Le vésicatoire possède des propriétés si nombreuses que les anciens médecins qui en avaient été frappés sans pouvoir les comprendre prescrivaient son emploi dans un grand nombre d'affections. Nous avons vu qu'on pouvait lui reconnaître une action révulsive due à l'excitation cutanée lente et continue qu'il provoque, une action dérivatrice qui résulte de l'état congestif du derme et une action spéciale sur le pouvoir bactéricide du sérum et la production des leucocytes. Cette triple action peut être mise à profit dans un certain nombre de maladies que nous allons maintenant examiner.

Pneumonie. — Dans cette affection, le vésicatoire a été tour à tour vanté et combattu par un grand nombre d'auteurs. Bouillaud, Andral, Grisolle, Béhier, l'employaient d'une façon exagérée qui donnait lieu à des phénomènes d'intoxication, tandis que Gendrin, qui ne se servait que de petits vésicatoires souvent répétés, obtenait de bons résultats ; d'autre part, Laënnec, Louis et Trousseau le considéraient sinon comme nuisible, tout au moins comme inutile. Plus près de nous, Jaccoud, G. Sée, Durand-Fardel, en recommandent vivement l'emploi, et dans le camp opposé Huchard, Manquat, Talamon, Lyon, s'en montrent adversaires résolus. Ces différentes appréciations s'expliquent facilement. En effet, l'application vésicante détermine par excitation cutanée un réflexe, qui se réfléchissant sur les nerfs vaso-moteurs, aboutit à une vaso-constriction des vaisseaux profonds. Cette action vaso-constrictive peut, lorsqu'elle a été sollicitée au moment opportun, contre-balancer l'action vaso-dilatatrice provoquée par les principes microbiens et enrayer la marche de la maladie. C'est pourquoi Bouchut et Després, qui conseillaient le vésicatoire à la première période de la pneumonie, alors que le poumon est simplement congestionné, dans le but de faire avorter la maladie, ont pu obtenir des succès, alors que d'autres médecins appliquant le vésicatoire à la seconde période, au stade d'hépatisation rouge, n'ont obtenu que des insuccès et même des mécomptes. La vésication, tout comme la révulsion, en général, ne trouve son indication dans la pneumonie que tout à fait au début ou bien au déclin, car pendant la période aiguë elle peut, par la suractivité circulatoire qu'elle provoque au niveau de l'organe touché, devenir nuisible. La prescription du vésicatoire au début de la pneumonie est donc fort délicate, elle est surtout liée aux phénomènes sthétoscopiques.

Dans ma pratique je ne mets jamais de vésicatoire dans la pneumonie dans les phases de début et d'état, sauf cependant de tout petits vésicatoires de 5 centimètres sur le point de côté. En m'en servant, je craindrais d'immobiliser la peau par une pla... m'empêchant ensuite de mettre ventouses ou pointes d... u. De plus, je traite souvent la pneumonie par des bains tièdes, auquel cas le vésicatoire devient un ennui. Et puis, à parler franchement, je n'ai jamais vu le processus pneumonique sensiblement influencé par le vésicatoire. Je le crois donc au moins inutile et je me passe de lui.

A la période de résolution l'emploi du vésicatoire redevient indiqué, surtout quand la résorption se fait lentement. Les recherches de Bradfort et Dean, vérifiées par celles de François Franck ont démontré, en effet, qu'il existe « une spécificité de l'excitation des nerfs intercostaux dont l'irritation centripète provoque des changements dans le calibre des deux systèmes aortique et pulmonaire » (Bablon). Ce fait permet d'expliquer l'action résolutive du vésicatoire à la fin de la pneumonie.

Ce n'est qu'à la période de résolution et seulement quand la maladie traîne qu'il faut mettre un vésicatoire et encore peu étendu. Au début de la pyrexie mieux vaut respecter la peau et se servir de ventouses, d'autant plus qu'il est exceptionnel de voir un vésicatoire arrêter le processus. Ne jamais en mettre chez les enfants ni chez les vieillards.

Pleurésie. — La pleurésie est la maladie qui a été la plus largement traitée par le vésicatoire, dont on se servait déjà pour elle au xvie siècle. La contradiction qui existe dans la pneumonie se retrouve ici. Les heureux effets du vésicatoire signalés par Bouillaud et Peter sont contestés par Woillez, G. Sée et Dieulafoy. Manquat déclare : « Dans la période fébrile, il agite le malade, le fait souffrir, augmente la fièvre, expose à l'érysipèle, tout cela en pure perte. » Galippe a constaté expérimentalement que l'abus du vésicatoire peut déterminer des lésions pleuro-pulmonaires. Dans une thèse récente, Bablon réfute ces attaques contre le vésicatoire : « Dans la pleurésie constituée, dit-il, le vésicatoire peut indifféremment être appliqué à toutes les phases sans craindre de causer une action défavorable. En effet, la pleurésie est une inflammation parvenue à la période subaiguë et d'exsudation, et nous retrouvons là les mêmes indications que dans la pneumonie, c'est-à-dire l'évacuation par dérivation des liquides d'œdème, engorgeant les espaces lymphatiques et les interstices des éléments cellulaires, et la stimulation de la circulation locale et générale. Localement, en effet, les frottements pulmonaires diminuent, la respiration se perçoit mieux. Quant à l'action générale elle est prouvée par ces décharges urinaires qu'amène l'application des vésicatoires et qui, dans la pleurésie ont une action si favorable sur la marche de l'épanchement. » A l'appui de son dire, Bablon donne 3 observations très démonstratives : dans l'une le taux des urines est monté de 1.000 centimètres à 2.000 centimètres cubes le lendemain et à 2.500 centimètres cubes le surlendemain de l'application d'un vésicatoire de 10 sur 10 pendant douze heures; dans l'autre, de 1.000 centimètres cubes il est monté le lendemain à 1.250 centimètres cubes, le surlendemain à 1.900 et le troisième jour il se maintenait encore à 1.700 centimètres cubes; dans le troisième, le taux des urines primitivement de 900 centimètres cubes était, le lendemain, de 1.700, et le surlendemain de 2.000 centimètres cubes sans qu'il fût constaté dans aucun de ces cas la moindre albuminurie. Ces trois malades guérirent de leur pleurésie assez rapidement. Cette action rapide du vésicatoire sur la résorption du liquide pleurétique avait d'ailleurs été affirmée par Bouillaud.

Contre le vésicatoire employé à la période de déclin de la pleurésie, Manquat objecte encore que « si la résolution est traînante, il est beaucoup plus simple de pratiquer la thoracentèse qui ne présente aucun inconvénient ». A cela Bablon répond que Potain n'en pratiquait pas plus de cinq en moyenne par an dans son service ; que l'état atélectasique du poumon sous-jacent à l'épanchement est un obstacle à la progression du processus tuberculeux, que la thoracentèse ne constitue pas une opération d'opportunité, mais une opération d'urgence à la suite de laquelle on a quelquefois observé des cas de granulie et de transformation purulente de l'épanchement.

Pour ma part, je préfère la thoracentèse au vésicatoire et je commence toujours par ponctionner et par reponctionner ; mais quand le liquide commence à se reproduire, je place souvent un vésicatoire aussitôt après avoir fait la ponction : mieux vaut le mettre petit, de façon à ménager la surface cutanée utilisable. On peut ainsi en mettre plusieurs successivement à cinq à six jours d'intervalle. Bien entendu je ne fais cela que dans des cas où la température est tombée ou reste peu élevée. Ainsi employé, le vésicatoire donne des résultats et facilite la résorption définitive d'épanchements qui se reproduisaient toujours après les ponctions.

Il faut donc conclure que la vésication représente dans le traitement de la pleurésie une médication qui mérite de conserver sa place à côté de la thoracentèse et qui répond plus spécialement à certaines indications fournies par la durée de la maladie, par la coexistence d'affections qui contre-indiquent l'évacuation rapide : symphyse péricardique, affection organique du cœur, bronchite ou pleurésie ancienne du côté opposé.

La pleurésie sèche est souvent modifiée d'une façon heureuse par des vésicatoires répétés, mais à la condition de ne plus être accompagnée de phénomènes aigus. La perméabilité du poumon à l'air et la disparition des signes d'auscultation sont des résultats qui peuvent être obtenus alors en quelques jours.

Tuberculose pulmonaire. — Le vésicatoire cantharidien trouve de nombreuses indications dans le traitement des tuberculoses soit lentes soit congestives. Pidoux l'employait d'une façon réitérée avec succès. Arnozan imite sa conduite. Grancher le regarde comme un précieux adjuvant du traitement de la phtisie chronique par la suralimentation : Peter et Dieulafoy le considèrent comme très efficace pour combattre la congestion pérituberculeuse.

En plus de son action décongestive, le vésicatoire exerce une influence heureuse sur la dyspnée et sur les râles; d'après Peter, son application entraîne une diminution dans la finesse et l'étendue des râles et, d'après Daremberg, on retirerait des résultats merveilleux de son emploi dans le traitement de la phtisie lente, bronchique ou pulmonaire.

Ces heureux effets du vésicatoire semblent trouver une explication dans la propriété de la cantharidine signalée par Liebreich de porter son action sur les capillaires sanguins et de provoquer à leur niveau une exsudation de sérum sanguin, en quantité très faible et complètement inoffensive. Cette exsudation séreuse se produirait surtout autour des points malades du poumon et déterminerait ainsi une sorte d'œdème formant obstacle au développement du processus tuberculeux, le sérum possédant des propriétés bactéricides. Cette méthode auto-sérothérapique, ainsi que l'appelle Lépine, a été employée avec succès par Heymann, Franckel et Gutman sous forme d'injections sous-cutanées d'une solution étendue de cantharidine, dans le traitement de la tuberculose laryngée et pulmonaire, mais elle a l'inconvénient d'occasionner des douleurs vives, autour des points d'injection et des troubles urinaires.

Contre les poussées congestives, localisées autour des zones d'induration, ou de ramollissement, les petits vésicatoires ou mieux encore des mouches de Milan bien fraîches, font merveille. Ils ont sur les pointes de feu un seul avantage, mais il est important, c'est de ne pas énerver les malades et de ne pas faire monter leur température. Il vaut mieux les employer tout petits et les renouveler souvent. On peut en poser un nouveau tous les cinq jours sur la surface de peau voisine du précédent, le laisser une nuit, puis le faire sécher rapidement. En effet, c'est l'action réflexe du début de l'application qu'il faut surtout chercher.

Jamais il n'est bon de se servir chez les tuberculeux de grands vésicatoires ; leur effet serait désastreux. Ils ne servent à rien dans la pneumonie tuberculeuse ni dans les formes aiguës et rapides. Leur emploi est strictement limité aux petites congestions à marche lente, mais là, il est rationnel et des plus efficaces. Rien ne peut les remplacer.

Péricardite. — Dans la forme aiguë, les heureux résultats du vésicatoire sont signalés depuis longtemps. Corvisart l'employait d'une façon répétée, Gendrin et Bouillaud en faisaient autant ; Weill le croit capable de déterminer « une sorte de famine » locale qui modère la virulence des éléments de lutte. André Petit, dans le *Traité de médecine* de Charcot-Bouchard-Brissaud, préconise les vésicatoires répétés qui, ainsi que les autres révulsifs, permettent de combattre le processus phlegmasique et « ont, en outre, l'avantage de procurer au malade un soulagement notable en atténuant tout au moins les douleurs thoraciques et l'angoisse précordiale ». Carrière les réserve pour la fin des péricardites subaiguës.

A la période d'épanchement les vésicatoires répétés doivent être employés de même que les purgatifs et les diurétiques pour faciliter la résorption; la ponction du péricarde devant être réservée aux cas dans lesquels, par suite de l'abondance de l'épanchement, le myocarde présente des signes de défaillance : irrégularités et petitesse du pouls, cyanose de la face, menaces de suffocation et de syncope.

Dans la péricardite chronique, Constantin Paul déclare avoir obtenu de très bons résultats de l'emploi du vésicatoire : « Il n'est peut-être pas, dit-il, de cas dans la thérapeutique où l'on observe une action aussi prompte et aussi efficace du vésicatoire ».

A ce concert de témoignages élogieux, il convient d'opposer l'opinion de Lyon qui déclare que « la révulsion sous forme de vésicatoires, les purgatifs, les diurétiques n'ont pas plus d'action sur l'épanchement du péricarde que sur celui de la plèvre ».

Nous croyons cette opinion exagérée, il est incontestable que, dans nombre de cas, la vésication faite à la région précordiale exerce une heureuse influence sur l'évolution de l'épanchement péricardique et, d'autre part, comme nous l'avons déjà dit à propos de la péricardite aiguë, la paracentèse du péricarde ne doit pas être appliquée à tous les cas; elle souffre d'ailleurs des contre-indications et elle n'est pas exempte de dangers.

Endocardite. — Le vésicatoire trouve son indication dans la forme aiguë, bénigne, non infectante, et surtout dans l'endocardite rhumatismale. Avec le salicylate de soude pris à dose suffisamment élevée, il peut être considéré comme un excellent moyen préventif contre l'éclosion des complications endocardiques du rhumatisme articulaire aigu. Pour obtenir ce résultat, il faut appliquer le vésicatoire dès la première modification des bruits du cœur. J'ai l'habitude de prescrire chez les rhumatisants aigus suspects de localisation cardiaque, de petits vésicatoires de 6 sur 6 centimètres que je fais poser au niveau de la pointe du cœur et que je fais répéter tant que durent les menaces d'endocardite. Dans certains cas où il existait un souffle très léger d'insuffisance mitrale, j'ai pu obtenir, ainsi que Notta (de Lisieux) l'avait obtenu par application de cautères profonds, la disparition complète et définitive du souffle.

Le vésicatoire est donc à conseiller ici, mais il ne faut pas oublier qu'il est un mode de traitement dont les résultats sont beaucoup plus sûrs, c'est la glace mise en permanence sur la région précordiale dès les premiers signes d'endocardite. Par elle on a des succès que ne donne jamais le vésicatoire. Ce dernier ne devra donc être employé que dans les formes où la glace a échoué et où les lésions sont déjà en voie d'organisation.

Myocardite. — Dans les formes aiguës de myocardite et d'aortite, il est indiqué de faire de la révulsion ; mais je crois, avec Renaut et Huchard, que celle-ci doit être faite avec des moyens moins énergiques que le vésicatoire.

Dans la forme chronique, dans l'artério-sclérose du cœur, le vésicatoire est nettement contre-indiqué, car il existe presque toujours un certain degré de sclérose rénale qui, d'après Huchard, constitue la plus sévère contre-indication à l'emploi du vésicatoire cantharidien, parce que de toutes les affections du rein c'est elle, avec la néphrite interstitielle, « qui compromet le plus complètement la perméabilité de l'émonctoire ». L'indication de relever les forces vacillantes du myocarde altéré doit être remplie par d'autres moyens de révulsion.

En outre, dans la myocardite chronique, il n'y a pas inflammation mais dégénérescence de la fibre cardiaque et les vésicatoires capables de calmer la douleur et d'anémier les parties sous-jacentes ne sont pas indiqués dans une maladie, comme la cardio-sclérose, où la douleur est absente et où le principal danger réside dans l'ischémie du cœur » (Huchard).

Affections rénales. — L'indication du vésicatoire est ici très discutée. Il est prouvé, en effet, que la cantharide possède une action diurétique, action qui a été signalée dès la plus haute antiquité par Galien et qui a été reconnue depuis par d'autres médecins puisque nous voyons Sydenham, au xviiᵉ siècle, recommander l'usage du vésicatoire dans le traitement des hydropisies, et qu'à une époque plus récente, Cruveilhier, Rayer, Gubler, Lancereaux publièrent des faits tendant, de nouveau, à établir cette propriété diurétique de la cantharide. Mais cette substance employée comme agent diurétique constitue une arme à double tranchant. Il est vrai que Gubler déclare n'avoir jamais eu l'occasion d'observer un seul exemple de cantharidisme dans les cas de mal de Bright où l'imminence d'accidents graves lui semblait exiger l'application de grands vésicatoires volants et que Teissier, dans les congestions rénales, n'a jamais vu l'albuminurie augmenter après un vésicatoire, mais il n'est pas moins vrai, comme le déclare Huchard, que cette diurèse cantharidienne est très infidèle et inconstante. « Il est à craindre, dit-il, qu'on la paie trop cher au prix d'une congestion de l'organe, toujours à éviter dans le cours de certaines affections rénales. Compte-t-on, du reste, tous les faits où la cantharide ferme le rein déjà malade et où elle aboutit à l'anurie ? »

Névralgies. — Le vésicatoire est employé depuis très longtemps dans le traitement des névralgies; aujourd'hui l'accord entre les auteurs est presque unanime pour reconnaître les bons effets obtenus à l'aide de cette médication.

L'indication semble avoir été posée pour la première fois en 1764 par Cotugno (de Naples) qui se servit avec profit dans le traitement de la sciatique de vésicatoires appliqués au niveau des trois points d'élection : fesse, tête du péroné, malléole externe; sa conduite fut imitée par de nombreux médecins. En 1841, Valleix dans son *Traité des névralgies* loue « l'effet avantageux des vésicatoires volants employés dans les névralgies ». Trousseau ne partage pas cette opinion et déclare que « cette médication n'a dû sa faveur qu'à la facilité extrême de son emploi »; il utilise, toutefois, la pommade ammoniacale et se sert également du vésicatoire ammoniacal pour dénuder le derme sur lequel il fait alors des applications de sulfate de morphine. Manquat reconnaît que le vésicatoire « calme souvent la douleur mais au prix d'une autre douleur qu'il crée lui-même », et ajoute qu'avant d'employer l'emplâtre cantharidien, il serait peut-être bon d'employer la série des révulsifs. « Les vésicatoires, disent Grasset et Rauzier, sont très utiles; d'abord, c'est une voie ouverte aux pansements sédatifs, mais, de plus, ils sont par eux-mêmes un puissant moyen de traitement... Il y a bien des sciatiques dont on ne peut se débarrasser qu'en les poursuivant point par point par une série de vésicatoires. »

Je suis absolument de l'avis de Grasset. Contre la sciatique, en particulier, les bandes de vésicatoires placées sur le trajet du nerf constituent un traitement des plus actifs. On doit en dire autant des mouches de Milan derrière l'oreille, contre les névralgies faciales, et des mouches, ou des petits vésicatoires contre les névralgies intercostales.

En résumé, l'indication du vésicatoire est, ainsi que l'avait déclaré Cotugno, d'une nécessité formelle dans le traitement des névralgies rebelles.

Épilepsie. — C'est dans le traitement de cette affection que l'on retrouve une des premières indications de l'emplâtre cantharidien : Arétée traitait les épileptiques par les frictions de poudre de cantharides sur le crâne ; les médecins grecs, romains et arabes imitèrent sa conduite, de sorte qu'au XVIe siècle, le mal comitial représentait, d'après Nicolas Pison, la seule maladie à la cure de laquelle le vésicatoire était employé.

Actuellement le vésicatoire permanent à la nuque est considéré comme un précieux adjuvant au traitement bromuré de l'épilepsie.

Les vésicatoires volants appliqués sur le crâne et répétés tous les dix à quinze jours réussissent souvent bien et beaucoup d'épileptiques leur doivent une diminution très appréciable du nombre de leurs accès.

Épilepsie jacksonienne. — Le traitement de l'épilepsie jacksonienne par les vésicatoires est connu depuis les temps les plus reculés de la médecine. En effet, contre cette forme d'épilepsie qu'ils désignaient sous le nom d'épilepsie sympathique, les anciens employaient les moxas, les sétons,

les caustiques et les vésicatoires. Galien rapporte le cas
d'un enfant de treize ans dont l'accès débutait par la
cuisse et qui fut guéri par l'application d'un emplâtre composé de thapsia et de moutarde, jointe à la ligature du
membre au-dessus du point de départ de l'aura. Todd, Récamier, Brown-Séquard, obtinrent des guérisons par l'application de vésicatoires au niveau du point d'apparition de
l'aura. Buzzard et Pitres préconisent aujourd'hui l'emploi
de vésicatoires disposés en forme de bracelet autour du
membre d'où part l'aura; Féré recommande également les
vésicatoires volants, Hirt signale un cas de transfert obtenu
à l'aide d'une mouche de Milan.

J'emploie couramment les vésicatoires dans le traitement
de l'épilepsie jacksonienne; mais, au lieu de les appliquer au
niveau de la région d'apparition de l'aura, j'applique directement les vésicatoires sur le crâne vers la région psycho-
motrice sur le point supposé lésé. Cette région est placée
au delà de la suture coronale, mais ne lui est pas parallèle,
son extrémité supérieure est située à 45 à 50 millimètres
en arrière de cette suture, l'inférieure à 20 à 30. La région
ayant été préalablement rasée et lavée, on y applique un
vésicatoire de 4 centimètres de long sur 4 de large, pro-
tégé et maintenu par une bande de tarlatane. Le lendemain le vésicatoire est enlevé; le jour suivant, on en applique un nouveau. Cette application peut être répétée
sans inconvénient sept à huit fois de suite, puis, après un
arrêt de quelques jours, être reprise jusqu'à cessation des
accidents. Depuis 1898 j'ai eu l'occasion d'observer 5 malades atteints de crises d'épilepsie jacksonienne, dont le
début remontait chez quelques-uns à plusieurs années et
qui, chez l'un d'eux, avaient persisté après une trépanation.
Ces 5 malades furent soumis aux vésicatoires, répétés selon
les règles que je viens d'exposer : le premier malade, dont

les crises duraient depuis douze ans, fut guéri complètement après cinq mois de traitement ; le suivant, homme
de quarante-huit ans, présentant depuis l'âge de vingt-neuf
ans des crises d'abord espacées, puis devenues quotidiennes
depuis deux ans, retira une telle amélioration, que les
crises, très diminuées d'intensité, ne se reproduisaient plus
que tous les dix jours environ. Chez le troisième malade,
un enfant de cinq ans, à développement intellectuel très
retardé, l'application d'une quinzaine de vésicatoires en six
mois amena la disparition complète des crises et eut une
très heureuse influence sur l'état de l'intelligence ; le quatrième malade fut très amélioré après dix jours de traitement ; chez le cinquième, malade trépané, qui avait jusqu'à
huit et même neuf attaques quotidiennes, les vésicatoires
répétés tous les deux jours amenèrent leur disparition après
quinze jours de traitement. Depuis, j'ai souvent répété ce
traitement et parfois avec succès.

Méningites crâniennes. — Dans la méningite tuberculeuse le vésicatoire ne saurait, semble-t-il, exercer aucune
action, et on devrait partager l'opinion de Manquat qui
considère son emploi comme capable « d'avoir pour résultat de provoquer de l'agitation chez des malades qui ont
tant besoin d'être calmés ».

Cependant, R. Tripier (de Lyon) a publié des faits très
curieux de méningite tuberculeuse, sinon guérie, du moins
arrêtée dans son évolution par des vésicatoires répétés.
J'ai obtenu le retour de la conscience et la disparition des
contractures chez un adulte, dans les mêmes conditions,
par l'emploi de frictions à l'huile de croton ; les vésicatoires peuvent sans doute agir de même.

Il en est autrement dans la méningite aiguë ; ici le vésicatoire, agent puissant de révulsion, mérite sa place tout

au début de la maladie. Grasset considère l'usage des vésicatoires, s'il n'y a rien dans les urines, comme un moyen propre à remplir l'indication de modifier le trouble vasculaire inflammatoire dont le résultat est presque constamment nuisible.

Méningites rachidiennes. — Dans la forme aiguë, Rauzier emploie les vésicatoires répétés tous les cinq ou six jours quand « la fluxion fait place à l'inflammation dûment constituée »; dans le traitement de la forme chronique, le même auteur les emploie aussi et répète leur application tous les quinze jours.

Hydrocéphalie. — Hénoch conseille l'emploi du vésicatoire au niveau de la nuque quand la maladie a dépassé la période inflammatoire pour entrer dans la période chronique, Aviragnet le préconise aussi.

Coma. — L'indication du vésicatoire n'est pas formelle ici, elle ne s'adresse qu'au symptôme, tandis que la principale indication thérapeutique du coma doit être dirigée contre la cause. Or, le coma étant généralement déterminé par des phénomènes d'intoxication, il importe, avant de prescrire le vésicatoire, de rechercher si l'on ne se trouve pas en présence d'un coma urémique.

Affection de la moelle. — Dans la myélite diffuse aiguë, l'emploi du vésicatoire est indiqué par Leyden, surtout quand il existe des douleurs fixes le long du rachis. Grasset recommande l'application des vésicatoires après l'application des ventouses et avant celle des pointes de feu. Rauzier préconise l'usage des vésicatoires à la deuxième période de l'inflammation médullaire, c'est-à-dire quand la maladie est en décroissance ou stationnaire; mais il fait quelques réserves : « Les vésicatoires, dit-il, qui sont d'utilisation banale, nous paraissent contre-indiqués, à moins qu'il ne s'agisse d'un composé sans cantharide, à cause de leur retentissement vésical dans une maladie où la cystite n'attend qu'une occasion pour se montrer. » A cette opinion, il est bon d'opposer celle de Guyon qui déclare : « Je n'ai jamais eu l'occasion d'observer la cystite cantharidienne, ce qui tient à la courte durée habituelle et à la rareté de cette affection. »

Les vésicatoires répétés sont aussi indiqués dans le traitement de la poliomyélite, ou inflammation localisée à la substance grise de la moelle épinière, et dans le traitement du tabes au début, mais je leur préfère les pointes de feu, plus faciles à supporter et plus efficaces.

Affections chirurgicales. — Un certain nombre de gynécologues vantent les bons effets obtenus à l'aide du vésicatoire dans les affections utérines et annexielles. Condamin déclare que dans les paramétrites son emploi calme la douleur mieux que les injections de morphine; Laroyenne est du même avis.

Ziern a employé avec succès le vésicatoire dans les infiltrations purulentes du sterno-mastoïdien consécutives à une lésion auriculaire et dans les abcès parotidiens.

Dans les affections articulaires et en particulier dans l'hydarthrose du genou l'application de larges vésicatoires produit de très heureux résultats.

Gastrites. — Le vésicatoire réussit très bien à calmer la douleur dans certaines formes de gastrites rebelles où cet élément a une grande intensité.

Contre-indications du vésicatoire. — Les principales contre-indications du vésicatoire sont déterminées par sa triple action : 1° sur le tégument; 2° sur le système nerveux; 3° sur l'appareil urinaire.

1° La plaie du tégument produite par le vésicatoire peut devenir l'origine d'accidents de suppuration ou de gangrène chez les diabétiques, les albuminuriques et chez les individus cachectisés; elle peut se recouvrir de fausses membranes chez les malades atteints de diphtérie. Le vésicatoire est donc contre-indiqué dans chacune de ces circonstances;

2° Le vésicatoire étant un excitant du système nerveux, son usage doit être évité chez les individus surexcités, et surtout chez les délirants;

3° Comme nous l'avons dit à propos de l'action diurétique de la cantharide, le vésicatoire est d'un maniement fort dangereux quand il existe une affection rénale. Aussi, nous n'hésitons pas à en contre-indiquer formellement l'emploi quand nous soupçonnons un fonctionnement défectueux du filtre rénal;

4° Je ne mets jamais de vésicatoires au début des affections pleuro-pulmonaires aiguës. Ils sont peu efficaces et gênent l'emploi des autres méthodes plus actives, bains, ponctions, etc. ;

5° Je n'en prescris jamais aux enfants (sauf sur le crâne, méningite, épilepsie) à cause de l'excitation nerveuse qu'ils produisent. Mêmes réserves pour les femmes nerveuses;

6° Chez les vieillards ils sont inutiles par suite du peu de réaction de l'organisme, et dangereux quand il existe de la sclérose artérielle.

LES ABCÈS DE FIXATION

En 1891, Fochier, de Lyon, à la suite de constatations cliniques que nous allons résumer, introduisit dans la thérapeutique un traitement de la pneumonie grave par les abcès provoqués à l'aide d'injections sous-cutanées d'essence de térébenthine. Il avait remarqué, après bien des gynécologues, que dans certains cas d'infection puerpérale généralisée, il se produisait une amélioration marquée des symptômes généraux lorsque se manifestaient les signes d'une suppuration localisée.

Fochier pensa que la localisation du processus en un point était la cause de la guérison et eut donc l'idée d'aider la nature en fixant la suppuration en un endroit préalablement choisi, au moyen d'une injection d'essence de térébenthine. Ces abcès furent appelés abcès de fixation.

Cependant Fochier avait eu des prédécesseurs puisque Brenan en 1814 avait déjà publié en Angleterre un mémoire intitulé : *Cas de fièvre puerpérale et de leur traitement par l'essence de térébenthine.*

Dans la suite, les abcès de fixation furent employés dans le traitement de la pneumonie grave, de la broncho-pneumonie, du saturnisme, etc.

Technique. — L'essence de térébenthine que l'on emploie doit être stérile, mais de plus il est préférable qu'elle soit vieille et qu'elle ait une teinte jaune ambrée.

L'injection doit se faire à la cuisse, au flanc ou bien au niveau de l'empreinte deltoïdienne. Certains auteurs préfèrent ces deux dernières régions à cause de l'abondance du tissu cellulaire; pour ma part je préfère la région de la cuisse plus commode pour les pansements ultérieurs.

La dose à injecter varie de un à deux grammes, suivant qu'il s'agit d'un enfant ou d'un adulte.

Si la réaction ne se produit pas ou si l'état général est très grave, il ne faut pas craindre de répéter l'injection en un autre endroit du corps le lendemain et les jours suivants.

La réaction, plus ou moins violente suivant les cas, peut affecter différents aspects. Elle peut se faire sous forme d'un phlegmon circonscrit, ou d'un phlegmon diffus ou bien encore donner un abcès plus ou moins volumineux à évolution torpide rappelant celle de l'abcès froid.

Lorsque la réaction ne se produit pas malgré la répétition des injections, le pronostic doit être considéré comme très grave.

Cet abcès de fixation ne doit pas être ouvert aussitôt formé ; il faut, en effet, attendre avant de l'inciser le moment où la température est normale depuis trois ou quatre jours. Faute de prendre cette précaution, on s'expose en incisant trop tôt à voir remonter la température.

Pathogénie. — Au début de la méthode, on avait pensé que ces abcès fixaient les microbes contenus dans le sang, mais cette fixation n'existe pas puisque les recherches de Dieulafoy, Netter, etc., ont montré que le pus de ces abcès est *amicrobien*. On avait également déclaré que cette méthode, en provoquant une hyperleucocytose intense, augmentait la phagocytose. Mais cette hyperleucocytose, niée par les uns, affirmée par les autres, n'est pas prouvée nettement et d'autre part, ne suffit pas à expliquer l'emploi d'une méthode aussi douloureuse que les abcès de fixation, puisque d'autres méthodes thérapeutiques (sérums, nucléinate de soude) donnent les mêmes résultats.

Par conséquent, ces deux actions ne sont pas prouvées.

Aussi certains auteurs ont-ils pensé que l'abcès de fixation n'aurait qu'une action révulsive. D'autres ont invoqué un état bactéricide du sang à la suite des injections ou bien encore les propriétés antiseptiques, agglutinantes et stimulantes de l'essence de térébenthine.

Cependant les recherches de ces derniers temps ont montré que s'il n'y a pas toujours transport des microbes vers l'abcès de fixation, on rencontre dans le pus de ce dernier des cellules et des globules rouges déformés « qui paraissent avoir été rejetés comme des éléments sans valeur ».

De plus, cette absence de microbes qui constituait l'argument principal de Dieulafoy n'est pas certaine. En effet, Dieulafoy avait déclaré que ces abcès étaient aseptiques, parce que, par cultures, on n'obtenait pas de microorganismes.

Dans certains cas, on a trouvé des microorganismes dans le pus. Si les cultures ont été négatives, cela ne veut pas dire qu'il n'y avait pas de microorganismes, mais que ces derniers avaient été tués par le pouvoir bactéricide des humeurs ou bien encore par le pouvoir antiseptique de l'essence de térébenthine.

Cette fixation microbienne paraît donc exister. De plus, il se fait probablement une fixation des toxines. En effet Carles, de Bordeaux, La Torre, de Rome, pratiquant des abcès de fixation chez des cobayes préalablement intoxiqués par de l'arsenic ou du plomb, ont trouvé que ces substances existaient en proportion beaucoup plus grande au niveau des abcès que dans n'importe quel tissu de l'organisme.

Indications. — *L'infection puerpérale* est une des principales indications de la pyogénèse artificielle, dans les cas graves, lorsque la fièvre est élevée et persiste malgré la désinfection de l'utérus. L'abcès de fixation produit rapidement une diminution de la température et une amélioration des symptômes généraux. Les résultats que donne cette méthode sont supérieurs à ceux de la sérothérapie. La *pneumonie* et les formes graves de *bronchopneumonie* sont améliorées de façon notable par la méthode de Fochier. Lorsque le bloc hépatisé tend à devenir purulent, lorsque la fièvre ne tombe pas au septième jour, l'abcès de fixation active souvent la résolution des symptômes pulmonaires. On associera avec fruit cette méthode aux injections colloïdales, mais dans le cas où l'on ne voudrait appliquer que l'une des deux méthodes, il faudrait donner la préférence à l'abcès de fixation.

La *scarlatine* serait également justiciable de cette méthode et notamment dans les cas graves avec profonde atteinte de l'état général. M. Pujador-Fauva l'a employée avec succès dans cent vingt observations.

Le *saturnisme* et en particulier les manifestations encéphalopathiques sont notablement améliorés par les abcès de fixation. Pour ma part, j'ai vu fréquemment des malades, dont l'encéphalopathie n'avait cédé à aucune médication, sortir rapidement du coma sous l'influence de la pyogénèse artificielle. Ce fait s'explique d'ailleurs très bien à la suite des travaux de Carles, de Bordeaux, que nous avons mentionnés précédemment.

Contre-indication. — Il n'y a pas de contre-indication à l'emploi de cette méthode. L'albuminurie elle-même n'en est pas une, puisque M. Pujador-Faura n'a jamais vu d'albumine chez ses 120 scarlatineux traités par les abcès de fixation.

AUTRES MOYENS DE RÉVULSION

1º Frictions. — Les frictions se font généralement avec un gant de crins ou encore avec des brosses faites de diverses substances (chiendent, flanelle, ceinture de crin).

Par ce moyen, on obtient suivant l'intensité de la friction une rubéfaction plus ou moins intense de la peau. On emploie avec succès ce moyen chez les obèses, les arthritiques, les goutteux, etc. et cette régularisation de la circulation constitue pour eux une excellente précaution hygiénique.

2° Chaleur. — La chaleur peut être employée sous forme de bains de vapeur ou d'eau chaude, de manière à amener une révulsion plus ou moins marquée. Cependant, à côté des sachets de sable chaud, le moyen de révulsion le plus énergique de cette catégorie est le marteau de Mayor. C'est un marteau ordinaire que l'on trempe dans de l'eau chaude ou bouillante suivant l'effet que l'on veut obtenir, puis que l'on applique sur la peau. Suivant qu'on applique le marteau chaud ou trempé dans l'eau bouillante, on obtient tous les intermédiaires entre la rubéfaction, la vésication et l'escarre. Le marteau de Mayor est employé dans les cas d'asphyxie ou de syncope, on l'applique généralement au niveau de la région épigastrique.

3° Ammoniaque. — L'ammoniaque liquide peut être employée soit comme rubéfiant, soit comme vésicant.

La rubéfaction est obtenue en appliquant pendant cinq à dix minutes une étoffe de laine ou un morceau d'amadou imbibés d'ammoniaque.

La vésication s'obtient en empêchant l'évaporation de l'ammoniaque par un verre de montre, par exemple, recouvrant l'étoffe et en prolongeant l'application pendant un quart d'heure.

La surface sur laquelle on applique l'ammoniaque doit être très limitée, de manière à éviter des accidents.

On peut se servir encore de la pommade de Gondret :

Suif de mouton } āā................ 10 gr.
Axonge...... }
Ammoniaque liquide................ 20 —

4° **Séton.** — Le séton est un trajet fistuleux à deux ouvertures dont on entretient la suppuration. Pour appliquer un séton, on fait un pli à la peau, de préférence à la nuque. On perfore ce pli au moyen d'une aiguille que l'on a enfilée avec une mèche de charpie.

On crée ainsi une suppuration généralement assez abondante, qui a le grand désavantage d'affaiblir le malade et de donner parfois des accidents infectieux.

Cette méthode est actuellement abandonnée. Cependant, elle donnait parfois de bons résultats dans certaines affections chroniques encéphaliques ou médullaires, ou encore dans certaines affections chroniques telles que la goutte.

5° **Cautères.** — On appelait cautères des ulcérations artificielles produites par des composés chimiques et entretenues artificiellement. On employait dans ce but différents caustiques tels que la potasse sous forme de pastilles ou de poudre de Vienne, ou bien encore l'acide arsénieux, le nitrate d'argent, etc. Cette pratique est actuellement complètement abandonnée.

INJECTIONS MODIFICATRICES DANS LES NÉVRALGIES

Dans les névralgies rebelles, lorsque les médicaments et les révulsifs n'ont pas amené d'amélioration sensible, il est parfois indiqué de se servir d'injections modificatrices du nerf.

Ces injections sont de trois ordres. Ce sont :

1° Les injections d'air;

2° Les injections d'eau distillée;

3° Les injections d'alcool.

Le mode d'action de ces diverses injections est totalement distinct et c'est pourquoi nous les étudierons successivement.

1° Injections d'air. — Il y a quelques années, dans les névralgies rebelles et en particulier dans les douleurs fulgurantes des tabétiques, on faisait fréquemment l'élongation du nerf malade. Cette méthode qui donne parfois de bons résultats a l'inconvénient d'obliger le malade à une opération chirurgicale.

L'injection d'air au voisinage du nerf rend à peu près les mêmes services que l'élongation et a l'avantage d'être beaucoup moins pénible. A l'élongation produite par l'arrivée de l'air, se surajoute une dissociation des fibres nerveuses.

L'injection d'air, que j'emploie fréquemment dans mon service hospitalier, se fait de préférence dans les sciatiques rebelles.

Je me sers d'une grosse aiguille de platine sur laquelle on monte une soufflerie de thermocautère. Sur le trajet de l'air, j'interpose un tube de verre contenant de l'ouate non hydrophile, de manière à assurer la filtration et la stérilisation de l'air injecté.

Ce dispositif très simple est préférable aux appareils plus ou moins compliqués du commerce et ne m'a jamais donné d'inconvénient.

Après avoir aseptisé la peau et flambé l'aiguille, on enfonce l'aiguille sur le trajet du sciatique, de préférence au niveau du pli fessier. L'aiguille étant enfoncée graduellement jusqu'au voisinage du sciatique, on presse sur la soufflerie et on envoie dans le tissu cellulaire qui avoisine le nerf une quantité d'air variable entre 200 et 300 centimètres cubes. Cette quantité d'air injectée est appréciée approximativement par l'augmentation de volume du membre. L'injection doit être faite avec lenteur, de manière à ne pas occasionner de douleurs violentes au malade.

Une fois l'injection faite, on retire l'aiguille et on obture l'orifice avec du collodion. Le malade doit garder ensuite le lit pendant 48 heures.

L'air injecté se résorbe peu à peu en 4 ou 5 jours.

2° Injections d'eau distillée et d'alcool à 90°. — Les injections d'alcool sont connues depuis longtemps dans le traitement des névralgies et en particulier de la névralgie faciale rebelle.

Les injections d'eau distillée, moins employées, ont été remises en honneur récemment par MM. Surmont et Dubus (de Lille). Ces auteurs ont montré que dans les névralgies et en particulier dans la névralgie intercostale, l'injection de 2 centimètres cubes d'eau distillée au voisinage immédiat du nerf amène une sédation rapide des symptômes douloureux.

De plus, les recherches histologiques de ces auteurs ont permis de comprendre comment agit cette injection d'eau distillée. Il se produit, sous l'influence de ces injections, des phénomènes d'osmose et par suite de l'œdème du tissu conjonctif intra et périfasciculaire. Il n'y a pas de lésion marquée du tissu nerveux lui-même.

Au contraire, les auteurs ont montré que les injections d'alcool produisent en même temps que l'œdème périnerveux, des lésions plus marquées du tube nerveux dont la conséquence peut être dans certains cas la destruction du nerf.

D'où la conclusion, qu'avant de faire une injection d'alcool, il est préférable d'essayer au moins une fois l'action de l'eau distillée.

L'injection d'alcool se fait à la dose de 1 à 2 centimètres cubes.

Nous envisagerons donc en général le *modus faciendi* de ces injections qui reste le même, que l'on se serve d'eau distillée ou d'alcool.

Dans la névralgie du trijumeau, on fera l'injection en des points différents suivant le point maximum de la douleur.

Dans le point de névralgie du nerf frontal externe il faut tout d'abord rechercher l'échancrure sus-orbitaire à l'union du tiers interne avec les deux tiers externes du rebord supérieur de l'orbite. Il suffit de protéger l'œil en enfonçant l'index gauche (pulpe en bas) entre le rebord supérieur de l'orbite et l'organe, puis ayant enfoncé l'aiguille de quelques millimètres dans l'échancrure on pousse l'injection.

Si le maximum de la douleur est à la lèvre supérieure ou à la joue, on fait l'injection au trou sous-orbitaire.

Ayant reconnu cet orifice, on enfonce l'aiguille d'avant en arrière, de dedans en dehors et de bas en haut en ayant la précaution de ne pas dépasser un centimètre, de peur de blesser le globe oculaire.

Le nerf dentaire inférieur sera de même atteint au niveau du trou mentonnier. Il suffira donc de traverser la muqueuse gingivale au niveau de ce trou qui se trouve sur le même plan vertical que la lame osseuse qui sépare les alvéoles des deux petites molaires inférieures.

Dans certains cas ces injections faites au niveau des branches terminales ne suffisent pas, et il peut être nécessaire d'injecter au niveau des grosses branches de division à leur sortie de la base du crâne.

MM. Fernand Lévy et Baudouin ont fourni à ce sujet des indications précises.

« A. *Nerf maxillaire inférieur.* — Nous pénétrons sous l'arcade zygomatique à 25 millimètres en avant de la paroi antérieure du conduit auditif osseux qui se continue en haut avec le heurtoir de Farabeuf, branche de bifurcation descendante de la racine longitudinale du zygoma. On relève cette distance au moyen d'un compas à pointes mousses. On est ainsi à l'orifice du trou ovale; une aiguille enfoncée perpendiculairement en ce ce point passe en avant de l'articulation temporo-maxillaire et, à la profondeur de 4 centimètres, va pénétrer dans le nerf.

« Dans ce trajet, on ne traverse que la peau et les muscles masseter et ptérygoïdien externe. Les organes dangereux, artère transverse de la face, maxillaire interne, et veines correspondantes sont situés plus bas. L'artère méningée moyenne est plus postérieure.

« B. *Nerf maxillaire supérieur.* — On prolonge verticalement le bord postérieur toujours nettement perceptible de l'apophyse orbitaire de l'os malaire jusqu'au bord inférieur du zygoma.

« En ce point, au niveau de l'arcade, l'aiguille enfoncée est dirigée en haut et très légèrement en arrière à la profondeur de 5 centimètres, où elle atteint le tronc du nerf au plafond de la fosse ptérygomaxillaire.

« C. *Pour l'ophtalmique*, nous avions essayé d'alcooliser le frontal et le lacrymal au fond de l'orbite. Cette injection ne donnant guère de meilleurs résultats que celle du nerf sus-orbitaire, nous l'avons abandonnée.

« *Injection.* — Le repérage de la branche nerveuse à injecter étant soigneusement effectué, on enfonce l'aiguille vissée sur la seringue de 2 centimètres cubes remplie d'une ution de cocaïne ou stovaïne au 1/100. On progresse ainsi lentement (l'anesthésie à la main). Au point d'arrière, on devisse la seringue, on la charge d'alcool, on la revisse et on pousse lentement. »

Les injections d'alcool peuvent donner de légers accidents qu'il est nécessaire de bien connaître.

A l'échancrure sus-orbitaire, on observe fréquemment de l'œdème qui peut s'accompagner d'ecchymose si l'on a blessé un petit vaisseau.

Au trou sous-orbitaire, outre l'œdème, on peut observer un peu de paralysie faciale si l'aiguille n'a pas pénétré dans le canal.

Les injections au niveau des nerfs intercostaux sont les plus faciles. Elles se font au milieu de l'espace intercostal, le plus près possible de l'origine du nerf.

GLACE

La glace n'est pas à proprement parler un révulsif, du moins dans les conditions ordinaires où on l'emploie.

Dans les cas de congélation, on pratique des frictions avec de la neige ou de la glace, de manière à amener au point congelé une vaso-dilatation secondaire qui se traduit par une vive rubéfaction.

Cependant la glace est d'un emploi bien courant en médecine pour calmer les processus phlogistiques. Elle possède alors une double action : locale et générale. Son action locale est tout d'abord la diminution de la température de la région atteinte. Sous l'influence de cette diminution de température, les processus infectieux sont entravés. Elle diminue la congestion locale et, par conséquent, atténue ou même supprime les douleurs liées à cette congestion. Son action analgésique est remarquable et rend souvent de réels services.

Au point de vue général, la glace a également une action très importante. Elle diminue légèrement, mais de façon certaine, la température générale lorsqu'on l'applique au niveau de l'abdomen. Aussi a-t-on préconisé l'emploi systématique de la vessie de glace dans le traitement de la fièvre typhoïde. Lorsque la vessie de glace est appliquée au niveau de la région précordiale, son action antithermique est alors manifeste, surtout chez les enfants, et M. DELEARDE, par ses travaux personnels et dans la thèse d'un de ses élèves, a bien mis en lumière cette action intéressante. Aussi l'a-t-il employé avec succès dans le traitement de la fièvre typhoïde et de certaines broncho-pneumonies infantiles.

Lorsque l'on emploie de la glace dans un but thérapeutique externe, on la met en morceaux concassés dans des vessies spéciales en caoutchouc, dites vessies à glace, de forme et de dimensions variables suivant la région envisagée.

Dans les cas d'urgence, on peut substituer à la vessie en caoutchouc une vessie de porc dont les orifices urétéraux ont été ligaturés au préalable.

Dans l'application de la vessie de glace, il est deux précautions importantes à observer :

1° Il faut toujours interposer une flanelle pliée en plusieurs doubles entre le tégument et la vessie, de manière à éviter la production de graves escarres sous l'influence de la congélation ;

2° Il faut que la vessie renferme toujours de la glace. Il est donc nécessaire de la remplir de glace dès que celle qui s'y trouvait est fondue. Si l'on ne prend pas cette précaution, la vaso-constriction est bientôt remplacée par une vaso-dilatation intense qui produit des effets contraires à ceux qu'on attendait de la médication.

Indications. — *La vessie de glace abdominale* est employée dans les affections stomacales graves où l'on est obligé de mettre l'organe au repos, soit pour arrêter une hémorragie (ulcère), soit pour diminuer l'infection (gastrite aiguë, embarras gastrique grave).

Dans les affections hépatiques, elle modère les processus infectieux (angiocholites, abcès du foie, etc.).

Dans l'appendicite, l'emploi prolongé de la vessie de glace donne d'excellents résultats.

Dans la fièvre typhoïde, avec menaces de perforation, dans les pelvipéritonites subaiguës, dans les réactions péritonéales, la glace agit à la fois comme antiphlogistique, comme hypothermisant et comme analgésique.

La vessie de glace thoracique est employée, nous l'avons vu, pour diminuer les poussées thermiques des maladies infectieuses. Mais elle donne également des résultats très appréciables dans les déterminations cardiaques du rhumatisme articulaire aigu, dans les endocardites aiguës. Au point de vue pulmonaire, on l'emploie parfois pour diminuer le processus congestif et empêcher l'hémoptysie.

La glace *appliquée sur le crâne* rend de moins grands services à cause de l'épaisseur de la paroi osseuse. Cependant, chez les enfants, son usage donne parfois d'assez bons résultats pour calmer l'excitation et la céphalée lorsqu'ils sont atteints de phénomènes méningés ou de convulsions.

II

LA MÉDICATION DÉRIVATRICE

Définition et historique. — Le mot dérivation, de *derivare*, signifie détour et s'applique surtout à un acte purement hydraulique; la plupart des médecins contemporains considèrent sa signification comme presque semblable à celle du mot révulsion. Nous avons vu au chapitre précédent que Galien avait différencié le sens de ces deux mots, tout en reconnaissant que la révulsion et la dérivation concouraient au même but; et qu'après lui Barthez, Sabatier, Marotte avaient essayé d'établir la même distinction en faisant intervenir différents éléments : le lieu d'application de l'agent thérapeutique et la rapidité de l'action.

Les tentatives ne s'arrêtent pas là; pour J. Guérin, la dérivation est un acte par lequel on donne issue aux humeurs; d'après Gintrac tout agent irritant est dérivatif, tandis que son action est révulsive; en d'autres termes, la révulsion serait subordonnée à la dérivation. Celle-ci se diviserait en dérivation simple, ou passive, et en dérivation par révulsion, ou active, se faisant par l'intermédiaire d'un travail local reproduisant les actes pathologiques du travail morbide lui-même. Peter, Raynaud et Lereboullet regardent les deux termes révulsion et dérivation comme ayant une signification identique, tandis que l'école de Montpellier, représentée par Grasset, réunit les deux méthodes révulsive et dérivatrice sous le nom de médication contre-fluxionnaire, et conserve entre elles la distinction établie par Galien. Dans sa thèse, qui date de 1892, Besson sépare aussi la dérivation de la révulsion et la définit ainsi : « La dérivation est un acte mécanique par lequel on se propose de diminuer la pléthore dans la totalité du système circulatoire surchargé ou de remédier, par une évacuation de sang ou de sérum, à la congestion ou à l'œdème d'une partie. Il en est de même de Manquat, qui admet une différence capitale entre ces deux procédés : différence basée sur ce fait que l'un, la dérivation, « détourne mécaniquement le sang ou une humeur », tandis que la révulsion se propose de modifier « non seulement un état congestif, mais un état inflammatoire par une irritation locale quelconque qui modifierait le fonctionnement des éléments anatomiques ».

AGENTS DÉRIVATIFS

Les agents dérivatifs sont aussi nombreux et variés que mal définis, chaque auteur en augmentant ou en diminuant la liste. Je crois que, d'après la définition que nous avons posée précédemment, nous pouvons admettre que la dérivation peut être obtenue par deux séries de moyens :

Les moyens physiques : ventouses, émissions sanguines, bains locaux, etc.

Les moyens médicamenteux, purgatifs, etc.

INDICATIONS ET TECHNIQUE DE LA SAIGNÉE VEINEUSE OU PHLÉBOTOMIE

Définition. — La saignée veineuse ou phlébotomie est une émission sanguine volontaire, déterminée dans un but thérapeutique au moyen de l'ouverture d'une veine.

Historique. — Connue depuis la plus haute antiquité elle fut, d'après Etienne, de Byzance, appliquée pour la première fois par Podalire, second fils d'Esculape, sur la fille de Demoethus, roi de Carie.

Hippocrate et les médecins de l'école de Cos, puis ceux de l'école de Cnide : Chrysippe, Erasistrate, Straton, Celse et Galien, en firent un fréquent usage.

Plus tard, considérée comme l'un des meilleurs moyens de

l'antique médication dépurative, on la fit avec exagération et des praticiens éclairés comme Van Helmont lui opposèrent une résistance sérieuse. Plus près de nous, Broussais, P. Franck, Bouillaud, préconisèrent la saignée répétée à outrance, puis une réaction se produisit et la saignée combattue théoriquement, étudiée au point de vue physiologique par Lorain, Arloing, Vinay, Hayem, Fréderick, ne fut plus guère employée que par les médecins instruits à l'école de Broussais.

Actuellement, sous l'influence des théories de l'humorisme moderne, la saignée a repris en thérapeutique une place importante basée sur des indications précises.

Indications. — Les émissions sanguines sont revenues en honneur et à la clinique qui prouvait leur utilité, sont venues s'ajouter les études de pathologie et de thérapeutique expérimentale de notre époque.

Il est difficile de donner une division nettement tranchée des indications de la saignée, car son action est toujours complexe. Cependant nous emprunterons au Dr Branthomme une division qui, quoiqu'un peu simpliste, a le très grand avantage d'être facilement compréhensible.

Pour l'auteur précité, les cas où la saignée est indiquée se répartissent en trois groupes principaux :

1° Les cas où la saignée remplit un rôle surtout *mécanique* ;

2° Ceux dans lesquels, elle a une action à la fois *mécanique et antitoxique* ;

3° Ceux dans lesquels elle a une action surtout *antitoxique*.

Dans le premier groupe, nous trouvons comme première indication l'ancienne pléthore ou polyhémie, qui était caractérisée autrefois par l'augmentation de la masse du sang. Cette ancienne pléthore n'a probablement jamais existé ; l'état que les anciens auteurs ont voulu distinguer et décrire séparément n'était que l'état pléthorique, caractérisé par une sorte de congestion de la peau qui est rouge et comme tuméfiée, par un pouls large et dur, des battements cardiaques énergiques, un aspect saillant des veines, une augmentation de la matité précordiale et hépatique et par des signes subjectifs, tels que les bouffées de chaleur, les sueurs abondantes, les vertiges, les bourdonnements d'oreille.

Cet état congestif est une des manifestations de l'arthritisme et de l'hypertension artérielle, il s'observe également dans les maladies infectieuses. Au cours de l'hypertension artérielle et des états congestifs qui lui sont liés, on a fait autrefois un usage immodéré de la saignée. M. Huchard a d'ailleurs démontré que les soustractions sanguines ne donnent dans ces cas que des résultats tout à fait transitoires et d'ailleurs moins bons que ceux que l'on obtient avec les autres médications.

Pour obtenir un abaissement durable de la pression sanguine, il faudrait soustraire à ces malades deux ou trois litres de sang. C'est pourquoi cet auteur ne présente jamais la saignée dans le traitement régulier de l'hypertension.

Cependant, dans les circonstances présentes, lorsqu'il faut obtenir une action immédiate, la saignée peut rendre de grands services. C'est ainsi qu'on l'emploie avec succès pour combattre les effets d'une hypertension exagérée, lorsque par exemple il y a des menaces de congestion ou d'hémorragie cérébrale.

Dans ces cas, une saignée de 300 à 400 grammes donne des résultats rapides. Mais lorsque l'hémorragie cérébrale est installée, l'indication n'est plus aussi manifeste. La saignée ne sert alors qu'à dominer l'élément congestif qui est surajouté à l'hémorragie. En tous cas les résultats que l'on en obtient sont bien restreints et je préfère mettre des sangsues derrière les oreilles pour faire une saignée locale et placer de la glace sur la tête.

Surtout, il ne faut pas faire de diagnostic erroné et

saigner dans un cas d'apoplexie par thrombose cérébrale.

A côté de ces cas classiques, il en est d'autres, tout aussi importants où la saignée vient au secours d'un cœur fatigué et diminue l'obstacle phériphérique.

Lorsque par suite de l'exagération de la pression intra-cardiaque, l'asystolie est imminente, lorsque par suite d'une lésion mitrale ou tricuspidienne, il s'est produit une stase veineuse traduite par la tension des jugulaires ou par des œdèmes, la saignée donne souvent des résultats remarquables. En désencombrant le système veineux, on permet l'action de la digitale qui n'aurait pu se manifester auparavant. Mais pour que cette action de la saignée soit efficace, il faut que le myocarde soit résistant, et la plupart des auteurs sont d'accord pour considérer la myocardite comme une contre-indication à la saignée. « Cependant, dit Hayem, dans beaucoup de cas, un cœur affaibli réclame plus impérieusement un soulagement de charge qu'un cœur vigoureux et se montre, après la saignée, plus sensible qu'auparavant aux agents cardiaques. »

La saignée rend de grands services dans les cas d'asystolie, mais je ne l'emploie que lorsque le cœur est résistant ou tout au moins sensible à l'action des médicaments.

De même que je suis d'avis, quand il s'agit d'ascite, de ponctionner avant de faire une médication diurétique, de même dans l'asystolie, je préfère saigner d'abord et donner des stimulants du cœur ensuite. Agir ainsi, c'est souvent sauver son malade.

A côté de ces phénomènes d'asystolie, signalons, comme indication de la saignée, les congestions passives du poumon. Cette indication se rapproche beaucoup de la précédente, puisque la saignée rend surtout des services dans la forme chronique de la congestion qui apparaît à la période d'asystolie : « Lorsque la stase des poumons est produite par la difficulté que le sang éprouve à revenir vers le centre circulatoire, lorsque l'abondance du fluide sanguin n'est plus en rapport avec le peu de capacité des cavités cardiaques, il sera utile d'ouvrir une veine du bras. Dans ce cas, la saignée produit quelquefois un dégorgement très rapide des poumons, car, si l'on explore la poitrine quelque temps après que le sang a cessé de couler, souvent on trouve que le son est déjà moins obscur et que le murmure vésiculaire est moins faible » (Grisolle).

Le second groupe des indications de la saignée comprend nous l'avons vu, celles où elle possède une action à la fois mécanique et antitoxique.

Dans la pneumonie, la saignée ne peut agir sur la cause première de l'affection. Aussi ce mode de traitement préconisé par Broussais d'une façon systématique fut-il vivement combattu par Laënnec, Magendie, Dietl, Bennet et d'autres auteurs qui, s'appuyant sur la pure observation des faits cliniques, montrèrent que la pneumonie traitée par l'expectation présentait une gravité moins grande que lorsqu'elle était traitée par la saignée. Pourtant cette médication, employée dans le traitement de la pneumonie, donne des résultats incontestables et si, les médecins d'autrefois, obtenaient avec elle plus de mécomptes que de succès, c'est qu'ils saignaient ou trop largement comme le faisait encore Bouillaud, ou sans y être amenés par une situation clinique convenable.

Comme l'a montré Hanot, la saignée ne s'applique pas systématiquement à la pneumonie, mais seulement à certains éléments de la maladie. En effet, quel que soit le mécanisme intime de l'inflammation du parenchyme pulmonaire, le sang conserve une influence indirecte sur ce processus, car il fournit aux éléments cellulaires enflammés les matériaux nécessaires à leur activité exagérée. « La saignée, en réduisant les congestions locales, en résorbant les sucs interstitiels, en appauvrissant le plasma sanguin, peut indirectement combattre le travail inflammatoire, bien qu'elle ne puisse en atteindre la lésion primordiale et encore moins la cause première et intime. Les constatations cliniques sont en parfaite harmonie avec le caractère modéré de cette intervention. La saignée ne donne pas dans les inflammations des résultats héroïques, mais elle lutte utilement contre les symptômes (Berlin).

Il faut donc saigner, non pas tous les pneumoniques, mais seulement certains pneumoniques. D'après Jaccoud, les indications de la saignée sont les suivantes : 1° dyspnée intense et température élevée ; 2° troubles mécaniques de la circulation pulmonaire, hyperthermie et œdème ; 3° phénomènes de stase encéphalique.

Hanot est du même avis : « La saignée, dit-il, s'impose à toutes les périodes de la pneumonie quand il y a oppression extrême avec cyanose, dilatation des veines du cou, expectoration sanguinolente ou séreuse abondante, étourdissements, paralysie passagère, coma. »

De même Hayem, dans sa communication au Congrès de 1900 : « Il est indiqué de recourir à la saignée, déclare-t-il, dans certaines conditions : voici les plus nettes :

a) Chez les sujets jeunes, vigoureux, pléthoriques, lorsque le champ de l'hématose est très rétréci par l'étendue des lésions, ce qui se reconnaît surtout au développement d'une cyanose à marche progressive, on doit recourir à une large saignée ;

b) Celle-ci est encore parfaitement indiquée lorsque la fatigue du cœur et surtout la distension du cœur droit tendent à déterminer de l'œdème pulmonaire.

En résumé, nous constatons que la saignée reconnaît au cours de l'évolution de la pneumonie des indications basées sur la coexistence des phénomènes de congestion pulmonaire et de fatigue du cœur.

Chacune de ces indications est formelle, l'émission sanguine doit être faite rapidement et assez copieusement pour faire disparaître les symptômes cliniques qui en avaient indiqué l'emploi ; si ces troubles persistent après une première saignée, on doit une seconde fois reprendre la lancette et ouvrir la veine.

A côté de la pneumonie, la saignée est également indiquée dans les congestions actives du poumon. Nous ne nous occuperons pas des différents types cliniques étudiés par Woillez, Potain, Carrière, Grasset, Grancher, Huchard. Qu'elles soient primitives ou secondaires, c'est-à-dire qu'elles constituent seules toute la maladie ou qu'elles s'observent au cours de maladies infectieuses, la saignée est surtout indiquée pour lutter contre les phénomènes mécaniques, liés à la présence de l'excès de masse sanguine au niveau du poumon. Cet excès entraîne une diminution du champ de l'hématose et consécutivement des accidents asphyxiques. La saignée agit alors en diminuant la masse du sang et la pression artérielle ; elle favorise par dilution la circulation à travers le réseau capillaire et reste donc indiquée théoriquement chaque fois que les procédés thérapeutiques ordinairement employés sont sans effet.

En outre de cette action décongestive, il faut reconnaître que la saignée, en enlevant une certaine quantité de poisons microbiens, diminue l'intoxication générale.

Dans les congestions actives, la saignée est donc un excellent moyen de traitement, cependant il ne faut l'utiliser que chez des sujets jeunes et vigoureux en proie à des accidents de cyanose ou d'asphyxie très intenses. Il me semble que les auteurs ont été trop loin dans la crainte de la saignée et que celle-ci, tout en restant une médication d'urgence, est parfaitement indiquée dans des cas très nombreux.

Elle est donc indiquée dans les congestions grippales avec dilatation du cœur droit, dans celles qui sont consécutives aux intoxications telles que l'alcoolisme et le mal de Bright.

Dans une catégorie d'accidents assez voisins des précédents, la saignée donne encore des résultats remarquables.

C'est en particulier dans ces cas qu'elle a une double action mécanique et antitoxique. Il ne faut pas attendre l'apparition des grands accidents d'œdème pulmonaire pour pratiquer la saignée ; on risque d'arriver trop tard et de ne pas faire l'opération au moment opportun. Il ne faut jamais craindre de saigner trop tôt et mieux vaudrait encore saigner pour une fausse alerte que d'attendre le moment où le malade est à bout de forces.

La saignée agit en éliminant les produits retenus dans la circulation. Il en est de même d'ailleurs chez les goutteux dont les vertiges et la somnolence sont souvent bien soulagés par l'émission sanguine.

Les maladies des reins, et en particulier l'urémie, comptent parmi les plus importantes indications de la phlébotomie. Nous avons vu déjà que l'œdème du poumon est heureusement influencé par cette intervention. Lorsque les accidents urémiques sont menaçants, quelle qu'en soit la forme, dyspnéique, comateuse, convulsive, lorsque même il y a seulement de l'oligurie de la dyspnée, il faut pratiquer la saignée. L'émission sanguine devra être abondante parce qu'en même temps qu'elle lutte contre l'élément congestif rénal elle enlève une certaine quantité des poisons d'origine alimentaire ou endogène. La saignée est d'autant plus indispensable qu'elle supplée à l'insuffisance des émonctoires cutanés, intestinaux et hépatiques qui neutralisaient jusqu'alors les toxines sécrétées ou apportées dans l'économie.

Les états éclamptiques sont également heureusement influencés par cette médication. Ce sont le plus souvent des manifestations toxémiques de pronostic grave, justiciables par conséquent de la saignée. Les avantages de la saignée dans le traitement de l'éclampsie sont incontestables; dans certains cas, les accès disparaissent après une seule soustraction sanguine; dans d'autres, ils sont heureusement modifiés comme fréquence et comme intensité. Aussi cette médication remise en honneur par Peter et Depaul est-elle employée par un grand nombre d'accoucheurs.

Contre-indications. — Si la saignée possède des effets rapides et énergiques qui la rendent infiniment précieuse comme médication d'urgence, elle a des inconvénients graves qui en contre-indiquent l'emploi dans certaines circonstances. D'une façon générale, la saignée ne doit pas être pratiquée aux âges extrêmes de la vie, chez les enfants et les vieillards, sauf toutefois dans l'urémie scarlatineuse. Chez les tout jeunes enfants, toute émission sanguine est nuisible, car elle diminue, par suite de l'anémie consécutive, les apports nutritifs nécessaires au développement du corps; chez les vieillards, le ralentissement du processus de l'hématopoïèse rend difficile et lente la réparation de la moindre perte de sang.

Chez les adultes, même chez les femmes, la saignée est parfaitement autorisée, car la soustraction sanguine se répare très facilement. Une exception doit être faite pour les fébricitants chroniques, car l'état fébrile prolongé est une cause de trouble dans les phénomènes de l'hématopoïèse.

Pour la même raison, l'emploi de la saignée doit être proscrit chez les individus empoisonnés par des agents méthémoglobinisants, destructeurs des globules rouges tels que les chlorates.

L'anémie pernicieuse progressive, le purpura hémorragique sont des contre-indications formelles, car ces maladies empêchent la rénovation du sang après sa soustraction.

Les anémies symptomatiques, la chlorose, ne s'opposent à l'emploi de la phlébotomie que lorsqu'elles sont assez marquées pour entraver l'hématopoïèse, ce qui est rare, puisque certains auteurs tels que Dyes, Wilhelmi, Scholtz et Schubert ont obtenu, dans le traitement de la chlorose, des résultats favorables par l'emploi de la saignée.

La contre-indication la plus formelle est peut-être la tendance adynamique de toute affection, mêmes'il s'agit d'une pneumonie.

Action physiologique. — Les conséquences de la saignée retentissent sur les différents appareils : circulatoire, respiratoire, nerveux, digestif, et se traduisent par des modifications de l'état général. Ces effets sont variables avec la quantité de sang soustrait et avec la vitesse de l'écoulement sanguin ; d'autres causes, telles que le tempérament plus ou moins pléthorique et le degré de nervosisme du sujet, l'état de vacuité ou de plénitude des voies digestives, la position assise ou couchée pendant la saignée ne jouent qu'un rôle accessoire.

Nous devons donc définir les termes suivants : saignée faible, saignée moyenne, saignée forte ou copieuse.

Il est évident que l'action exercée par la soustraction d'une même quantité de sang, toutes circonstances égales d'ailleurs, varie suivant la masse sanguine des individus. Celle-ci peut être évaluée d'après la méthode colorimétrique de Welcker à un treizième du poids du corps, soit, en moyenne, pour un poids de 60 kilogrammes, un peu moins de 5 kilogrammes.

Prenant ces chiffres pour base, nous définissons la saignée faible celle qui ne dépasse pas 250 à 300 grammes ; la saignée moyenne, celle au cours de laquelle on soustrait de 350 à 500 grammes de sang, soit près du dixième de la masse du sang ; et saignée copieuse celle qui dépasse cette quantité.

Dans notre étude de l'action physiologique de la saignée nous envisagerons particulièrement les effets déterminés par une saignée moyenne.

La saignée possède une action déplétive, dérivatrice, portant sur la totalité du système vasculaire : la veine ouverte perd plus de sang qu'elle n'en reçoit ; elle s'anémie d'abord et cette anémie rayonne vers les veines voisines en s'atténuant avec l'augmentation de la distance et l'affaiblissement des rapports anatomiques. En outre cette déplétion collatérale est combattue par la ligature qui s'oppose dans une certaine mesure au courant sanguin centripète. Aussi l'action de la saignée résulte-t-elle surtout de la diminution plus ou moins grande de la masse sanguine.

Circulation. — La saignée diminuant la masse sanguine fait baisser en même temps la résistance opposée à la contraction cardiaque ; conséquemment, d'après la loi établie par Marey, le cœur bat plus vite et le pouls augmente de fréquence. Cette influence de la saignée sur la rapidité des battements du cœur s'exerce dans la grande majorité des cas ; elle souffre cependant quelques exceptions. Le cœur peut s'arrêter par suite d'une excitation des ganglions cardiaques due à l'émotion ou à la déplétion quand celle-ci est trop rapide ; en outre dans la pneumonie, dans certains cas de fièvre, dans l'asphyxie imminente, la saignée diminue la fréquence du pouls.

La force du pouls subit une diminution, mais son amplitude augmente sous l'influence de la saignée.

Le dicrotisme est accentué.

La pression artérielle est abaissée dès le début de la saignée et continue à descendre d'une façon progressive jusqu'à la fin; puis, après la saignée, elle se relève sans toutefois atteindre le niveau qu'elle occupait antérieurement.

D'après Vinay, la vitesse diastolique augmente et la vitesse systolique diminue. Au niveau des capillaires il existerait, d'après Frédérick, une vaso-constriction suivie, après la saignée, d'une vaso-dilatation.

RESPIRATION. — A l'état pathologique, surtout dans les cas de fièvre, la dyspnée diminue et la respiration se fait plus facilement après la saignée. Il n'en est pas de même, si l'on opère sur les animaux; d'après Gad et Holootschiner, il y a d'abord une exagération des inspirations et une accélération des mouvements respiratoires; puis, si l'écoulement sanguin continue, la respiration devient très fréquente, superficielle, et finit par prendre une allure syncopale avec rythme de Cheyne-Stokes.

DIGESTION. — La saignée trouble la digestion et provoque des nausées et des vomissements.

NUTRITION. — Après la saignée, le sang est moins riche en oxyhémoglobine; il en résulte une diminution d'activité des phénomènes de la nutrition cellulaire et une sorte de ralentissement de la nutrition signalé par Gabetin qui, opérant sur des chiens et sur des poules, a pu retarder par les saignées la consolidation des fractures; d'autre part, Pressecq a constaté que les saignées répétées à petite dose favorisaient l'engraissement des bœufs. Cette action déprimante de la saignée sur la nutrition n'est pas admise par tous, car Bauer, Lépine, ont vu la quantité d'urine et d'urée, celle de l'azote total et de l'acide phosphorique urinaire augmenter sous l'influence des saignées.

TEMPÉRATURE. — La température diminue chez les animaux sous l'influence de la saignée, après s'être élevée de quelques dixièmes de degré. Chez l'homme, les résultats sont discordants. Certains auteurs refusent à la saignée toute influence sur la température ; d'autres comme Traube, Wunderlich, Lorain lui accordent une certaine action. Théoriquement, il semble que la saignée doive déterminer un abaissement de la température ; en effet, le sang se trouve appauvri d'une certaine quantité de matériaux plastiques et surtout d'oxyhémoglobine, et la somme des frottements de la masse sanguine contre les parois vasculaires est diminuée. En outre du fait de la soustraction d'une certaine quantité de sang, des déchets sont rejetés de l'organisme, avant d'avoir subi dans le sang les termes ultimes de leur oxydation. Ces considérations théoriques expliquent les faits observés par certains auteurs qui ont vu l'abaissement thermique, consécutif à la saignée, atteindre un degré et même dépasser un degré et demi chez des fébricitants, se maintenir pendant quelques heures et se traduire subjectivement par une sensation de froid pouvant aller jusqu'au frisson.

INNERVATION. — La diminution de l'afflux sanguin et de l'apport d'oxygène au niveau du cerveau et de la moelle détermine, d'après Vulpian, une excitation qui se traduit par des vertiges, des éblouissements, des hallucinations visuelles et auditives, des spasmes des muscles lisses et des convulsions des muscles striés.

ACTION DE LA SAIGNÉE SUR LA NUTRITION ÉLÉMENTAIRE. — D'après A. Robin, la saignée à dose moyenne de 150 à 200 grammes « augmente les échanges azotés, améliore l'évolution des produits azotés de la désintégration en accroissant leur oxydation, et relève les actes chimiques qui s'accomplissent dans le système nerveux ». Vis-à-vis des échanges respiratoires, la saignée exerce la même influence : la ventilation, l'acide carbonique produit, l'oxygène total consommé, l'oxygène absorbé par les tissus sont augmentés dans de notables proportions après la saignée. Robin considère la soustraction modérée de sang comme un moyen d'oxydation général qui trouve son indication dans des états pathologiques fort dissemblables, caractérisés par un élément morbide commun : l'insuffisance des oxydations organiques.

Dans l'urémie, la saignée agirait moins en soustrayant une certaine quantité de toxines qu'en oxydant celles qui restent dans le corps, ce qui les transforme en produits solubles dépourvus de toxicité.

Constitution du sang. — Le sang, après la saignée, récupère sa masse par l'absorption au niveau des tissus d'un liquide presque exclusivement composé d'eau; il en résulte un état d'hydrémie, auquel s'ajoute une diminution du chiffre des globules.

1° *Plasma.* — La proportion d'eau étant augmentée, le sang devient plus fluide et la circulation capillaire se fait plus facilement. La quantité des peptones augmente aussi, tandis que la fibrine est généralement diminuée. D'après Magendie, la coagulabilité du sang qui est peu modifiée par une première saignée, diminue avec les saignées suivantes.

Les gaz du sang diminuent également après la saignée.

2° *Éléments figurés.* — La diminution du nombre des globules rouges est proportionnelle à l'intensité de la saignée; quand celle-ci est légère, l'oligoglobulie atteint son maximum immédiatement après et persiste pendant une vingtaine de jours : quand la saignée est forte, l'abaissement du taux des globules augmente après elle pendant une dizaine de jours et disparaît ensuite irrégulièrement et lentement.

Le nombre des globules blancs augmente surtout après les grandes soustractions de sang.

Les hématoblastes subissent aussi une augmentation dans leur nombre au fur et à mesure que le degré d'anémie s'accentue, ils peuvent devenir deux fois et trois fois plus nombreux qu'à l'état normal.

La teneur du sang en hémoglobine est diminuée après la saignée, et cette diminution est en rapport avec l'intensité de la déperdition sanguine.

Lieu d'élection de la saignée. — Jusqu'à l'époque de la découverte de la circulation du sang et de l'anatomie des vaisseaux sanguins, la saignée fut pratiquée sur tous les points du corps. Aujourd'hui on choisit toujours les veines du pli du coude et ce n'est que dans les cas où il est impossible d'opérer sur cette région que l'on saigne au niveau de l'avant-bras, de la main, du cou, de la nuque, de la jambe ou du pied.

Dans la règle, on incise la médiane céphalique au pli du coude, de préférence du côté droit parce que les veines de ce côté sont généralement un peu plus grosses.

Cette veine, au point de vue anatomique, constitue la branche externe, à direction oblique, de l'M veineux du coude.

Elle doit être préférée à sa voisine la médiane basilique, parce que n'étant pas comme elle sus-jacente à l'artère humérale, on ne risque pas, en l'incisant, de léser des organes importants.

Cependant, il faut avouer que dans certains cas, et en particulier chez les obèses, elle est assez difficile à trouver par suite de son petit volume.

Manuel opératoire. — L'opérateur prépare avec une lancette ou un bistouri pointu, une bande à ligatures en tissu quelconque assez longue pour faire plusieurs fois le tour du bras, un vase autant que possible gradué pour recueillir le sang, une toile cirée pour protéger le lit et une solution antiseptique.

Le malade étant assis ou de préférence couché, l'opérateur, s'étant soigneusement lavé les mains, se place entre le corps et le bras si la saignée se fait à droite, ou en dehors du membre, s'il saigne le bras gauche.

A 3 centimètres au-dessus du pli du coude, on applique une bande destinée à augmenter la turgescence des veines superficielles, tout en prenant la précaution de ne pas trop serrer pour ne pas empêcher la circulation profonde.

Pour rendre plus apparentes les veines de l'avant-bras, on peut recommander au malade de prendre dans la main et de malaxer un objet quelconque, tel qu'une bande de pansement par exemple.

Le choix de la veine étant fait et l'asepsie de la région obtenue, l'opérateur saisit le bras en arrière du coude avec la main gauche et en fixe l'extrémité sous son aisselle : puis il applique le pouce sur la veine choisie afin de l'immobiliser et introduit dans la veine entre le pouce et l'index l'instrument piquant.

L'introduction de la lancette est le temps le plus délicat. La main droite de l'opérateur s'appuie par les deux derniers doigts sur le bras du malade, l'instrument étant tenu comme une plume à écrire par les autres doigts légèrement fléchis; ceux-ci par un mouvement d'extension font pénétrer la pointe un peu obliquement à travers les parois de la veine. L'apparition d'une gouttelette de sang sur les côtés de la lame indique que la lancette a pénétré dans le conduit veineux. Le *mouvement de ponction* est alors terminé.

L'opérateur retire l'instrument par un *mouvement d'élé-*
vation en soulevant la main droite et en l'avançant très légèrement dans le sens de la veine afin d'agrandir l'incision. Un
peu de sang s'écoule; on dispose alors le vase destiné à le
recueillir et l'opérateur cesse progressivement la compression exercée sur la veine par le pouce de la main gauche,
ceci dans le but d'empêcher le sang d'être projeté trop
brusquement. On aide alors l'écoulement du sang en faisant tourner au malade un objet dans la main. Si l'écoulement s'arrête, on désobstrue la plaie, soit d'un peloton
graisseux, soit d'un caillot, ou bien on l'agrandit ou encore
on établit le parallélisme entre la plaie de la peau et celle de
la veine en bougeant légèrement le bras et en tirant doucement sur la peau.

Quand il s'est écoulé une quantité suffisante de sang, on
fait cesser les mouvements de la main et on enlève la ligature; le sang s'arrête dans la généralité des cas. On applique ensuite un pansement antiseptique. Quelquefois, il
est indiqué d'exercer au moyen de la bande du pansement
une légère compression en la roulant circulairement en
huit de chiffre. Le pansement appliqué, le bras est immo-
lisé pendant vingt-quatre heures dans une écharpe.

Ces règles opératoires sont applicables dans leurs grandes
lignes à la saignée des veines saphènes externes. La ponction de la veine saphène se fait au niveau de la malléole
correspondante. La saignée du cou se fait au-dessus de la
clavicule afin de diminuer les chances d'introduction de
l'air dans la veine et d'éviter la blessure des filets nerveux
qui entourent la veine dans sa partie supérieure. La compression est faite ici au moyen d'une cravate appliquée immédiatement au-dessus de la clavicule et, quand la saignée
est terminée, il est prudent d'imiter la conduite de Larrey
et de ne pas supprimer la compression entre la plaie vei-

neuse et le cœur sans l'avoir établie au niveau de la plaie.

Difficultés et accidents de la saignée. — Nous avons vu que les veines peuvent gêner la ponction par leur faible volume ou par leur profondeur dans le tissu graisseux sous-cutané ; dans ce cas, il faut rechercher en d'autres points du corps des veines plus superficielles.

Quelquefois, après la ponction, le sang ne jaillit pas. C'est ce que l'on appelle une ponction blanche, due à ce qu'on a manqué la veine ou à ce que la ligature est trop serrée ou trop lâche. Dans ce cas, si après avoir vérifié la ligature, le sang ne coule pas, il faut inciser à nouveau la veine.

Chez les malades pusillanimes, il est bon de les empêcher de regarder l'écoulement du sang. On évitera ainsi des accidents syncopaux que l'on traiterait d'ailleurs par les moyens ordinaires.

Enfin si l'on a commis une faute d'asepsie pendant la phlébotomie, on peut observer à la suite de cette intervention des complications infectieuses, heureusement très rares (phlébite, lymphangite, abcès).

VENTOUSES

Les ventouses (*ventosa* de *ventus*, vent) sont des appareils destinés à faire momentanément le vide sur une surface plus ou moins circonscrite de la peau. On en distingue deux variétés : les ventouses sèches et les ventouses scarifiées.

VENTOUSES SÈCHES

Par ventouse sèche, on entend une application de ventouse non suivie d'écoulement sanguin.

Il en existe trois variétés : la ventouse de Junod, la ventouse de Bier et la ventouse sèche ordinaire.

1° **La ventouse de Junod** se compose d'un cylindre métallique dans lequel on peut introduire un membre entier. Ce cylindre est légèrement écrasé à sa partie inférieure, destinée à recevoir l'extrémité du membre. Cette extrémité inférieure est close.

L'extrémité supérieure est, au contraire, ouverte. Sur son pourtour est fixé un manchon de tissu imperméable, qui sera serré d'autre part au pourtour du membre.

Mode d'emploi. — On fait le vide dans ce cylindre au moyen d'une pompe aspirante. Le sang est attiré par conséquent sur une surface très étendue du corps et la dérivation qui en résulte est donc très énergique. Lorsqu'on se sert de la ventouse de Junod il est très important de ne faire le vide que graduellement et, lorsqu'on cesse l'aspiration, on ne laissera rentrer l'air que très lentement. Lorsque l'on ne prend pas ces précautions, on s'expose à des ruptures vasculaires ou à des épanchements sanguins sous-cutanés qui sont dans la suite cause de suppurations. On peut également observer des syncopes assez graves.

Cet appareil, qui est d'ailleurs d'un maniement assez difficile, n'est donc plus employé. On s'en servait autrefois lorsqu'on voulait obtenir une dérivation puissante (congestion passive du poumon, broncho-pneumonie).

2° **Ventouses de Bier.** — Autrefois on se servait dans certains services d'hôpitaux de ventouses à pompe, dont le fond est porteur d'une armature métallique munie d'un robinet sur lequel on adapte une petite pompe aspiratrice. Le vide était fait au moyen de cette pompe et, quand il était obtenu, il suffisait de fermer le robinet de l'armature.

La ventouse de Bier actuelle est d'un fonctionnement à peu près analogue. C'est une ventouse de verre sur le fond de laquelle s'applique une poire en caoutchouc.

Pour s'en servir, on presse sur la poire en caoutchouc de manière à en accoler la paroi, on met la ventouse en position, puis on relâche la poire en caoutchouc.

Ces ventouses offrent certains avantages : la raréfaction de l'air s'obtient plus complètement; le malade n'est pas exposé aux brûlures. Cependant leur prix de revient est assez coûteux et pour cette raison, on ne peut les employer en pratique médicale lorsqu'il s'agit d'appliquer un assez grand nombre de ventouses.

Elles sont restées dans le domaine chirurgical (furoncle, abcès, trajets fistuleux).

Les ventouses de Charrière et Capron sont analogues aux précédentes avec cette différence que la poire de caoutchouc sert pour plusieurs ventouses et que la partie supérieure de ces dernières est fermée par un robinet.

La ventouse Blatin est formée d'une cupule profonde en caoutchouc vulcanisé, à parois épaisses et dont l'orifice est maintenu béant par un fil métallique placé dans l'épaisseur du bord. Pour appliquer cette ventouse, on comprime les parois de manière à les accoler et l'on applique la ventouse ainsi serrée sur les téguments.

En cessant la compression, les parois reprennent leurs formes et le vide s'effectue. Cependant, cet instrument très ingénieux a le grand inconvénient de ne pas avoir de parois transparentes.

3° **Ventouses sèches ordinaires.** — Ce sont de petites cloches de verre épais, hémisphériques, d'un diamètre de 5 à 10 centimètres s'ouvrant par un orifice légèrement rétréci en forme de goulot. Ce goulot a des bords mousses et épais ; à l'extrémité opposée, se trouve un bouton destiné à faciliter le maniement de l'appareil. On peut très bien remplacer ces cloches par des verres de table ordinaires.

Technique. — Pour faire une application de ventouses sèches, on procède de la façon suivante : on prépare sur une table posée près du lit du malade, de préférence à gauche, un nombre suffisant de ventouses, une lampe à alcool ou une bougie allumée et un certain nombre de morceaux de coton ou de papier froissés préalablement pour les rendre plus inflammables. On peut ou non tremper les morceaux de coton ou de papier dans l'alcool. Cela fait et seulement à ce moment, on découvrira la région du corps où doit être faite l'application. Puis, très rapidement, la table étant à la gauche du médecin, celui-ci saisit de la main droite une ventouse, pendant que de la main gauche, il allume le morceau de papier ou de coton qu'il jette de suite dans l'intérieur de la ventouse, tenue avec l'ouverture tournée en haut. On laisse flamber pendant une seconde ou deux. Le papier flambant encore, la ventouse est appliquée sur la peau et maintenue en place pendant quelques instants ; en ayant bien soin, dans ce temps de la manœuvre, de ne pas retourner vers le bas l'ouverture de la ventouse. La main qui tient la ventouse sent que celle-ci adhère à la peau ; la ventouse est alors appliquée.

Pour éviter de brûler le malade, il est nécessaire de jeter le morceau de papier dans le fond de la ventouse, afin d'éviter l'échauffement des bords qui entrent en contact avec la peau, et non moins nécessaire de faire flamber pendant un temps très court. Je crois qu'on arrive plus facilement à ce résultat en disposant le papier ou le coton, avant l'allumage, dans le fond de la ventouse que l'on approche ensuite de la flamme, en ayant la précaution de ne pas chauffer ses bords.

On recommence immédiatement la même manœuvre pour les ventouses suivantes. Pour appliquer celles-ci, il faudra avoir soin de laisser un espace de peau suffisant entre la nouvelle ventouse et la ventouse déjà posée, car, en l'approchant trop, non seulement la ventouse n'adhérerait pas, mais elle ferait tomber celle qui est déjà adhérente. En outre, il est plus facile de faire une application, surtout quand celle-ci doit se composer d'un nombre assez important de ventouses, en posant les premières à la partie supérieure de la région de façon à former une rangée au-dessus de laquelle on disposera parallèlement les autres rangées.

Quand les ventouses sont appliquées, la région du corps où elles sont placées est alors recouverte d'une couverture légère pour éviter le froid et, dès ce moment, on commence à fixer la durée de l'application.

Cette durée varie avec l'effet que l'on veut obtenir ; le plus souvent elle oscille de dix à vingt minutes.

Pour retirer les ventouses, la manœuvre est fort simple : avec l'index de la main droite on presse sur la peau tout contre le bord de la ventouse, pendant que, de l'autre main, saisissant la ventouse, on essaie de lui imprimer un mouvement de bascule autour du bord opposé au doigt. La ventouse se soulève un peu, l'air entre dans sa cavité en produisant un bruit particulier et le détachement complet se produit aussitôt.

Mode d'action. — La faible quantité d'air surchauffé contenue dans la ventouse, en se refroidissant, diminue de volume et il se produit ainsi un certain degré de raréfaction. La peau est donc attirée à l'extrémité de la ventouse par une véritable succion et ce soulèvement de la peau détermine l'obturation complète de la ventouse.

Le refroidissement s'accentuant, le vide progresse, la succion devient plus forte. On voit alors, à travers les parois de la ventouse, la calotte de peau, formant bouchon, faire saillie de plus en plus dans la cavité, prendre une teinte rouge d'abord, puis violette, pendant que se dessinent, sur ce fond plus ou moins teinté, des arborisations vasculaires quelquefois très prononcées. Cette teinte congestive de la peau est le résultat d'un appel sanguin déterminé par la diminution de pression atmosphérique au niveau de la ventouse.

En même temps que le sang, la lymphe est aussi attirée vers la peau et contribue à la formation de la tuméfaction cutanée.

La ventouse est donc un agent dérivatif s'adressant aux liquides sanguin et lymphatique.

La tuméfaction s'affaisse presque aussitôt après l'enlèvement de la ventouse, mais la teinte congestive persiste longtemps, surtout quand la vaso-dilatation cutanée a été très prononcée et s'est accompagnée de la rupture de petits vaisseaux, car il se forme alors une ecchymose dont la disparition ne se fait qu'au bout de quelques jours.

Indications thérapeutiques. — La ventouse est un agent dérivatif et non un agent révulsif ; elle ne saurait, en effet, agir comme révulsif que dans les cas où son application est douloureuse ; or la douleur, toujours occasionnée par la brûlure, doit être évitée.

Hippocrate préconisait les applications de ventouses contre les gonflements articulaires et contre l'angine ; Galien les employait contre les hémorragies nasales ; Celse en a précisé les indications dans les maladies aiguës et chroniques.

D'une façon générale, l'indication des applications de ventouses sèches doit être posée toutes les fois qu'il est nécessaire de soustraire momentanément à la circulation générale ou à une circulation locale une certaine quantité de sang sans qu'il en résulte une déperdition de forces.

Cette indication se retrouve dans le traitement d'un grand nombre de maladies.

Bronchite aiguë. — Les ventouses sont indiquées chez les adultes, à la période de début. Il faut les appliquer en grand nombre (10 à 15) sur le dos d'abord, puis en avant sur la poitrine ; cette application doit être renouvelée plusieurs fois par jour, ou tout au moins chaque matin, jusqu'à la disparition des phénomènes de congestion. La durée de l'application variera avec l'intensité plus ou moins grande des symptômes.

Bien faite et souvent répétée, cette application est très efficace et peut faire avorter l'évolution de la bronchite.

Elle fait partie de la triade décongestive, avec bains de pieds et purgatifs.

Bronchite chronique. — Chez les malades âgés, atteints de bronchite chronique et sujets à des poussées congestives sur les bronches au moindre changement de température, il est indiqué de poser des ventouses sur le thorax et plus particulièrement sur les parties congestionnées. La durée de l'application sera relativement courte et ne dépassera pas cinq minutes chez les vieillards fatigués; elle sera plus longue si l'individu semble un peu plus résistant.

En somme, il s'agit simplement ici de lutter contre les poussées congestives qui peuvent apparaître au cours des bronchites chroniques.

Broncho-pneumonie. — Cette maladie exige une médication presque spécifique : la balnéation ; mais dans certains cas de broncho-pneumonie prolongée, persistant pendant plus d'un mois, il est quelquefois impossible de continuer la méthode des bains. On est alors autorisé à la remplacer par des ventouses sèches répétées tous les jours matin et soir.

Emphysème pulmonaire. — Certains emphysémateux ne peuvent supporter l'application de sinapismes sur le thorax pendant leur accès d'oppression ; en pareil cas, la sinapisation, qui doit être faite sur les mollets, les cuisses et les hanches, mais jamais sur la poitrine, a besoin d'être complétée par les ventouses sèches. Celles-ci sont indiquées dans les formes d'emphysème à oppression vive et intense, elles doivent être appliquées sur la poitrine, matin et soir, en nombre variable selon l'intensité des symptômes et l'âge du malade, au début de l'accès. Elles agissent surtout quand l'emphysème se complique de bronchite congestive.

Pneumonie. — Le point de côté de la pneumonie peut être utilement combattu par l'application de ventouses en petit nombre au niveau de l'endroit douloureux.

Quand l'élément congestif est assez accentué et que l'état du sujet ne permet pas d'employer les émissions sanguines locales, ni générales, il faut recourir aux ventouses sèches appliquées sur le thorax en nombre aussi grand que possible, une vingtaine environ, et répétées tous les jours, matin et soir, pendant tout le temps que se montre la menace congestive.

Mais les ventouses sèches ne sont efficaces que lorsqu'il s'agit d'une pneumonie légère, bien limitée; sans quoi il vaut mieux recourir à la saignée locale ou générale. Chez les vieillards elles agissent peu. Leur action ici est surtout de calmer la douleur. Par contre elles sont très efficaces chez les adolescents.

Tuberculose pulmonaire. — Les ventouses sèches constituent un excellent moyen de combattre la douleur thoracique et les poussées congestives si fréquentes chez les tuberculeux. Elles sont indiquées, comme les révulsifs, à toutes les périodes de la tuberculose chronique contre les points de côté, et contre les poussées congestives.

Dans le traitement des congestions pulmonaires tuberculeuses, l'emploi des ventouses sèches répond à une indication tout à fait spéciale. J'ai insisté ailleurs sur le traitement des congestions tuberculeuses et montré que les sinapismes, les pointes de feu et les petits vésicatoires y trouvaient leurs indications particulières dans les cas les plus fréquents. Mais dans les poussées congestives toutes récentes, quand on a pu, en quelque sorte, assister à l'apparition de cette complication il est spécialement indiqué de lutter par des applications de ventouses, répétées deux et même trois fois par jour au niveau du poumon congestionné. Je crois même que l'application de ventouses sèches, faite d'une façon préventive sur le thorax chez les tuberculeux à type congestif, constitue, avec les frictions alcoolisées, un procédé de dérivation méthodique, très utile en pareil cas; ces applications préventives devront être faites tous les deux ou trois jours.

Dans la tuberculose, il faut réserver l'emploi des ventouses sèches aux cas où les poussées congestives se font plutôt sur une large surface qu'en profondeur et sur un point limité, car alors les vésicatoires sont préférables. Par exemple on les posera lors des larges poussées congestives qui se montrent autour des premières zones de ramollissement ou, dès le début de la maladie, chez les arthritiques congestifs.

Congestion pulmonaire. — Quelle que soit la forme de congestion active ou passive vis-à-vis de laquelle on se trouve en présence, il est toujours indiqué d'attirer le sang vers la peau par des applications répétées de ventouses sèches; tout en prescrivant une médication particulière s'adressant à la cause de la congestion.

Dans la congestion idiopathique ou maladie de Woillez les ventouses sont plus particulièrement indiquées, de même que dans les congestions pulmonaires des arthritiques.

Pleurésie. — Les ventouses sont quelquefois indiquées à la première période de la pleurésie avant la constitution de l'épanchement ; elles réussissent très bien à calmer le point douloureux et combattent, dans une certaine mesure, l'élément congestif pulmonaire qui, dans certains cas, accompagne la poussée pleurétique.

Dans la forme sèche, on peut combattre le processus

inflammatoire de la période du début par des applications, répétées deux fois par jour, de ventouses sèches sur le thorax. Les pointes de feu sont cependant préférables.

Péricardite. — A la période aiguë et douloureuse de la péricardite, les ventouses sèches devront être appliquées pour combattre la douleur précordiale qu'elles atténuent souvent très rapidement dans une grande mesure.

Endocardite. — Dans les formes légères de l'endocardite aiguë il est indiqué de lutter contre l'éréthisme cardiaque au moyen de ventouses sèches.

Congestion du foie. — Les poussées congestives qui se montrent au cours de l'évolution des affections hépatiques et, en particulier, des cirrhoses, doivent être combattues par des applications de ventouses sèches répétées, tant que durent les symptômes de congestion.

Contre l'épistaxis qui se montre surtout dans la cirrhose atrophique, Galien, comme nous l'avons vu, préconisait l'application de ventouses au niveau de la région hépatique; Verneuil en faisait autant et faisait placer des ventouses nombreuses sur le foie.

Les congestions hépatiques d'origine paludéenne peuvent aussi être traitées par des applications de ventouses sèches. Dans toutes les formes de congestion du foie liées à de l'ictère infectieux les ventouses agissent bien.

Congestion de la rate. — Elle s'observe surtout chez les paludéens et, comme la précédente, réclame l'emploi des ventouses sèches.

Congestion rénale. — Dans la forme aiguë, l'application des ventouses sèches aide à remplir une médication capitale : la décongestion ; car, de tous les organes, le rein est celui sur lequel l'action des dérivatifs est la plus sûre. Les recherches de Renaut (de Lyon) ont, en effet, montré que la circulation veineuse du rein communique largement avec celle de l'atmosphère adipeuse périnéphrétique et par l'intermédiaire de celle-ci avec les réseaux sanguins sous-cutanés et cutanés de la région lombaire. Aussi l'application de ventouses au niveau de cette région et plus particulièrement au niveau du triangle de J.-L. Petit, où la paroi abdominale est réduite à son minimum d'épaisseur, peut arriver à provoquer une décongestion très complète du rein. Cette application est plus particulièrement indiquée dans la forme légère de la congestion où il n'y a que des urines rares et foncées, sans phénomènes d'urémie. Sans quoi il faut recourir aux ventouses scarifiées ou aux sangsues.

Plaies virulentes ou venimeuses. — En cas de piqûre par instrument septique ou de morsure par un animal venimeux, il est indiqué d'appliquer des ventouses sèches sur la région atteinte. Leur application peut s'opposer, dans une certaine mesure, à l'absorption des produits inoculés et permet d'attendre l'emploi de moyens plus énergiques.

VENTOUSES SCARIFIÉES

Définition. — C'est une application de ventouses sèches accompagnée d'un écoulement sanguin, déterminé par des scarifications cutanées; la scarification étant une incision superficielle et peu étendue.

Technique. — On commence par faire une application de ventouses sèches, après avoir préalablement lavé à l'eau savonneuse tiède, et lotionné à l'alcool et au sublimé la région désignée. Dès qu'on constate la production de la tuméfaction et de la congestion sous l'influence des ventouses sèches, on prépare l'instrument scarificateur, bistouri ou rasoir de préférence, et l'on procède à la scarification exclusivement au niveau des portions du tégument soulevées et congestionnées, en tenant l'instrument à la façon d'un archet.

Pour cela les ventouses étant enlevées, l'opérateur, placé du côté convenable, à gauche s'il s'agit de scarifier le dos, à droite du malade s'il s'agit du ventre, saisit l'instrument de la main droite et, tendant la peau de la main gauche, il incise rapidement et superficiellement dans l'aire de la calotte tuméfiée. Le sang coule presque aussitôt par gouttelettes séparées, puis en minces filets qui finissent par se réunir ; un aide l'essuie aussitôt en aval de la plaie.

Les mêmes incisions sont faites sur chacun des emplacements de ventouses.

Il faut agir très rapidement, car l'effet dérivatif ainsi obtenu est d'autant plus énergique que les incisions sont faites plus vite, après l'enlèvement des ventouses sèches ; ce fait d'ailleurs s'explique très bien, la congestion déterminée par l'aspiration ne durant que peu de temps après la cessation de celle-ci. Les incisions doivent être faites parallèlement les unes aux autres, à une distance de 2 à 4 millimètres, et ne doivent pas dépasser l'épaisseur du derme ; dans certains cas où la dérivation doit être assez énergique sur une petite surface, il faut, après avoir scarifié dans un sens, recommencer la scarification au niveau de la même calotte, dans un sens sensiblement perpendiculaire au premier.

Faut-il, après la scarification, laisser simplement couler le sang ou remettre des ventouses au niveau des zones incisées? Les avis sont partagés sur ce sujet. J'estime pourtant que la seconde façon de faire possède une supériorité sur la première. En effet, elle augmente l'effet dérivatif en augmentant le taux de l'émission sanguine; elle en prolonge la durée et, troisième avantage qui, tout en étant d'un autre genre, n'en a pas moins son importance, elle supprime la manœuvre nécessitée par l'issue du sang qui, sans essuyage, irait souiller le lit du malade.

Quand on veut faire suivre les scarifications d'une nouvelle application de ventouses, il faut procéder de la façon suivante : on enlève, en premier lieu, la ventouse, placée dans la partie la plus déclive, on en scarifie la base et, très rapidement, on la remet en place; on passe ensuite à celles situées sur le même plan horizontal, puis à celles placées plus haut. Comme le sang ne s'écoule pas immédiatement après la scarification, on arrive, en allant vite, à scarifier presque à blanc sans observer de filets de sang; celui-ci se collecte dans les ventouses, puis se coagule. Au bout de quelques minutes, trois à six le plus souvent, le suintement sanguin s'arrête spontanément; il ne persiste qu'au niveau des points où l'incision a été plus profonde. On enlève alors les ventouses; l'application est terminée. On la fait suivre d'un léger pansement antiseptique : gaze boriquée, ouate aseptique et ceinture de corps.

L'emploi d'un simple bistouri ou mieux d'un rasoir m'a toujours paru préférable à celui des instruments plus ou moins compliqués, connus sous les noms de scarificateurs de Bondu, de Gilgencrantz, de Sarlandière, d'Heurteloup, etc., de sangsue artificielle, de bdellomètre; ces appareils sont d'un maniement quelquefois difficile; en outre, on ne peut en mesurer les effets aussi exactement qu'on le fait avec le bistouri et il est toujours difficile de les nettoyer et de les stériliser.

Mode d'action. — Avec une application de ventouses scarifiées on ajoute, à l'effet dérivatif des ventouses sèches, l'effet spoliatif déterminé par une émission sanguine locale. La ventouse scarifiée agit par conséquent, non seulement sur la répartition du sang, mais encore sur sa masse. Il résulte de cette double action une diminution de tension au niveau des veines du réseau vasculaire assurant la circulation au point d'application des ventouses scarifiées ; la tension veineuse diminuant, la stase sanguine qui accompagne toute inflammation diminue aussi. Consécutivement à cette diminution de la stase et de la tension veineuse, la circulation se fait mieux et les phénomènes inflammatoires, tels que la formation d'exsudats et la douleur, sont très heureusement modifiés. Ces effets retentissent sur les organes sous-jacents avec une intensité variable suivant la richesse des anastomoses vasculaires qui les unissent à la peau ; ils se traduisent généralement par une décongestion plus ou moins accusée.

L'action générale des ventouses scarifiées est peu marquée, car la perte sanguine est toujours peu importante et se fait lentement. Elle se traduit dans certains cas, comme dans la pneumonie, par une diminution de la fièvre et par l'atténuation des phénomènes d'excitation et de fatigue liés à la douleur locale que les ventouses scarifiées font souvent disparaître.

Indications thérapeutiques. — L'indication des ventouses scarifiées se présente souvent ; d'une façon générale, elle doit être posée toutes les fois qu'on doit lutter contre une menace congestive assez accentuée, chez des sujets dont l'état de santé ne permet pas de recourir à la saignée générale.

Pneumonie. — L'emploi des ventouses scarifiées est souvent très utile. Chez les individus assez âgés, légèrement pléthoriques, atteints d'une forme congestive de pneumonie, les ventouses scarifiées doivent être appliquées le plus près possible du début de la maladie.

On posera un nombre variable de ventouses, six, douze, au niveau du poumon malade, et plus particulièrement à l'endroit du souffle ou de la matité ; cette application sera faite en arrière dans la plupart des cas, et elle ne sera faite en avant que si les signes de l'affection sont manifestement beaucoup plus accentués en avant qu'en arrière. Après la scarification, on reposera les ventouses sur le thorax ; de cette façon on déterminera une dérivation assez marquée et une saignée locale suffisante pour combattre la congestion.

Sous l'influence de cette médication, le point de côté diminue, la dyspnée s'amende, la ventilation pulmonaire augmente et souvent on observe un abaissement de la température qui peut aller jusqu'à un degré.

A notre époque où la saignée est en défaveur, les ventouses scarifiées ou les sangsues sont souvent utilisées dans la pneumonie des adultes. Pour ma part, je m'en sers fort souvent et il m'est arrivé, dans des cas de pneumonie grippale étendue, de combiner leur emploi avec celui des bains tièdes, n'hésitant pas à laisser les petites plaies saigner dans le bain. Il se fait alors une vraie saignée locale qui rend de grands services et qui est sans danger chez les sujets vigoureux.

Congestion pulmonaire. — Certaines formes de congestion évoluant chez des individus jeunes, résistants, à tempérament sanguin, indiquent formellement l'emploi des ventouses scarifiées ; c'est ainsi que la congestion pulmonaire idiopathique, la congestion d'origine grippale, la congestion des artério-scléreux et des brightiques pourront être traitées par ce moyen. Pour la congestion pulmonaire brightique, il est absolument nécessaire de recourir aux émissions sanguines locales chez les individus dont l'état général et l'âge avancé contre-indiquent la saignée générale; dans ce cas, on appliquera sur la poitrine un nombre assez considérable (une quinzaine environ) de ventouses scarifiées que l'on reposera après la scarification.

Pleurésie. — L'indication des ventouses scarifiées doit être posée toutes les fois qu'il existe un point de côté très violent et que le malade est assez vigoureux. La pleurésie diaphragmatique en particulier en indique presque toujours l'emploi, de même que la pleurésie puerpérale. On les met en petit nombre, une ou deux sur le point douloureux.

Péricardite aiguë. — Les ventouses scarifiées doivent être employées toutes les fois que la dyspnée est vive et suffocante, à la période de début, avant la constitution de l'épanchement. L'application doit comprendre un petit nombre de ventouses, trois à six, appliquées au niveau de la région précordiale; elle sera répétée tous les trois ou quatre jours, tant qu'il restera des phénomènes aigus.

Myocardite aiguë. — Quand la douleur précordiale est très vive à la phase de début, c'est-à-dire d'éréthisme cardiaque, il est indiqué d'appliquer une ou deux ventouses scarifiées et de répéter cette application si la douleur persiste aussi intense.

Endocardite aiguë. — L'indication précédente se retrouve ici dans les mêmes circonstances ; quand la tachycardie et la douleur précordiale sont très marquées, les ventouses scarifiées doivent être appliquées en petit nombre, deux à quatre. Elles donnent dans le traitement de cette maladie des résultats supérieurs à ceux obtenus par les autres médications externes.

En résumé, les ventouses scarifiées constituent un des meilleurs moyens à mettre en œuvre pour arrêter l'évolution des endo-péricardites, mais à la condition que ce soit au début de la maladie. Leur action jointe à celle du salicylate de soude peut faire avorter le processus inflammatoire sur les valvules. On peut aussi se servir des applications de glace après avoir posé les ventouses.

Péritonite puerpérale. — Appliquées au début de la péritonite puerpérale, les ventouses scarifiées ont donné de bons résultats à Hervieux : « Sous leur influence, dit-il, et dans les cas les plus graves, les plus inévitablement mortels, le phénomène douleur, qui joue un si grand rôle dans la série des accidents caractéristiques de cette pénible maladie, était toujours considérablement atténué et suivi d'un soulagement très sensible. Le météorisme abdominal subissait du même coup un amoindrissement notable. Dans le traitement curatif de la péritonite puerpérale, elles constituent un auxiliaire puissant ne pouvant être remplacé que très imparfaitement par des sangsues et n'exposant jamais comme celles-ci à des hémorragies regrettables. »

Arthrites puerpérales. — Les phénomènes douloureux sont très heureusement influencés par une application de ventouses scarifiées.

Congestion hépatique. — La congestion hépatique, qui apparaît à la suite de maladies infectieuses, ou consécutivement à des troubles gastro-intestinaux, exige quelquefois l'emploi de ventouses scarifiées. Cette indication doit être satisfaite chaque fois qu'il existe de vives douleurs au niveau du foie et que l'état général du sujet ne s'oppose pas à une déperdition sanguine car, dans la plupart des cas, l'application des ventouses doit être répétée. On appliquera ici une dizaine de ventouses couvrant l'hypochondre droit depuis le rebord costal jusqu'à la fosse iliaque.

Congestion splénique. — L'indication des ventouses est assez rare dans le traitement de cette affection ; néanmoins, elle est susceptible de rendre de grands services chez les paludéens jeunes, non anémiés, atteints de congestion grave ne cédant pas aux ventouses sèches.

Néphrite aiguë. — Les ventouses scarifiées ne sont indiquées que lorsqu'il existe une contre-indication à l'emploi de la saignée générale. En effet, le traitement véritablement héroïque de la néphrite aiguë grave avec urémie est la saignée au pli du coude ; mais, si l'âge du sujet ou sa faiblesse s'oppose à l'emploi de cette médication, il faut, dans les cas graves, avoir recours aux ventouses scarifiées, largement appliquées au niveau de la région lombaire, de chaque côté de la colonne vertébrale. Nous avons dit ailleurs que la circulation du rein subissait, plus que celle des autres organes, les modifications vasculaires du tégument sus-jacent ; ceci nous permet de comprendre l'action très efficace des émissions sanguines locales vis-à-vis des manifestations de la néphrite aiguë.

Dans ce cas, les ventouses devront être appliquées en grand nombre, une vingtaine environ, dix de chaque côté ; les scarifications seront faites assez profondément, car il vaut mieux faire couler trop de sang que pas assez et, en outre, on scarifiera dans les deux sens au niveau de l'emplacement de chaque ventouse.

On pourra ainsi faire une saignée locale d'une quantité suffisante pour enrayer la marche de la maladie. Si les symptômes ne s'amendaient pas après une première application, on serait parfaitement autorisé à la recommencer aussi largement le lendemain, pendant trois ou quatre jours, à la condition expresse de remplacer le liquide sanguin soustrait à l'organisme par une quantité équivalente de sérum artificiel.

Myélites aiguës. — Les ventouses scarifiées réussissent très bien contre l'élément congestif qui accompagne toujours l'élément infectieux. Il faut les appliquer le long du rachis à des intervalles assez rapprochés, tous les quatre à six jours environ, tant que durent les phénomènes aigus : douleurs dorsales, irradiations douloureuses, contractures, etc.

Contre-indications. — Elles sont déterminées par la spoliation sanguine : ainsi les ventouses scarifiées seront contre-indiquées chez les malades très affaiblis, chez les convalescents d'affections hémorragiques, chez les hémophiliques, les jeunes enfants et les vieillards.

SANGSUES

Le mot sangsue dérive du latin *sanguisuga* (*sanguis*, sang, et *sugo*, je suce). Il désigne un animal invertébré, de l'embranchement des Vers, classe des Annélides, famille des Hirudinées. En médecine, on ne fait usage que de certaines espèces : les principales sont :

1° La sangsue grise (*Hirudo medicinalis*), dont le ventre est maculé de noir, bordé d'une bande droite et le dos garni de six bandes rousses longitudinales ;

2° La sangsue verte (*Hirudo officinalis*), qui a une teinte un peu plus verdâtre que la précédente et dont le ventre n'est pas maculé, c'est la plus grosse ;

3° La sangsue dragon ou truite (*Hirudo tioctina*) dont l'abdomen est bordé d'une bande en zigzag et le dos parsemé de points noirs et roussâtres ;

4° La sangsue granuleuse (*Hirudo granulata*), d'un vert brun, avec trois bandes foncées sur le dos et dont les anneaux intermédiaires portent de nombreux tubercules ;

5° La sangsue ponctuée de blanc (*Hirudo alba punctata*) dont les anneaux sont verruqueux et tachés de blanc et le corps brun noir avec six bandes longitudinales.

Les Hirudinées ont le corps allongé, relevé et déprimé en avant, formé d'anneaux ; elles portent une ventouse antérieure munie de trois mâchoires et une ventouse postérieure. Les sangsues vivent dans les eaux de l'Europe, de l'Afrique septentrionale et de l'Asie. Certaines régions de la France sont le siège du commerce des sangsues, ce sont les régions marécageuses telles que les Landes et les environs de Douai ; une grande partie des sangsues employées dans le Nord de la France provient des vastes marais qui s'étendent entre Douai et Arras. Au point de vue commercial, les sangsues sont divisées, suivant leur grosseur, en petites ou filets, en moyennes, en grosses ou vaches ; d'après Carlet, une bonne sangsue doit peser 2 grammes.

Technique. — Avant de commencer l'application de sangsues, certaines précautions préliminaires doivent être prises : il faut d'abord laver la peau et la débarrasser de la sueur ou du pus qui peuvent la souiller et, après s'être servi d'eau savonneuse tiède, il est absolument nécessaire de rincer à l'eau tiède pure afin d'enlever toute trace de savon. La sangsue possède, en effet, à un assez haut degré, le sens du goût et recherche de préférence certaines substances telles que le lait ou le sucre ; aussi dans certains cas où la sangsue ne veut pas mordre, il faut étendre un peu de lait ou d'eau sucrée sur la peau. Si la région est recouverte de poils, il faudra nécessairement la raser, puis procéder au lavage comme il vient d'être dit.

Cela fait, la ou les sangsues sont placées dans un verre d'ouverture assez étroite mais d'une profondeur suffisante, un verre à Bordeaux par exemple ; puis très rapidement, pour qu'elles n'aient pas le temps de sortir du verre, on applique l'ouverture de celui-ci sur la peau. Au bout de quelques minutes, on voit la sangsue se coller sur la peau et s'y maintenir à l'aide de l'enduit visqueux qui recouvre son corps ; puis, on la voit se courber et adhérer par l'une ou l'autre de ses extrémités qui toutes deux sont niunies d'une ventouse.

La sangsue doit adhérer par la ventouse antérieure et non par la ventouse postérieure ; la ventouse antérieure se reconnaît à sa lèvre supérieure très allongée, tandis que la postérieure est circulaire ; en outre, la ventouse antérieure se trouve du côté du corps rétréci et déprimé. Lorsque la sangsue veut mordre, elle allonge la lèvre supérieure de la ventouse antérieure et semble palper la peau pour y choisir l'endroit convenable. Chez les femmes et chez les enfants, les sangsues mordent généralement plus vite que chez les vieillards et les adultes ; chez les individus dont la peau semble épaisse il faut faire, avant l'application, quelques lotions à l'eau tiède afin de l'assouplir.

Une fois adhérente, la sangsue commence à aspirer le sang. La ventouse antérieure appliquée sur a peau s'aplatit, de sorte que la peau vient en contact immédiat avec la bouche qui se trouve située au fond de la ventouse. Puis la ventouse reprend sa forme et attire la peau vers les denticules des mâchoires; ces denticules sont très pointues et nombreuses, elles ont la forme de chevrons placés à cheval sur le bord tranchant des mâchoires et sont mises en mouvement par des fibrilles musculaires qui pénètrent dans leur épaisseur, tandis que les mâchoires sont actionnées par des muscles spéciaux. Pour mordre, les mâchoires sont repoussées d'avant en arrière par une contraction musculaire pendant que les denticules sollicitées par leurs fibrilles deviennent plus saillantes et entament la peau emprisonnée dans la ventouse, suivant une incision en forme d'étoile à trois branches. Le sang est aspiré par les contractions péristaltiques de l'œsophage qui refoulent le sang en arrière et qui se traduisent par un mouvement d'ondulation. Le médecin est alors averti que la sangsue *prend* et il retire le récipient qui la contenait.

L'aspiration du sang s'effectue au moyen de la ventouse et de l'œsophage, c'est-à-dire de la partie antérieure du corps de la sangsue, car, si l'on divise celle-ci en deux tronçons pendant son application, la succion persiste et le sang aspiré s'écoule au niveau de la section. Cette particularité est quelquefois mise à profit, quand on veut prolonger la durée de l'application des sangsues pour obtenir un effet dérivatif plus marqué.

Le mouvement d'ondulation dure pendant toute la durée de succion jusqu'à ce que la sangsue soit gorgée de sang. En moyenne, la durée de la succion peut être évaluée d'une demi-heure à deux heures. Une fois gorgée de sang, la sangsue s'immobilise peu à peu, puis se détache spontanément et tombe. Il arrive quelquefois, mais rarement, que les sangsues s'arrêtent de sucer au bout d'un temps relativement long et ne se détachent pas; il faut alors se garder, pour les enlever, de tirer avec force, car on s'exposerait à laisser leurs mâchoires dans la plaie qui se guérirait moins vite; il suffit de jeter sur les sangsues adhérentes et inactives un peu de sel de cuisine ou un peu de tabac pour leur faire lâcher prise.

Quelquefois, on voit au bout d'un temps très court, après le commencement de la succion, l'ondulation diminuer et s'arrêter presque complètement, la sangsue semble dormir;

il est alors indiqué de la réveiller en la touchant légèrement ou, mieux, en faisant couler sur son corps un mince filet d'eau froide que l'on étanche de façon à ne pas impressionner le malade.

Quand la sangsue est tombée, le sang continue à couler par la morsure triangulaire, puis il s'arrête spontanément ; si l'on veut en prolonger l'écoulement, il suffit d'appliquer des ventouses ou un cataplasme de farine de lin.

Cas particuliers. — Nous avons vu que dans certains cas l'application des sangsues exigeait des précautions particulières et nous ajoutons qu'elle demande en outre une très grande patience ; les sangsues ne se plaisent à mordre qu'au bout d'un temps plus ou moins long.

Quand la région est fortement engorgée, il faut, à l'exemple de Maisonneuve, faire de petites mouchetures à la surface de la peau, le sang perle alors au niveau de ces plaies et les sangsues s'y attachent facilement.

Quand la sangsue doit être appliquée en un point précis, il faut la mettre dans un tube de verre, un tube à essai par exemple, ou plus simplement dans un morceau de carton enroulé ; on approche alors de la peau l'extrémité antérieure de la sangsue.

Si l'application doit comprendre un nombre assez important de sangsues, cinq à dix, je suppose, il est préférable de procéder en un seul temps, c'est-à-dire de mettre toutes les sangsues dans un verre suffisamment large, plutôt que d'appliquer une ou deux sangsues à la fois.

Pour augmenter l'effet dérivatif, on peut, préalablement à l'application, déterminer un état congestif de la région, soit au moyen de fomentations chaudes, soit au moyen d'un sinapisme, soit au moyen d'un bain de pieds chaud si l'on doit poser les sangsues sur les jambes ; soit au moyen d'un lavement chaud, si l'application doit être faite autour de l'anus.

Quand, au contraire, l'hémorragie persiste d'une façon exagérée, il devient indiqué de la faire cesser ; on y arrive généralement au moyen de la compression faite par des tampons de coton trempés dans une solution hémostatique : eau oxygénée, solution concentrée d'antipyrine, perchlorure de fer. Ce n'est que dans les cas exceptionnels qu'on est obligé d'avoir recours à la cautérisation au moyen du thermocautère ou à la ligature en masse de la région voisine de la plaie.

Mode d'action. — Les sangsues agissent en déterminant une émission sanguine locale ; leur mode d'action se confond avec celui des ventouses scarifiées que nous avons étudié dans un autre chapitre.

Les expérimentateurs ne sont pas d'accord sur la quantité de sang soustraite par une sangsue ; certains auteurs la croient égale au double du poids de l'animal ; d'autres déclarent qu'elle peut aller jusqu'au quintuple. En moyenne, nous pouvons admettre qu'une sangsue de moyenne taille, de 2 grammes, est capable d'absorber 7 grammes environ de sang sans compter l'écoulement consécutif à la chute. Cet écoulement varie avec une foule de circonstances dont les principales sont le degré de congestion de la région et la constitution du sujet ; mais, en pratique, il peut être considéré comme équivalent à la quantité absorbée par l'animal, de sorte que nous concluons qu'une sangsue moyenne fait une saignée de 15 grammes.

Cependant, lorsqu'on laisse saigner les sangsues, on obtient une perte beaucoup plus abondante pouvant aller dans certains cas jusqu'à 60 et même 100 grammes (hémophiles).

Ce chiffre permet de servir de base pour l'évaluation du nombre de sangsues à appliquer dans chaque cas particulier. D'une façon générale, on ne doit pas prescrire plus de deux à quatre sangsues chez l'enfant âgé de plus de six ans, tandis que chez l'adulte on peut aller jusqu'à dix et même jusqu'à quinze et vingt.

Localement, l'application d'une sangsue détermine une douleur assez vive au moment où l'animal commence à mordre; puis cette douleur diminue, sans toutefois disparaître complètement, et présente de temps en temps des exacerbations, quand la sangsue fait des mouvements de succion plus énergiques. Après la chute de la sangsue et l'arrêt du sang, la région voisine de la morsure se gonfle et devient légèrement douloureuse pendant un jour ou deux ; une ecchymose apparaît, puis la région pâlit, reprend sa teinte naturelle et, au bout de quelques jours, il ne reste plus qu'une cicatrice blanchâtre, étoilée, indélébile.

Indications et lieux d'application. — Nous étudions ensemble ces deux questions, car elles nous semblent avoir trop de connexité pour les séparer : l'indication d'une application de sangsues en déterminant le lieu.

D'une façon générale, ainsi que le recommande Hayem, les sangsues doivent être appliquées le plus tôt possible, car elles ont pour but de modérer l'intensité des premiers phénomènes inflammatoires, et en assez grand nombre pour qu'il ne se produise pas un engorgement de la région enflammée au lieu d'une déplétion. En outre elles seront placées non pas sur la partie enflammée, mais dans le voisinage suivant des rapports anatomiques variables avec chaque organe.

Affections pulmonaires et pleurales. — Les indications des sangsues sont ici exactement celles des ventouses scarifiées. En général on peut choisir l'une ou l'autre de ces deux méthodes de saignée locale. La sangsue est moins douloureuse, effraye moins le malade qui la préfère au bistouri.

Quand on désire une large saignée locale, il vaut mieux employer les sangsues, car par elles on peut retirer davantage de sang en laissant suinter les plaies et même en activant l'écoulement par l'application de cataplasmes bien chauds.

Contre les douleurs thoraciques de la pleurésie et de la pneumonie, il est préférable d'employer les ventouses scarifiées.

Affections laryngées. — Contre les laryngites à type congestif ou œdémateux, il est indiqué de faire usage de sangsues en nombre moyen, quatre à huit par exemple. Les sangsues seront appliquées, non pas au niveau de la fourchette du sternum mais au-dessus du larynx, au niveau de l'espace thyro-hyoïdien, où se trouvent en effet des anastomoses assez larges entre les veines supérieures du larynx et la veine laryngée supérieure.

Endocardite et péricardite. — Les sangsues ne semblent pas donner ici de résultats aussi satisfaisants que ceux obtenus à l'aide des ventouses scarifiées ; néanmoins, comme certains malades acceptent plus volontiers les sangsues que les ventouses, il faut, dans de semblables cas, y avoir recours. Elles doivent être appliquées en nombre moyen, quatre à huit, au niveau des troisième, quatrième et cinquième espaces intercostaux gauches, car une partie des veines du péricarde se déverse dans la mammaire interne qui rampe immédiatement derrière le squelette thoracique.

Affections aiguës du foie. — Cet organe est en connexion vasculaire avec la région épigastrique par l'intermédiaire du ligament rond et du ligament falciforme ; il faut donc, quand on veut lutter au moyen de sangsues contre la congestion qui accompagne certaines affections du foie, faire l'application au niveau de l'épigastre surtout et accessoirement au pourtour de l'anus, car les veines hémorroïdales, bien qu'anastomosées avec les veines mésentériques, n'ont qu'une faible influence sur les ramifications intra-hépatiques de la veine porte.

Épididymite blennorragique. — Les sangsues sont ici formellement indiquées, car elles exercent une sédation très nette sur la douleur et le gonflement ; il faut les appliquer en nombre considérable, une dizaine, par exemple, non sur le scrotum, à cause de l'infiltration sanguine consécutive, mais le long du canal déférent dans son trajet dans le canal inguinal.

Appendicite aiguë. — Les sangsues appliquées en grand nombre, deux chez les enfants au-dessus de six ans, huit à quinze chez les adultes, réussissent parfois à modifier le processus inflammatoire et à calmer la douleur.

L'application doit être faite au niveau de la région inguinale supérieure, car les veines de cette partie du corps communiquent par les veines spermatique interne, circonflexe iliaque et iléo-lombaire, avec celles qui irriguent le tissu cellulaire qui entoure le cœcum.

Aujourd'hui où le traitement chirurgical de l'appendicite est circonscrit dans des limites plus étroites, le traitement médical reprend ses droits. Bien des cas, où la suppuration n'existe pas encore ou reste insignifiante, sont enrayés par des applications de sangsues et de glace. Il faut les faire en attendant l'opération et bien souvent, grâce à elles, l'opération devient inutile.

Salpingo-ovarite aiguë. — L'application de sangsues au niveau de l'aine, en nombre moyen, exerce ici une action calmante sur la douleur probablement par une déplétion analogue à celle qui se produit autour de l'appendicite vermiculaire, bien qu'il ne semble pas exister d'anastomose vasculaire, comme dans le cas précédent.

Néphrite aiguë. — Les sangsues sont indiquées au même titre que les ventouses scarifiées; elles seront appliquées en nombre assez considérable, chez l'adulte. Le lieu d'application est la région lombaire et plus particulièrement le triangle de J.-L. Petit. Chez les enfants n'en mettre qu'une ou deux.

Myélite aiguë. — L'indication que nous avons signalée à propos des ventouses scarifiées se trouve dans le traitement de la myélite aiguë. La déplétion sanguine déterminée par une application de sangsues retentit sur la vascularisation de la moelle par l'intermédiaire des réseaux vasculaires péri-vertébraux.

Affections oculaires. — Certaines affections oculaires telles que l'iritis et l'apoplexie rétinienne indiquent l'emploi des sangsues. En pareil cas l'application se fera au niveau de l'apophyse mastoïde, car la veine ophtalmique débouche dans le sinus caverneux, lequel communique avec le sinus pétreux et les sinus latéraux.

Congestion cérébrale. — L'indication de l'emploi des sangsues doit surtout être posée quand il y a impossibilité de pratiquer une saignée générale; l'application se fait au niveau de l'angle de la mâchoire ou derrière l'oreille, à cause des anastomoses qui unissent les veines de cette région avec les sinus crâniens.

Les sangsues provoquent ici une déplétion rapide et suffisante dans les vaisseaux céphaliques; elles diminuent même la tension du pouls. Dans la plupart des cas, il faut les préférer à la saignée, car leur action est plus facile à mesurer et on peut les renouveler plus souvent. Il ne faut jamais craindre de les mettre nombreuses ni de les laisser saigner. Les sangsues et les applications de glace sur le crâne constituent, à mon avis, le traitement de choix de la congestion et de l'hémorragie cérébrale.

Contre-indications. — Les sangsues ne doivent être employées ni chez les enfants âgés de moins de trois ans, ni chez les vieillards; on doit également s'en abstenir chez les hémophiliques, les chlorotiques et les individus débilités par une affection chronique ou par une cachexie.

On évitera les régions où il existe de gros vaisseaux ou de grosses branches nerveuses superficielles : jugulaire externe, artère temporale superficielle, par exemple ; de même que celles où la peau est doublée d'un tissu cellulaire lâche, susceptible de s'infiltrer : paupières, scrotum. Chez les femmes, à moins de nécessité absolue, on épargnera les épaules et le cou, de même que le visage et les mains pour éviter des cicatrices visibles et ménager leur coquetterie.

Ne pas mettre de sangsues sur des régions qui viennent d'être le siège d'une contusion, car on crée, par les petites plaies des morsures, une porte d'entrée aux microorganismes pathogènes qui trouvent dans les tissus malades un excellent terrain de culture.

N'en mettre qu'avec prudence et en se servant d'une asepsie rigoureuse chez les diabétiques.

BAIN DE MAINS

Définition. — Le bain de mains, encore appelé manuluve, peut être simple ou médicamenteux; simple, c'est une sorte d'immersion plus ou moins prolongée dans l'eau froide ou tiède; il est médicamenteux quand on ajoute une substance quelconque à l'eau du bain. Le bain de mains, répondant à un besoin de propreté des plus élémentaires, a été utilisé dès que les premières notions d'hygiène ont été acquises par l'esprit humain, et son application comme agent thérapeutique a suivi de près son emploi au point de vue hygiénique.

Technique. — Elle est d'une grande simplicité et varie selon qu'on prépare un manuluve simple ou médicamenteux.

Le manuluve simple se prend dans un récipient quelconque, cuvette, bassin, renfermant l'eau chaude ou froide; quand on veut en augmenter l'effet en faisant participer le bras au bain, on a recours à une petite baignoire de forme allongée qui permet l'immersion du bras jusqu'au-dessus du coude.

La température chaude ou froide du bain devant être maintenue égale pendant toute sa durée, il est nécessaire d'ajouter de temps en temps de l'eau à une température convenable.

Le manuluve médicamenteux s'administre de la même façon, mais ce liquide exige une préparation préalable qui varie avec la nature du médicament. A ce propos, on a pu établir une grande variété de manuluves : manuluves émollient, calmant, alcalin, sulfureux, arsenical.

Le manuluve émollient se prépare au moyen d'une infusion de feuilles de guimauve à raison de 50 à 100 grammes par litre d'eau de son (même dose), d'infusion de graines de lin (même dose); on peut encore se servir de l'amidon dont on prépare l'empois séparément en mélangeant 20 à 30 grammes d'amidon à une quantité d'eau chaude à 60° suffisante et qu'on ajoute à l'eau du bain en agitant fortement.

Le manuluve calmant s'obtient au moyen de feuilles de morelle et de belladone à la dose de 15 à 30 grammes pour 1,000 grammes d'eau, ou de capsules de pavot à la dose d'une ou deux par litre en infusion. Pour ces diverses préparations, la durée de l'infusion doit être d'une demi-heure à une heure.

Le manuluve alcalin se prépare en faisant fondre du carbonate de soude à la dose de 25 à 50 grammes par litre.

Le manuluve sulfureux se prépare en faisant fondre à part dans un flacon spécial 10 à 20 grammes de trisulfure de potassium finement concassé dans 50 à 100 grammes d'eau chaude et en mélangeant cette dissolution au liquide du bain au moment de s'en servir; le manuluve sulfureux doit être pris dans un récipient en faïence, en bois ou en métal émaillé.

Le manuluve arsenical se prépare au moyen de l'arséniate de soude, à la dose de 0^{gr},10 à 0^{gr},20 par litre.

Le manuluve sinapisé se prépare avec de l'eau tiède, à laquelle on ajoute par litre de liquide 25 grammes de farine de moutarde préalablement délayée dans une quantité suffisante d'eau froide. Il faut dans ce cas avoir soin, pendant la durée du bain, de recouvrir le récipient et le bras du sujet d'une couverture afin d'éviter l'action irritante des vapeurs d'essence de moutarde sur les muqueuses de la face.

Le manuluve antiseptique se compose d'eau bouillie à laquelle on ajoute un verre à vin de liqueur de Van Swieten par litre.

Mode d'action. — Le manuluve agit à la fois d'une façon locale et sur l'organisme en général.

Localement, l'action varie avec la nature du liquide employé ; le bain froid agit comme antithermique par la soustraction de calorique qu'il détermine et consécutivement comme révulsif ; le bain chaud possède plutôt des propriétés dérivatrices ; tant qu'aux manuluves médicamenteux, leur action locale sera mieux étudiée avec leurs indications particulières qu'ici.

Au point de vue général, le bain chaud détermine un appel sanguin dans le membre immergé par suite des phénomènes de vaso-dilatation déterminés par la chaleur ; il possède en outre une action diaphorétique qui se fait sentir sur tout le corps.

Indications. — Les bains de mains sont très employés dans la pratique courante contre certaines affections chirurgicales, mais il existe un grand nombre d'affections médicales qui, bien que généralement traitées par d'autres moyens, sont très heureusement influencées par cette méthode thérapeutique.

Brûlures. — En cas de brûlures, quel qu'en soit le degré, qu'il s'agisse d'une simple rubéfaction, d'une brûlure au deuxième degré ou d'une destruction plus ou moins profonde des tissus, il est indiqué de prescrire les manuluves froids, prolongés pendant plusieurs heures ; quand le derme est à nu il faut se servir, autant que possible, de liquide aseptique (eau bouillie) ou mieux de liquide légèrement antiseptique, afin d'éviter les accidents infectieux.

Ce genre de traitement était surtout fort employé autrefois, mais actuellement on le délaisse avec raison et on lui préfère les applications d'acide picrique qui calment la douleur, ou les pansements occlusifs.

Entorse du poignet. — Les bains de mains froids réussissent très bien à calmer la douleur et à diminuer le gonflement périarticulaire ; tout au début de l'entorse, il y a indication absolue à plonger le membre blessé dans l'eau froide et à l'y maintenir pendant plusieurs heures. Plus tard, quand les séances de massages sont commencées, il est indiqué de faire prendre, dans l'intervalle, des bains de mains froids d'une durée d'une demi-heure à une heure.

Engelures. — Les manuluves froids sont souvent employés avec succès dans le traitement des engelures ; dans quelques cas, on y ajoute de l'hypochlorite de soude ou de potasse à la dose de 25 à 50 grammes pour 1.000 grammes d'eau ; au contraire, les manuluves chauds sont préconisés à titre préventif.

Lymphangites. — Les bains prolongés tièdes additionnés de liqueur de Van Swieten constituent le traitement de choix des lymphangites ; ils doivent être pris deux à quatre fois par jour et avoir une durée d'une demi-heure à une heure. Leur action antiphlogistique est ici vraiment remarquable : sous leur influence, en effet, on voit la rougeur diminuer, le gonflement disparaître peu à peu ainsi que la douleur et les symptômes généraux. Quand la douleur est très vive, il est bon d'employer un manuluve émollient auquel on ajoute la solution antiseptique.

Abcès et phlegmons. — Les manuluves tièdes et antiseptiques doivent être employés concurremment avec les autres modes de traitement : incision, pansements humides, etc., et sont surtout indiqués à la période aiguë, quand la douleur est très vive.

Panaris. — Cette affection souvent si douloureuse est depuis très longtemps traitée par les manuluves tièdes que, dans ces dernières années, on a rendus plus efficaces en leur ajoutant une solution antiseptique.

Congestion cérébrale. — Au même titre que les bains de pieds dont l'application, quoique simple, est pourtant moins commode, les manuluves sinapisés sont indiqués dans le cas de congestion cérébrale ou de menace de congestion chez les individus pléthoriques.

C'est surtout un traitement préventif, mais son action est efficace. Je l'emploie souvent, car il me paraît agir plus rapidement que les bains de pieds.

Angines. — Dans les angines avec inflammation vive, congestion, douleur, les manuluves chauds ou sinapisés sont susceptibles de donner de bons résultats par l'appel sanguin qu'ils provoquent vers les extrémités.

Congestion pulmonaire. — Les manuluves chauds ou sinapisés, quoique peu employés, constituent un dérivatif puissant qui peut être très utilement mis à profit dans le traitement des congestions pulmonaires. D'une façon générale, toutes les fois qu'il s'agit de détourner un mouvement congestif de la partie supérieure du tronc, et de la tête, les manuluves doivent être employés aussi bien que les bains de pied.

Rhumatisme articulaire chronique. — Quand les articulations des doigts, du poignet ou du coude sont le siège de lésions et de douleurs d'origine rhumatismale, il y a indication à prescrire les manuluves alcalins d'une durée d'une heure, répétés quotidiennement pendant cinq jours par semaine.

Si le rhumatisme s'accompagne de nodosités, il y a avantage à remplacer le manuluve alcalin par le manuluve arsénical.

Contre-indications. — Les bains de mains froids sont absolument contre-indiqués chez les femmes pendant la période menstruelle, car ils sont capables de déterminer des troubles circulatoires aboutissant à l'arrêt du flux cataménial; ils le sont aussi chez les malades atteints de maladies aiguës des voies respiratoires, de fièvre éruptive, de poussée rhumatismale aiguë. Dans ce tains cas exceptionnels, les manuluves froids doivent être proscrits à cause de l'impressionnabilité extrême ou de la grande faiblesse du sujet.

BAIN DE PIEDS

Définition. — Le bain de pieds, ou pédiluve, est un procédé de dérivation au moyen duquel on se propose de modifier la circulation locale des membres inférieurs et consécutivement la circulation générale.

Technique. — Le bain de pieds peut s'administrer de différentes façons, selon que l'eau est simple ou additionnée d'un principe médicamenteux; dans le premier cas, le bain de pieds est froid, tiède ou chaud; médicamenteux, il peut être sinapisé, alcalin, salé. Le pédiluve sinapisé se prépare avec 100 à 150 grammes de farine de moutarde que l'on délaye dans une quantité suffisante d'eau froide et qu'on ajoute à l'eau tiède du bain au moment de s'en servir.

Le pédiluve salin se prépare en ajoutant à l'eau du bain 250 à 500 grammes de gros sel non raffiné.

Le pédiluve alcalin se prépare en faisant fondre 125 grammes de carbonate de soude du commerce dans l'eau du bain.

On emploie encore, mais beaucoup plus rarement, le pédiluve au chlorhydrate d'ammoniaque (250 grammes de sel pour 6 litres d'eau), le pédiluve à l'eau chlorhydrique (100 grammes d'acide), le pédiluve à l'eau régale (75 grammes d'acide chlorhydrique et 25 grammes d'acide nitrique).

Le bain de pieds, quel qu'il soit, doit être pris à jeun, le matin de préférence ou dans la journée, deux à trois heures après le repas, c'est-à-dire quand la période digestive est terminée.

L'administration des bains de pieds froids, tièdes ou médicamenteux, est d'une simplicité extrême; toutefois, quelques précautions doivent être prises. C'est ainsi que lorsqu'on se sert de farine de moutarde, il faut, comme pour le manuluve, avoir la précaution de recouvrir le récipient d'une couverture, afin d'éviter l'action toujours nuisible des vapeurs de moutarde au niveau des muqueuses de la face. En outre, quand on emploie l'acide chlorhydrique ou l'eau régale, on doit prendre un récipient non métallique.

Au contraire, le pédiluve chaud exige une technique spéciale : le récipient est d'abord rempli d'eau tiède et le sujet y plonge les pieds; au bout de quelques instants, on fait couler le long des parois du récipient de l'eau très chaude mais en mince filet, afin de laisser faire le mélange et éviter ainsi les brûlures. En procédant avec lenteur, on élève progressivement le degré de l'eau du bain et on peut arriver à faire supporter au malade une température de 45° et même 50°. Quand on atteint le degré nécessaire, on maintient l'eau du pédiluve à la même température en ajoutant, de temps en temps, un peu d'eau très chaude.

Mode d'action. — L'action principale des bains de pieds en général est dérivatrice; le pédiluve chaud et les pédiluves médicamenteux, qui sont toujours chauds aussi, agissent sur la circulation locale en déterminant une vaso-dilatation, tandis que le pédiluve froid possède une action particulière, sédative et antiphlogistique, vaso-constrictive.

L'action locale du pédiluve froid est bien connue : elle se manifeste par une diminution de volume du segment immergé et par un refroidissement de la température locale qui arrive presque à se mettre en équilibre avec celle du liquide ambiant.

Le bain de pieds chaud provoque, au contraire, une sensation de chaleur plus ou moins accusée; puis la peau rougit, les veines sous-cutanées apparaissent sous forme de cordons bleuâtres très saillants et la région semble avoir augmenté de volume et de poids. Les pédiluves médicamenteux agissent plutôt comme révulsifs par l'action spéciale exercée sur le tégument par l'essence de moutarde ou par les acides nitrique ou chlorhydrique. Ces deux catégories de pédiluves, chauds ou médicamenteux, déterminent, en résumé, l'irritation et la congestion de la peau et consécutivement un appel sanguin vers les extrémités inférieures.

Indications thérapeutiques. — A ce point de vue, il importe d'étudier, d'une part, les pédiluves froids et, d'autre part, les pédiluves chauds et médicamenteux.

A. Pédiluve froid. — L'action vaso-constrictive et anti-phlogistique de ce bain partiel est utilement employée dans un certain nombre de circonstances.

1° *Fatigue.* — Le bain de pieds froid combat très efficacement la sensation de fatigue, quelquefois très pénible, consécutive aux longues marches. Le bain doit être de courte durée, trois à cinq minutes, et suivi d'une friction avec un linge un peu dur ou trempé dans un liquide stimulant.

2° *Froid aux pieds habituel.* — Un bon moyen pour faire disparaître le froid aux pieds habituel consiste à prendre, tous les jours, un pédiluve froid, d'une durée de deux à trois minutes et de faire ensuite des frictions stimulantes avec une lotion alcoolisée.

3° *Entorse du pied.* — Il est de notion courante de plonger le pied forcé dans l'eau froide aussitôt après l'accident; cette façon de faire a l'avantage de modérer le gonflement et la douleur. Certains chirurgiens préconisent les pédiluves froids répétés tous les jours, au début de l'entorse; d'autres conseillent de les prendre deux fois par jour et pendant une durée de deux ou trois heures.

Dans les contusions et dans les écrasements, les bains de pieds froids prolongés sont aussi indiqués que dans l'entorse à cause de leur action calmante et antiphlogistique.

4° *Hémorragie capillaire.* — Le séjour, suffisamment prolongé dans l'eau froide, d'un pied qui est le siège d'une hémorragie capillaire plus ou moins abondante est un excellent moyen de provoquer une vaso-constriction souvent suffisante pour amener la cessation de l'écoulement sanguin.

5° *Hémorragies à distance.* — Le pédiluve froid de longue durée possède une action hémostatique qui retentit à distance d'une façon assez puissante pour arrêter certains flux sanguins : épistaxis, hémoptysies, hémorragies intestinales, métrorragies, flux hémorroïdaire.

6° *Nervosisme.* — Chez les sujets nerveux, irritables, les bains de pieds froids sont susceptibles de produire une certaine détente qui combat la fatigue exagérée et procure un sommeil plus calme.

B. PÉDILUVE CHAUD. — L'indication thérapeutique des pédiluves chauds est simple à formuler : cette médication est indiquée toutes les fois qu'on veut attirer le sang aux pieds. Mais cette indication demande à être satisfaite dans un assez grand nombre d'états pathologiques.

1° *Migraine congestive.* — La migraine du type congestif apparaît de préférence chez les individus arthritiques ou pléthoriques et se caractérise par des phénomènes de vaso-dilatation : face rouge, violacée, yeux larmoyants et injectés, quelquefois saillants, artères turgescentes et animées de battements énergiques. L'accès de migraine de ce type est justiciable des bains de pieds chauds et prolongés, répétés plusieurs fois par jour pendant la durée des phénomènes aigus. Administrés d'une façon préventive, à l'époque du retour probable de l'accès, les pédiluves chauds sont susceptibles, sinon d'en empêcher l'éclosion, du moins d'en diminuer l'acuité et la durée.

2° *Congestion cérébrale.* — Le pédiluve chaud ne peut être employé comme moyen curatif que dans les cas où la bénignité du processus laisse au malade assez de connaissance pour lui permettre quelques mouvements ; il n'est donc indiqué que dans les formes légères. Dans les formes moyennes ou graves, le malade étant dans l'immobilité, le pédiluve ne saurait être administré et la dérivation vers les membres inférieurs est obtenue avec d'autres moyens : bouillotes d'eau chaude, sinapismes, etc.

Chez les sujets arthritiques et pléthoriques, sujets à des poussées congestives vers la tête, le pédiluve chaud doit être prescrit journellement d'une façon préventive.

3° *Ophtalmies.* — La conjonctivite hyperhémique et la conjonctivite catarrhale réclament, dans les cas où l'élément congestif est très marqué, l'emploi des pédiluves chauds. Autrefois, on se servait des pédiluves sinapisés, mais la difficulté de soustraire complètement la muqueuse oculaire à l'action des vapeurs de moutarde les a fait remplacer par les pédiluves chauds et quelquefois, mais rarement, par les pédiluves à l'acide chlorhydrique ou à l'eau régale.

4° *Congestion pulmonaire.* — Les bains de pieds chauds constituent en même temps qu'un dérivatif un excellent moyen de diminuer la dyspnée de la congestion pulmonaire. Que la congestion soit passive ou active, le pédiluve chaud, ou mieux sinapisé, doit être prescrit d'une façon quotidiennect prolongée, concurremment avec les autres procédés de révulsion et de dérivation.

Le pédiluve très chaud et de très courte durée est indiqué dans les congestions pulmonaires avec menace d'apoplexie.

5° *Tuberculose pulmonaire.* — Les bains de pieds chauds ou sinapisés sont fréquemment utilisés pour combattre les poussées congestives péri-tuberculeuses, et leur emploi donne généralement de bons résultats. En pareille circonstance, j'ai l'habitude de faire prendre au malade deux bains de pieds dans les vingt-quatre heures, l'un vers onze heures du matin, l'autre vers cinq heures du soir. Le degré de chaleur varie nécessairement, de même que la durée du bain, avec la susceptibilité individuelle, mais d'une façon générale il faut une immersion prolongée au moins pendant dix ou quinze minutes pour obtenir une décongestion du poumon suffisante et durable.

Contre-indications. — Les contre-indications des pédiluves et, en particulier, celles des pédiluves froids, sont identiques à celles des manuluves.

BAIN DE SIÈGE

Définition. — Ce que nous venons de dire à propos des bains de pieds et de mains nous permettra d'être bref sur cette question, car le bain de siège, ou sédiluve, est un bain partiel produisant, d'une façon habituelle, les mêmes effets physiologiques.

Technique. — On emploie généralement une baignoire spéciale, de forme arrondie, dont le pourtour est surmonté d'une sorte de dossier, mais à défaut de cette baignoire, on peut employer toute espèce de récipient, pourvu qu'il soit suffisamment grand.

Le bain peut être simple, c'est-à-dire, froid, tiède, ou chaud, ou médicamenteux par l'adjonction de substances émollientes. La durée varie suivant le degré de susceptibilité individuelle et les indications particulières. En général, elle peut varier de dix minutes à une heure.

Mode d'action. — Froid, le sédiluve exerce une action à la fois tonique et révulsive qui est susceptible de modifier très heureusement la circulation du réseau cutané du bassin et consécutivement la circulation des organes du pelvis et de l'abdomen.

Tiède, il possède une action calmante d'autant plus accusée que le bain est plus prolongé, il est utilement employé, comme nous le verrons plus loin, dans le traitement des affections abdominales et pelviennes. Chaud, il est surtout vaso-dilatateur et provoque dans la circulation périphérique du petit bassin des phénomènes d'irritation et de congestion.

Indications thérapeutiques. — *A.* — Le SÉDILUVE FROID est indiqué dans la congestion chronique des organes du petit bassin (utérus et annexes); suffisamment prolongé, on le prescrit encore dans la congestion chronique du foie et de la rate.

Chez les jeunes filles chlorotiques ou anémiques, dont la menstruation s'établit difficilement, les bains de siège froids sont indiqués pour faciliter l'apparition des règles ou pour en déterminer le retour après leur arrêt; ils agissent en stimulant la circulation et l'innervation utéro-ovariennes.

B. — Le SÉDILUVE TIÈDE est d'un usage thérapeutique très fréquent.

1° *Plaies et traumatismes.* — Le bain de siège pris à une température moyenne modère les phénomènes inflammatoires ou douloureux consécutifs aux traumatismes de la zone génitale ou de la région périnéale.

2° *Inflammations.* — Les inflammations des organes génitaux externes et les fluxions hémorroïdaires sont heureusement influencés par l'emploi des sédiluves tièdes; dans l'urétrite blennorragique on peut arriver, par l'emploi du bain de siège, à limiter le processus inflammatoire ; il en est de même dans le traitement des autres affections, telles que la vaginite, la métrite, la métro-péritonite et la salpingo-ovarite.

C. — Le SÉDILUVE CHAUD s'emploie pour rappeler le flux hémorroïdaire et le flux cataménial quand l'aménorrhée doit être traitée.

LAVEMENTS

Définition. — Le lavement est l'introduction par l'orifice anal d'une certaine quantité de liquide dans l'ampoule rectale. Le lavement est donc différent de l'entéroclyse, par laquelle on introduit une quantité de liquide assez grande dans une partie entière du tube digestif (gros intestin).

Le terme lavement s'applique encore au liquide que l'on introduit dans le rectum et l'on dit couramment lavement huileux, lavement purgatif, etc.

Historique. — L'origine de ce mode thérapeutique est fort ancienne ; une légende veut que l'usage en ait été indiqué par la cigogne ou ibis égyptien qui s'introduisait de l'eau dans l'anus au moyen de son bec.

Son usage est très commun dans l'antiquité : Hippocrate, Celse, Asclépiade, le prescrivent couramment et en donnent les indications ; Julien l'emploie déjà comme moyen de nutrition.

Les médecins arabes, malgré la prohibition mentionnée dans certains textes religieux, se servent largement de cette médication ; Avicenne, en particulier, en pose les indications d'une façon très nette.

Pendant le moyen âge, le lavement fut très souvent employé pour « rejeter les superfluités qui sont aux boyaux » ; et Guy de Chauliac en distinguait trois espèces : le rémollitif, le mondicatif et le restrictif. A cette époque, la bourse à clystère des anciens, composée d'une vessie et d'un tube de sureau fut remplacée par la seringue à clystère dont l'invention est due, d'après les uns, à Gualimaria, d'après les autres, à Avicenne. Grâce à ce perfectionnement, l'usage du clystère se généralise de plus en plus et, sous Louis XIV, nombreux étaient les courtisans qui prenaient leur clystère plusieurs fois par jour, tant par imitation du roi que par mesure d'hygiène, pour combattre les méfaits d'une alimentation trop abondante et trop riche en albuminoïdes.

Colson, dans sa thèse sur la méthode intestinale, cite un procès plaidé devant la Cour de Troyes où la plaignante, garde-malade, réclamait à son maître le paiement de 2.190 lavements donnés en l'espace de deux ans.

Une réaction se manifesta avec Molière et Mme de Maintenon et les adeptes du lavement se firent plus rares.

Au xviiie siècle cependant, les médications thérapeutiques du lavement sont encore étudiées, revues et augmentées par de nombreux auteurs. Helvétius, dans son livre du *Traitement des fièvres* « sans rien faire prendre par la bouche », lance le lavement médicamenteux en recommandant l'administration du quinquina par lavements.

Depuis, les acquisitions du lavement se firent de plus en plus nombreuses et actuellement les lavements médicamenteux sont légion.

Variétés. — Sans parler des variétés innombrables de lavements qui existaient au siècle de Louis XIV et qu'on retrouve dans le *Journal de la santé du roi*, les lavements sont extrêmement nombreux et je me borne ici à citer les plus fréquemment employés.

Lavement simple. — Il se compose d'eau bouillie à laquelle on peut ajouter de 50 à 100 grammes de glycérine neutre.

Lavement laxatif du Codex dont la formule est :

Mellite de mercuriale	100 gr.
Eau tiède	400 gr.

Lavement huileux :

Huile d'olives ou d'amandes douces....	60 gr.
Décoction de guimauve ou de graine de lin	500 —

Lavement purgatif :

    Feuilles de séné...................... 15 gr.

Faire infuser 1/2 heure, passer. Ajouter :

    Sulfate de soude...................... 15 gr.

Après fusion ajouter :

    Eau................... Q. S. pour 500 gr.

Lavement purgatif des peintres. — Faire infuser 8 grammes de séné dans 500 grammes d'eau, passer ; ajouter :

    Julep pulvérisé .... 4 gr.
    Diaphœnix.......................... 30 —
    Sirop de nerprun..................... 30 —

Lavement astringent. — Faire infuser :

    Roses rouges........................ 10 gr.
    Racine de bistorte................... 10 —
    Eau................................ 300 —

Ajouter V gouttes de laudanum.

Lavement laudanisé :

    Décoction de guimauve.............. 250 gr.
    Laudanum de Sydenham............. X gouttes.

Lavement antidiarrhéique :

    Eau de chaux } āā.................. 200 gr.
    Eau de riz... }
    Laudanum de Sydenham............. 1 —

Lavement nutritif :

                Jaune d'œuf.................................. N° 1
                Salep pulvérisé......................... 2 gr.
                Bouillon de viande sans sel........... 150 —

Ou bien :

                Jaune d'œuf .... N° 1
                Peptone................................... 10 gr.
                Lait.. 150 —

Lavements médicamenteux.—Pour ce genre de lavements, la nature et la quantité de la substance médicamenteuse varient avec l'indication spéciale.

Lavements antiseptiques. — Il en est de même pour ceux-ci.

Le lavement, au point de vue de la quantité, se divise en :

                Lavement entier..................... 500 gr.
                Demi-lavement....................... 250 —
                Quart de lavement.................. 125 —

Action physiologique. — L'action du lavement varie suivant certaines conditions dépendant de la quantité, de la température, de la pression et de la durée de son séjour rectal.

Action locale. — Le lavement introduit dans l'intestin agit sur celui-ci et sur son contenu, c'est-à-dire les fèces.

Son action sur la muqueuse intestinale est liée principalement à sa température. Plus celle-ci s'écarte de la température centrale du malade, plus l'irritation causée par le lavement est grande et détermine des mouvements péristaltiques.

De plus, selon sa composition, il agit différemment, suivant qu'il est émollient, purgatif, astringent, antiseptique.

Sur les matières fécales il agit en les diluant, les ramollissant et facilite leur issue lorsque la contraction intestinale ne se produit pas, le lavement est absorbé en presque totalité.

Le lavement n'agit guère au delà de l'ampoule rectale quand son volume ne dépasse pas 500 centimètres cubes chez l'adulte; lorsqu'on se propose d'agir sur tout l'intestin, il faut recourir à l'entéroclyse que nous étudions dans un autre chapitre.

Action générale. — Cette action est subordonnée à deux facteurs principaux : l'évacuation intestinale; la résorption du lavement.

Les effets généraux consécutifs à l'évacuation de l'intestin dépendent eux-mêmes du degré de rétention des matières fécales, celles-ci pouvant déterminer des troubles fort variables s'étendant depuis la simple sensation de pesanteur au niveau de l'anus jusqu'aux phénomènes plus ou moins graves de la stercorhémie. Tant qu'aux autres effets généraux, ils sont liés à la nature et à la quantité du liquide absorbé. Il est, en effet, parfaitement démontré que la muqueuse du gros intestin possède un pouvoir absorbant assez prononcé.

L'expérimentation et la clinique ont montré que certaines substances étaient absorbées plus facilement par la voie anale que par la voie buccale : les solutions de curare et de strychnine introduites dans l'estomac s'absorbent très lentement et ne produisent pas d'accidents, tandis que par le rectum, elles passent assez vite dans le sang pour déterminer des phénomènes d'intoxication ; il en est de même de l'opium et de la belladone qui agissent plus vite en lavement qu'en potion.

Instrumentation. — Pour les petits lavements de 125 à 250 grammes, on se sert habituellement d'une poire en caoutchouc, munie d'une canule anale. On expulse l'air en comprimant la poire de la main droite. On aspire le liquide en relâchant la main. Pour l'injecter dans le rectum il suffit de presser lentement pour chasser le liquide.

Cet appareil sert surtout pour les enfants.

Pour les lavements plus abondants la seringue, ornement du médecin de Molière, est tombée en désuétude. De la petite chirurgie où elle joua un rôle si important, elle est passée à la médecine vétérinaire.

Elle fut remplacée par un instrument plus perfectionné qui tend lui aussi à disparaître bien qu'il soit encore d'un emploi fréquent dans les campagnes. Je veux parler du clystère à pompe. Il se compose d'une boîte rectangulaire à extrémités arrondies le plus souvent enjolivée de filets d'or renfermant une petite pompe aspirante et foulante, d'un caoutchouc recouvert de coton rouge ou vert et d'une canule anale. La pompe se visse au milieu de la boîte qui sert de récipient au lavement. Au moyen du piston on aspire le liquide dans la boîte et on le refoule dans l'anus.

Un appareil d'un usage plus généralisé est celui du Dr Eguisier. Il se compose d'un corps cylindrique en métal dans lequel se déplace un piston actionné par un ressort. A la partie supérieure se trouve une clef agissant sur la tige à crémaillère du piston et mettant le ressort en tension. La partie inférieure est munie d'une tubulure où s'adapte un caoutchouc portant une canule en ivoire.

Pour se servir de l'appareil on remonte au moyen de la clef le piston au haut de sa course. Il suffit alors d'ouvrir le robinet inférieur pour que le piston se mette en mouvement et chasse le liquide.

Actuellement l'usage du bock tend à se généraliser de

plus en plus. On donne la pression voulue en mettant le bock à une hauteur variable. Son grand avantage est de donner une vitesse d'écoulement plus constante et plus modérée.

Technique. — Un des temps importants de l'injection rectale est l'introduction de la canule qui doit être exécutée suivant certaines règles dont l'ignorance a causé parfois des accidents graves. Le rectum, à sa partie inférieure, est dirigé de bas en haut et d'arrière en avant dans l'étendue de 3 à 4 centimètres, puis il reprend une nouvelle direction en arrière.

Le malade étant couché horizontalement sur le côté droit, la cuisse droite modérément tendue, la gauche fléchie et le corps légèrement penché en avant, l'opérateur placé au pied du lit du côté du dos saisit de la main droite la canule convenablement huilée. La présentant à l'orifice anal il la dirige suivant une ligne allant de l'anus à l'ombilic sur une profondeur de 3 centimètres au moins pour dépasser le sphincter, sans quoi l'injection ne pénétrerait pas ; si on dirigeait la canule en arrière, on pourrait trouer la paroi rectale et le liquide s'épancherait dans le tissu cellulaire du petit bassin.

Si le malade est debout, il écarte les jambes et penche le corps en avant pour relâcher les parois abdominales.

Indications : *Constipation.* — Le lavement est un traitement excellent de la constipation. Il faut recourir aux lavements simples, huileux ou glycérinés et dans les cas rebelles aux lavements purgatifs.

Les lavements simples ou huileux se donnent à la dose de 250 grammes de liquide au moins.

La température du liquide sera notablement différente

de celle du corps. Les lavements seront donnés froids, de 18 à 22°, ou chauds de 40 à 50°.

Chez les femmes enceintes, il vaut mieux recourir au lavement tiède; de même pour les vieillards ou les cardiopathes.

Dans la constipation chronique, le lavement froid quotidien, précédé d'un petit lavement tiède à garder, donne des résultats heureux.

Dans la constipation atonique des nourrissons, le lavement froid, additionné d'eau de Hunyadi-Janos, Villacabras, Carabanna, est indiqué. Mais il faut être prudent et ne donner que de tout petits lavements pour éviter la dilatation du côlon.

Diarrhée. — Dans les diarrhées douloureuses pour calmer le ténesme et les douleurs anales, on aura recours au lavement émollient ou laudanisé.

Dans les diarrhées cholériformes, dysentériformes, il faut recourir aux lavements abondants et plutôt à l'entéroclyse.

Fièvre typhoïde. — Lorsqu'il m'est impossible d'employer la méthode de Brandt, j'ai l'habitude de la remplacer par des lavements d'eau bouillie froide, à la température de 18 à 22°, donnés toutes les trois heures, tant que la température du malade atteint ou dépasse 39°. La quantité d'eau injectée doit être assez copieuse, plus que dans le lavement ordinaire, moins que dans l'entéroclyse, car on ne saurait ici vouloir franchir la valvule iléo-cæcale dans la crainte de déterminer la rupture de la paroi intestinale au niveau d'une plaque de Peyer ulcérée. Il faut à chaque lavement faire passer dans l'intestin 1 à 2 litres d'eau et se servir d'une canule rectale assez profondément enfoncée;

l'eau sera lancée sous une faible pression (20 à 30 centi-mètres) et avec une grande lenteur; il faudra, en outre, avoir soin d'interrompre le courant de temps en temps afin de permettre à l'intestin de se vider.

Le lavement froid ainsi pratiqué agit d'abord comme éva-cuant, mais il agit surtout en abaissant la température et en désinfectant l'intestin. Il abaisse la température d'une façon plus rapide mais moins durable que le bain et paraît exercer une très heureuse influence sur les phénomènes nerveux.

Au lieu d'employer l'eau bouillie simple, on peut ajou-ter, comme le conseille Houdeleckt (de Lyon), de la teinture d'iode à raison de 1 gramme par litre d'eau.

Obstruction intestinale. — L'indication des lavements dans l'obstruction intestinale doit toujours être remplie, quand le malade ne peut supporter l'entéroclyse; mais il est évident que, dans la plupart des cas, cette médication ne saurait jouer qu'un rôle adjuvant.

En pareille circonstance, on doit faire usage de lave-ments purgatifs composés selon la formule donnée précé-demment, ou avec des doses plus fortes si cela est néces-saire. On a aussi préconisé les lavements à l'eau gazeuse, à l'eau de Seltz, que l'on fait pénétrer dans le rectum aussi haut que possible au moyen d'une canule que l'on met en communication avec un siphon d'eau de Seltz.

On a préconisé aussi des lavements avec un litre de sain-doux fondu, maintenu à 40°, portés haut dans l'intestin avec la sonde. Ils réussissent parfois à vaincre l'obstruction, mais ils ont l'inconvénient d'irriter beaucoup la muqueuse et même de provoquer de l'entérocolite.

Hémorroïdes. — Elles sont habituelles chez les constipés. On doit préférer les lavements froids sauf lorsque les hémorroïdes sont enflammées.

Hémorragies. — Dans les cas d'hémorragie gastrique ou intestinale, les lavements chauds constituent un excellent hémostatique. Les lavements doivent alors être administrés, le malade étant couché sur le dos, avec une faible pression. Un ou deux lavements suffisent pour arrêter les hémorragies.

Dans les hémorragies de la fièvre typhoïde, Tripier a recouru avec succès aux lavements chauds, simples ou additionnés de chlorure de calcium.

Oxyures. — Les lavements au chlorure de sodium ou à l'eau glycérinée réussissent très bien. On peut se servir aussi de lavements d'eau sulfureuse.

Néphrite aiguë. — Les lavements permettent, dans le traitement de la néphrite aiguë, de remplir, dans une notable mesure, une indication primordiale : la désintoxication de l'organisme. Je les prescris d'une façon systématique, à titre d'adjuvant, dans toute néphrite aiguë, et, en agissant ainsi, je rends au malade des services incontestables. J'emploie, de préférence, l'eau froide qui possède, en outre, un pouvoir antithermique qui trouve son emploi lorsque la température est élevée; mais il est évident que, dans les cas graves où l'urémie est constituée et où la température tombe au-dessous de la normale, il faut employer l'eau chaude à une température de 40 à 80°. Les lavements sont pris plusieurs fois par jour, 2 à 4 fois pendant toute la période caractérisée par l'émission d'urines rares et foncées.

Dans la néphrite scarlatineuse, en particulier, l'usage

des lavements répétés quotidiennement m'a donné de très bons résultats. Ce fait n'a rien de surprenant, si l'on réfléchit que, par cette médication, on diminue considérablement le travail de l'émonctoire rénal et qu'on détermine aussi l'absorption, au niveau de la muqueuse intestinale, d'une certaine quantité d'eau qui concourt à la dépuration de l'organisme.

Prostatite. — Les lavements d'eau chaude à une température de 55° constituent un moyen précieux de combattre la prostatite aiguë. Reclus les a vivement préconisés. Ces lavements exigent une précaution spéciale : ils doivent être pris très lentement, goutte à goutte; ils seront répétés tous les jours jusqu'à disparition des phénomènes aigus et, dans l'intervalle, le périné sera constamment recouvert de compresses trempées dans l'eau à la même température.

Contre la prostatite chronique et la congestion ou l'hypertrophie de la prostate les lavements d'eau chaude à 50° sont d'un excellent usage.

Congestion cérébrale. — Ici le lavement doit faire effet de saignée blanche. Il doit être actif. Pour cela j'ai recours aux lavements purgatifs abondants et répétés lorsqu'il est impossible de faire prendre un purgatif énergique au malade.

Méningite. — Pour combattre ici la constipation, lorsque le malade est incapable de prendre par la voie buccale, j'ai recours aux lavements simples ou purgatifs.

Un excellent moyen consiste dans l'administration d'urgence, dans ces cas ainsi que dans les cas de congestion cérébrale, du lavement salin. Il consiste à injecter une solution de gros sel de cuisine à 20 ou 25 0/0. Sous son action il se produit une abondante transsudation à l'intérieur de l'intestin suivie rapidement de débâcles diarrhéiques. Nous avons employé ce procédé avec beaucoup de succès dans les cas urgents et son action est parfois supérieure au lavement purgatif du Codex.

Lavements médicamenteux. — On peut les diviser en deux catégories : les lavements calmants et les lavements thérapeutiques :

1º LES LAVEMENTS CALMANTS employés sont les lavements au chloral, au bromure, à l'opium, au camphre, au musc, à la morphine.

Le lavement au chloral se prépare de la façon suivante : on délaye un jaune d'œuf dans 100 à 125 grammes d'un mélange, à parties égales d'eau bouillie tiède et de lait, et on y ajoute 1 à 3 grammes de chloral.

Le lavement bromuré se prépare de la même façon. On remplace simplement le chloral par 2 à 4 grammes de bromure de potassium.

Les *lavements opiacés*, dont le plus courant est celui au laudanum de Sydenham, se préparent en ajoutant à un quart de lavement d'eau bouillie tiède V à X gouttes de laudanum.

Le lavement au camphre, employé surtout dans certaines affections douloureuses des voies urinaires (cystites, blennorragie), se prépare en délayant 4 grammes de camphre avec un jaune d'œuf et 125 grammes d'eau tiède.

Le lavement au musc s'emploie surtout en pédiatrie. Cependant, son emploi est très limité en raison de son prix élevé. On emploie de préférence le lavement au castoreum à la dose de 4 grammes de teinture pour 125 litres d'eau bouillie tiède.

Le *lavement de morphine* s'emploie surtout contre les douleurs vives de la cystite aiguë. Il est ainsi composé :

    Chlorhydrate de morphine.............   0 gr. 01
    Sulfate d'atropine....................   0 — 002
    Eau distillée.........................   10 —

Ce lavement qui peut être répété deux fois par jour doit toujours être précédé d'un lavement évacuateur.

2° LES LAVEMENTS THÉRAPEUTIQUES les plus employés sont :

Les lavements à la créosote;

Les lavements arsénicaux;

Les lavements antiseptiques;

Les lavements astringents.

Les *lavements à la créosote* s'emploient surtout dans la tuberculose pulmonaire, ce médicament étant très irritant pour l'estomac.

On peut formuler de trois façons différentes :

    1° Eau............................   100 gr.
       Créosote pure............ 0 gr. 50 à   1 gr.
       Huile d'amandes douces...............   25 —
       Jaune d'œuf.........................   Nº 1

On fait d'abord dissoudre la créosote dans l'huile, puis on émulsionne avec le jaune d'œuf et l'on ajoute l'eau.

Ce lavement est pris le soir avant le coucher après avoir débarrassé le rectum par un lavement évacuateur.

    2° Créosote pure de goudron de hêtre   0 gr. 50 à   2 gr.
       Eau distillée......................   125 —

Il faut que la créosote soit absolument pure, faute de quoi la dissolution ne s'effectuerait pas.

Il doit être pris froid.

3° Créosote de hêtre...................... 10 gr.
Teinture de bois de Panama........... 80 —
Eau distillée...................... 60 —

Verser 1 cuillerée à soupe dans 125 grammes d'eau pour faire le lavement.

Les lavements d'oléo-goménol rendent de grands services chez les malades qui ne doivent pas prendre de créosote.

Les *lavements arsenicaux* s'emploient également dans la tuberculose pulmonaire. Les plus employés sont ceux au cacodylate de soude et à la liqueur de Boudin.

J'emploie les formules suivantes :

1° { Cacodylate de soude............... 0 gr. 60
    { Eau distillée...................... 300 —

2° { Cacodylate de soude............... 1 gr.
    { Eau distillée...................... 300 —

Une à deux cuillerées à soupe dans 150 gr. d'eau pour faire
un lavement à garder.

La première solution renferme 3 centigrammes de médicament par cuillerée à soupe, la seconde en renferme 5 pour la même quantité; suivant les circonstances, je me sers de l'une ou de l'autre. La dose quotidienne varie entre 3 et 10 centigrammes, et la médication doit être interrompue pendant trois jours par semaine.

Liqueur de Boudin..................... 50 gr.
Eau tiède...................... 50 —

La liqueur de Boudin étant une solution d'acide arsénieux au millième, le lavement renferme par conséquent 5 centigrammes de substance active.

Lavements antiseptiques. — Ils s'emploient surtout dans les affections intestinales, mais leur action n'est pas aussi certaine que celle de l'entéroclyse. On les emploie surtout lorsque les lésions siègent vers l'S iliaque et le rectum.

Les formules sont nombreuses. J'emploie de préférence les suivantes :

Sous-acétate de plomb..........	10 à 25 gr.
Eau bouillie.........................	250 —

Teinture d'iode......................	0 gr. 50
Iodure de potassium................	2 —
Eau bouillie.........................	125 —

Nitrate d'argent.............	0 gr. 10 à 0 gr. 20
Eau distillée........................	250 —

Lavements astringents. — Le plus employé est le lavement au tannin qui se formule ainsi :

Tannin à l'alcool....................	2 gr.
Eau bouillie.........................	250 —

Lavements alimentaires. — Ils constituent une ressource précieuse pour alimenter les malades lorsque ceux-ci ne peuvent plus absorber d'aliments par la voie buccale, soit par faiblesse, soit par affection gastrique nécessitant le repos stomacal complet.

La muqueuse rectale possède le pouvoir d'absorber l'eau, les sels, les acides, l'alcool. Pour beaucoup d'auteurs elle ne laisse pas passer les albuminoïdes. Cependant Castaigne et Rathery ont prouvé récemment que l'injection d'albumine dans le rectum déterminait des albuminuries digestives. De là, la nécessité d'additionner de 0^{gr},25 de trypsine les lavements alimentaires contenant des albuminoïdes.

Les formules les plus courantes sont :

Farine de pois..........................	250 gr.
Eau....................................	500 —
Acide salicylique......................	1 —
Glycérine pancréatique.................	X gouttes

A diviser en 4 lavements.

Ewald se sert de lavements peptonisés auxquels il ajoute du sucre de raisin.

Hayem broye un pancréas de bœuf dans de l'eau à 37°, il y ajoute de la pulpe de viande maigre et un jaune d'œuf. Il maintient le tout deux heures à 37° et il injecte dans le rectum.

Les deux lavements les plus employés sont ceux de Dujardin-Beaumetz :

Eau tiède..............................	100 gr.
Laudanum..............................	V gouttes
Peptone...............................	2 à 3 cuill. à soupe

ou de Gaucher :

Bouillon dégraissé.....................	25 gr.
Vin...................................	25 —
Peptone	2 cuill. à soupe

Avant l'administration de tout lavement alimentaire, il faut évacuer le rectum par un lavement tiède.

III

LES PONCTIONS

PONCTION DE LA PLÈVRE ET SES MODALITÉS

Définition. — La ponction de la plèvre est une médication aujourd'hui très usitée, destinée à permettre l'évacuation du liquide contenu dans la cavité pleurale. La ponction de la plèvre, comme celle du péricarde, présente cette particularité qu'elle exige, en outre de la ponction proprement dite, des manœuvres d'aspiration, car le liquide n'est pas soumis à une pression suffisante pour sortir spontanément de la cavité séreuse.

Historique. — Depuis la plus haute antiquité, on a eu l'idée de traiter les épanchements pleurétiques par la ponction. Hippocrate la pratiquait déjà au moyen du fer rouge ou de l'instrument tranchant, mais ne l'employait que dans les cas très graves. À l'époque romaine, l'oubli semble s'être fait sur cette opération, et ce n'est qu'au moyen âge que certains médecins arabes en conseillent l'usage. Après une seconde période d'oubli, sous l'influence d'Amboise Paré et de Fabrice d'Aquapendente, la ponction de la plèvre est de nouveau préconisée et, en 1624, Goulin prétend que cette opération donne plus de succès que la ponction abdominale. Dès cette époque, ses indications s'étendent ; après l'avoir employée exclusivement dans la cure des pleurésies séreuses, les médecins du xviie siècle la conseillent dans les épanchements purulents. Mais les conséquences fâcheuses résultant de l'introduction de l'air dans le thorax forcent un grand nombre de médecins à abandonner la ponction qui ne fut guère alors employée que par les chirurgiens, malgré la substitution du trocart faite, en 1694, par Vincent Drouin. Ce ne fut qu'après la découverte de la canule de Reybart : canule dont l'extrémité libre est terminée par un manchon de baudruche mouillée, jouant le rôle de soupape, que la ponction de la plèvre, pouvant être faite sans danger pour le malade, reprit quelque vogue. Mais la vulgarisation de cette méthode ne se produisit que plus tard, grâce à Trousseau qui se servit exclusivement de la canule de Reybart. En 1852 Bodwische (de Boston) recommanda, pour vider la plèvre, de se servir d'une seringue aspiratrice et d'un fin trocart ; puis Blachez, reprenant une idée antérieurement émise par Cook, substitua au gros trocart de Reybart, le trocart capillaire. Enfin le 2 novembre 1869 Dieulafoy, alors interne de Potain, communiqua à l'Académie de Médecine les principes de la méthode aspiratrice essentiellement caractérisée par l'emploi des fines aiguilles creuses et par la création d'un vide préalable, car l'idée d'appliquer l'aspiration à l'évacuation des épanchements pleurétiques n'était pas neuve, Galien ayant en effet imaginé un appareil, le pyulque, composé d'une seringue aspirante garnie d'une longue aiguille. L'appareil primitif de Dieulafoy était d'un maniement peu commode, Potain le remplaça par un autre plus pratique qui est aujourd'hui entre les mains de tous les médecins.

Instrumentation. — On peut utiliser :

1° Le *siphon* ou appareil de Duguet qui se compose uniquement d'un trocart et d'un tube d'enroulement. Cet appareil, très simple, permet l'évacuation du liquide pleural en utilisant les propriétés classiques du siphon.

2° Les *appareils aspirateurs.*

a) **Appareil de Dieulafoy.** — C'est un corps de pompe en verre muni d'une aiguille à ponction et de deux robinets.

Après avoir fait le vide dans le corps de pompe, on introduit dans la plèvre l'aiguille montée sur le premier robinet.

On ouvre le robinet qui ferme l'aiguille, le cylindre s'emplit.

On ferme ce robinet, puis on ouvre le second par lequel le liquide refoulé s'écoule dans un récipient.

b) **Aspirateur Potain.** — L'appareil de Potain se compose de trois parties principales : d'une pompe qui sert à faire le vide, d'un réservoir dans lequel on fait le vide et de trocarts qui servent à ponctionner la cavité pleurale. Ces trois parties sont mises en communication au moyen de tubes en caoutchouc et de robinets. Dans l'appareil que l'on trouve dans le commerce sous le nom d'aspirateur de Potain, il n'existe pas de récipient, celui-ci pouvant être remplacé par une bouteille quelconque d'une contenance d'un litre environ. Il se compose, en réalité, de trocarts et d'aiguilles creuses, d'une pompe aspirante et foulante, de tubes de communication et d'un bouchon de caoutchouc pouvant s'adapter à la plupart des bouteilles. Ce bouchon est traversé par une tige en T métallique et creuse dont la lumière divisée en deux moitiés par une cloison offre un double conduit qui communique, d'une part, avec l'intérieur du récipient et, d'autre part, avec les branches de division de la tige. Les branches portent l'une et l'autre un robinet et sont terminées par un ajutage sur lequel s'adaptent les tubes de caoutchouc qui établissent la communication avec la pompe et le trocart.

La pompe se compose d'un cylindre métallique dans lequel se meut un piston actionné par une tige terminée par une poignée. Elle présente à sa partie inférieure un ajutage axial marqué de la lettre F et un ajutage latéral marqué de la lettre A ; tous deux aboutissent au tube qui termine la pompe au niveau d'une portion légèrement renflée dans laquelle se trouve une soupape dont le fonctionnement permet d'obtenir par le simple va-et-vient du piston une aspiration par l'ajutage A et un refoulement par l'ajutage F.

Les tubes de caoutchouc sont au nombre de trois. L'un est recouvert d'un tissu coloré (vert le plus souvent) et sert à établir la communication entre la pompe et l'une des branches de la tige traversant le bouchon; l'autre en caout-chouc rouge, non recouvert, porte un index en verre et relie l'autre branche de la tige avec la canule ou l'aiguille; le troisième tube, en caoutchouc non recouvert également, s'adapte à la partie inférieure de la tige et plonge par son extrémité, portant un tube de verre arrondi et creux, dans le fond du récipient.

La série de trocarts et d'aiguilles se compose générale-ment de trois trocarts de différentes grandeurs et de deux aiguilles creuses; chacune de ces pièces ne s'adapte pas directement avec le tube de caoutchouc; cette adaptation se fait par l'intermédiaire d'un petit tube métallique terminé, d'une part, par un ajutage rodé s'adaptant à celui du tube et, d'autre part, par un ajutage fileté sur lequel on visse soit l'aiguille, soit le trocart. Cette pièce porte en outre un robinet et une branche creuse latérale.

Manœuvre de l'appareil. — Avant de songer à faire une ponction de la plèvre, il est de toute nécessité de connaître son appareil, de savoir le monter rapidement et sûrement, de *l'avoir bien en mains*, comme s'il s'agissait d'un forceps. Plusieurs répétitions ne sont pas de trop pour être familia-risé avec le fonctionnement de l'aspirateur Potain, et nous ne saurions trop vivement engager les praticiens à suivre nos conseils avant de monter leur appareil vis-à-vis du ma-lade. Combien d'hésitations, toujours mal interprétées par l'entourage, peuvent être ainsi évitées; combien d'erreurs aussi qui portent préjudice non-seulement au médecin mais encore au malade, quand, au lieu de retirer le liquide de la plèvre, on y injecte de l'air.

Premièrement on choisit une bouteille, dont l'orifice ait des dimensions sensiblement voisines de celles du bouchon en caoutchouc; le litre convient dans la plupart des cas. On adapte alors à la bouteille le bouchon de caoutchouc muni des trois tubes, les *robinets étant fermés;* le bouchon étant soigneusement enfoncé, on le fixe au moyen du ressort en lame qui le croise perpendiculairement en appuyant fortement celui-ci contre les saillies circulaires du goulot de la bouteille. Cela fait, on pratique le vide; la pompe est alors mise en communication *par son ajutage A* avec la bouteille, le *robinet correspondant est ouvert,* l'autre restant fermé et l'on manœuvre le piston. Au bout d'un certain temps, la main qui tient le corps de pompe sent que celui-ci s'échauffe, pendant que l'autre main éprouve une résistance de plus en plus grande à faire mouvoir le piston. A ce moment, il existe un certain vide dans la bouteille; on le pousse un peu plus loin et *l'on ferme le robinet* précédemment ouvert.

L'appareil est alors préparé pour l'aspiration, mais il ne l'est encore pas pour la ponction.

Quand on veut aller vite, on emploie, au lieu du trocart, l'aiguille creuse. La manœuvre est alors simplifiée : l'aiguille est vissée sur le tube intermédiaire et celui-ci, dont le robinet est mis à l'arrêt, est adapté sur le tube de caoutchouc, muni de l'index, par sa branche latérale. L'appareil est alors préparé pour la ponction.

Quand on emploie le trocart, on procède d'une façon un peu différente. On fixe d'abord le tube intermédiaire par sa branche latérale sur le tube muni de l'index, puis on choisit un trocart de diamètre convenable. Celui-ci se compose de trois pièces : une canule dont une extrémité est élargie et filetée intérieurement, une aiguille terminée, d'une part par une partie effilée à trois pans et, d'autre part, par un bouton, une sorte de bouchon métallique pouvant se déplacer le long de l'aiguille, et terminé vers la pointe par une portion conique, légèrement rodée. Pour ajuster le trocart sur le tube intermédiaire, on commence par séparer l'aiguille et le bouchon, qui sont solidaires, de la canule et l'on visse celle-ci sur le tube; puis, après avoir ouvert le robinet, on fait pénétrer dans l'intérieur du tube l'aiguille et le bouchon métallique qui vient se loger dans l'ajutage rodé. L'appareil est alors prêt à fonctionner.

Quand, au cours d'une évacuation, la canule s'obstrue, on la débouche au moyen des stylets mousses, de grandeur correspondante et en nombre égal, que renferme l'appareil; si c'est l'aiguille qui s'obstrue, on pourra employer un fil d'argent ou encore un stylet de diamètre suffisamment petit.

Nous répétons, à dessein, qu'il ne faut ponctionner qu'après avoir minutieusement vérifié son appareil, s'être assuré que le vide existe et que le robinet qui établit la communication avec la pompe est bien fermé.

Manuel opératoire. — Le malade est placé au bord du lit correspondant à la situation de son épanchement; à gauche, s'il s'agit d'un épanchement gauche, à droite si l'épanchement siège à droite du thorax. On détermine par la percussion et l'auscultation la limite supérieure de la collection liquide et, à ce niveau, on trace une ligne de repère; à ce moment, on choisit l'endroit exact où sera enfoncé le trocart.

La ponction doit être faite sur le prolongement de la pointe de l'omoplate (Dieulafoy) ou le long de la ligne axillaire postérieure (Trousseau), au niveau du septième ou du huitième espace intercostal pour les pleurésies gauches, au niveau du sixième pour les pleurésies droites afin d'éviter le foie. On procède ensuite à la toilette de la région en suivant les règles d'une rigoureuse antisepsie car, à l'inverse de la paracentèse abdominale, la ponction de la plèvre peut être suivie d'accidents infectieux. La peau sera donc brossée et savonnée, puis lotionnée avec de l'alcool à 90° et arrosée avec une solution de sublimé au millième. Avant ces préparatifs on aura procédé à la désinfection de l'aiguille creuse du trocart et de la canule préalablement séparés, en les plongeant dans l'eau bouillante puis dans une solution phéniquée au cinquantième.

Dans quelle position faut-il ponctionner le malade? Nous préférons la position horizontale qui expose moins le malade à la syncope, occasionne moins de fatigue et permet d'éviter de ponctionner à blanc dans les collections peu abondantes, car le liquide est alors étalé suivant une ligne horizontale.

Le malade est prêt, l'opérateur confie l'aspirateur à un aide et ajuste rapidement la canule ou l'aiguille au tube métallique, puis il tend, avec le pouce et le médius de la main gauche, la peau de l'espace intercostal choisi en appuyant l'index sur la côte inférieure. Tenant alors, de la main droite, le trocart de façon que la pointe dépasse l'extrémité des doigts de 2 centimètres environ, il fait glisser l'instrument sur l'ongle de l'index gauche, traverse doucement la peau, puis vivement les parties sous-jacentes jusqu'à ce que la sensation de résistance ait cessé. L'instrument a pénétré dans la cavité pleurale. Si l'on a ponctionné avec l'aiguille creuse, l'aide ouvre le robinet de communication entre le tube à index et le récipient, le vide se propage dans le tube et aussitôt le liquide est aspiré, passe dans l'index en verre et arrive dans le récipient. Si l'on a ponctionné avec le trocart, il faut le retirer de la canule, tout en maintenant fixement celle-ci avec la main gauche, fermer le robinet du tube métallique et, seulement alors, ouvrir le robinet de communication avec le récipient.

Il faut, de temps en temps, arrêter l'écoulement du liquide en fermant le robinet de communication avec le flacon; pendant cet arrêt, on refait le vide après avoir ouvert l'autre robinet et l'on percute la poitrine afin d'apprécier la diminution de l'épanchement. Quand on a retiré une quantité suffisante de liquide, on enlève la canule ou l'aiguille et l'on obture l'orifice avec un flocon d'ouate imbibé de collodion iodoformé.

Quantité de liquide. — La quantité de liquide que l'on enlève par la thoracentèse ne pourrait être fixée d'une façon uniforme, car elle varie avec les circonstances particulières de chaque cas, selon qu'on a affaire à une pleurésie ancienne ou récente, à un épanchement moyen ou abondant. On a posé, comme règle générale, de ne jamais vider la plèvre à fond dans n'importe quel cas ; ainsi dans les pleurésies anciennes, il ne faudrait jamais retirer plus de 1.000 à 1.200 grammes : mais dans les épanchements récents et abondants, on pourrait extraire une quantité plus considérable de liquide, tout en procédant lentement et en s'arrêtant de temps en temps. Les épanchements, en effet, peuvent atteindre des chiffres élevés, 2.000, 2.500 et même 3.000 grammes; on peut en faire l'évaluation d'une façon approximative, en se basant sur l'étude des signes présentés par le malade : dans les épanchements inférieurs à 1.000 grammes le souffle est voilé et limité à l'expiration, dans les épanchements de 1.000 à 2.000 grammes le souffle prend un timbre bronchique et s'entend aux deux temps de la respiration; dans les épanchements abondants, supérieurs à 2.000 grammes, le souffle disparaît ou prend un timbre caverneux et amphorique. S'il s'agit d'une pleurésie gauche, on peut voir de la déviation de la pointe du cœur; s'il s'agit d'une pleurésie droite, on se basera sur le degré d'abaissement du foie.

J'estime que le mieux est d'enlever tout le liquide d'un coup, mais cela ne peut se faire que si l'on procède avec lenteur. Je n'ai jamais eu d'accidents en agissant ainsi et j'ai remarqué que le liquide a moins de tendance à se reproduire quand la plèvre a été bien vidée.

Règles particulières. — Il peut arriver, au cours de la ponction, quelques incidents opératoires. Quand l'aiguille est poussée dans la plèvre, elle peut tomber sur une fausse membrane, en ce cas le liquide n'est pas aspiré; il faut alors la retirer et ponctionner en un autre point. Ou bien, l'écoulement du liquide se produit, mais il s'arrête spontanément parce qu'un flocon albumineux est venu obstruer la lumière de l'aiguille : il faut alors interrompre la communication avec le récipient, ouvrir le robinet du tube intermédiaire et passer dans l'aiguille un stylet mousse préalablement flambé. Au fur et à mesure que le liquide s'écoule, le poumon reprend peu à peu son volume et tend à venir se mettre en contact avec la paroi costale ; pour éviter qu'il vienne se blesser sur l'aiguille, il suffit de faire basculer celle-ci de façon à la rendre parallèle à la paroi, tout en maintenant sa pointe dirigée vers le bas.

Indications. — Dans l'étude des indications de la thoracentèse, il y a deux points à considérer : 1° l'indication proprement dite de l'intervention au cours des différentes pleurésies ; 2° l'opportunité de l'intervention. En effet, « étant donnée une pleurésie aiguë avec épanchement, deux cas peuvent se présenter : dans l'un la thoracentèse est urgente, dans l'autre elle est discutable » (Dieulafoy).

Pleurésie séro-fibrineuse. — D'une façon générale, la thoracentèse est toujours indiquée au cours de la pleurésie séro-fibrineuse; mais elle ne doit être pratiquée, à moins d'urgence absolue, qu'à la fin de la période d'état ou à la période de déclin, quand la fièvre est tombée.

Dans les cas de moyenne intensité, quand la fièvre a

disparu, la ponction hâte la résorption de l'épanchement. L'indication de l'intervention est entièrement subordonnée à la résistance du liquide à la résorption ; quand celle-ci paraît devoir être longue, il faut ponctionner afin d'éviter la déformation de la paroi thoracique et la rétraction du poumon.

Quand la fièvre pleurétique persiste pendant plusieurs semaines, il ne faut pas attendre qu'elle ait cessé pour pratiquer la thoracentèse ; souvent l'épanchement ne se reproduit pas et la fièvre disparaît presque complètement quelques jours après la ponction.

Que faut-il entendre par urgence absolue ? D'après quelques auteurs, il n'y a urgence que lorsque les symptômes d'asphyxie, tels que l'orthopnée, la cyanose et la fatigue du cœur sont très accentués, que l'épanchement soit excessif ou d'une abondance moyenne. D'après d'autres, l'urgence s'impose encore lorsque sans symptômes asphyxiques, il existe dans la plèvre une collection liquide assez abondante pouvant comprimer le cœur ou le poumon et devenir susceptible de déterminer la mort subite par syncope cardiaque ou pulmonaire.

Pour Dieulafoy, tout épanchement supérieur à 1.800 grammes, chez l'adulte, implique l'urgence de la thoracentèse, car la dyspnée en pareille circonstance est un signe infidèle et un guide trompeur. Nous partageons complètement cette façon de faire et nous poserons comme règle que dans toute pleurésie séreuse, quels que soient l'âge du malade et la phase de la maladie, il faut ponctionner la plèvre dès que l'épanchement atteint ou dépasse 1.800 grammes, et cela, malgré l'existence possible de complications cardiaques ou pulmonaires. On évitera ainsi bien des mécomptes, car on a souvent observé dans les épanchements supérieurs à 1.800 grammes la mort subite ou rapide par syncope, par embolie cérébrale, par embolie ou thrombose pulmonaire.

Je dirais même plus, la ponction est si inoffensive, qu'il faut la faire toutes les fois que le malade se sent gêné, alors même que l'épanchement ne paraît pas très abondant.

Effets de la thoracentèse. — La thoracentèse n'est pas seulement un excellent palliatif possédant une action vraiment héroïque contre les phénomènes asphyxiques, mais elle constitue encore un moyen curatif, énergique, éminemment efficace pour hâter la disparition définitive de l'épanchement pleurétique. Les bons effets de la ponction se montrent d'une façon très précoce; la dyspnée diminue, les mouvements respiratoires deviennent moins rapides et plus amples ; le point de côté ou les douleurs thoraciques disparaissent. A l'examen du thorax, on constate le retour de la sonorité dans les zones de matité, sauf au niveau de la base où les fausses membranes se sont amassées. En même temps le souffle disparaît pour faire place au murmure vésiculaire et, dans le cas d'épanchement considérable où il avait été remplacé par un silence absolu, il devient de nouveau perceptible. La température présente, à la suite de la thoracentèse, une ascension qui est quelquefois assez élevée, mais qui ne dure que quelques heures.

Une seule ponction suffit souvent pour amener la guérison et cela en dix à quinze jours quand l'épanchement est récent et que la fièvre est tombée ; dans d'autres cas, le liquide laissé dans la plèvre augmente un peu avant de disparaître définitivement ; enfin, dans quelques cas assez rares, l'épanchement persiste, puis revient à son volume primitif. Cette reproduction de l'épanchement, qui est souvent l'indice d'une tuberculose pleurale, peut faire poser l'indication d'une nouvelle thoracentèse.

Répétition de la thoracentèse. — Si l'on a affaire à une pleurésie ancienne et abondante dont l'épanchement atteint ou dépasse 2 litres il faut, après avoir retiré 1 litre environ de liquide, répéter la thoracentèse le lendemain ou les jours suivants et extraire de nouveau 1 litre jusqu'à ce qu'il n'existe plus dans la cavité pleurale que quelques centaines de grammes de liquide. D'après Dieulafoy, il n'y a indication à recommencer la ponction pleurale que lorsque le liquide laissé dans la plèvre atteint ou dépasse un litre.

Quand, après une première ponction faite pour un épanchement moyen, de 1.000 à 1.500 grammes, le liquide se reforme et remonte à son niveau, la thoracentèse doit être pratiquée comme s'il s'agissait d'un épanchement primitif.

Pleurésie hémorragique. — C'est un symptôme déterminé par des lésions variables de la plèvre (tuberculose, cancer, inflammation à type congestif, hématome); par des affections diverses, telles que les phlegmasies pleuro-pulmonaires, les fièvres éruptives, la cirrhose hépatique, le mal de Bright, ou encore par des traumatismes locaux tels que celui déterminé par une aspiration trop violente au cours de la thoracentèse.

L'indication de la ponction est aussi nette dans la pleurésie hémorragique que dans la pleurésie séro-fibrineuse et les règles qui sont formulées plus haut sont absolument applicables ici. Une précaution spéciale doit être prise : il ne faut jamais retirer, en une seule fois, plus de 500 à 700 grammes de liquide hémorragique, car les accidents peuvent apparaître ici d'une façon plus précoce (Dieulafoy).

Les effets de la thoracentèse sont fort variables et dépendent de la cause de l'épanchement hémorragique : l'hématome de la plèvre cède souvent après une ou deux ponctions ; dans la tuberculose pleurale peu étendue, on observe aussi des guérisons. Mais quand les lésions tuberculeuses sont étendues, ou lorsqu'il s'agit d'un cancer, l'épanchement se reproduit toujours ; le seul résultat qu'on obtienne, c'est parfois de faire perdre au liquide ses caractères hémorragiques et de lui donner l'aspect séreux. Cette modification de l'épanchement permet de répéter les ponctions un plus grand nombre de fois, Dieulafoy a pu pratiquer chez le même malade plus de trente ponctions !

La thoracentèse constitue toutefois un excellent palliatif contre les accidents asphyxiques et contre la faiblesse cardiaque ; elle est toujours suivie d'un soulagement immédiat et d'une diminution de la dyspnée. Il ne faut la répéter que lorsque le liquide s'est reproduit assez abondamment pour donner lieu aux mêmes symptômes qu'avant la première intervention.

Hydrothorax. — Contre cette complication d'une affection rénale ou cardiaque, la ponction aspiratrice ne possède qu'une action purement palliative, mais qui n'en est pas moins très importante quand la collection pleurale détermine des troubles graves du côté du cœur et des poumons. La thoracentèse doit être pratiquée quand la médication causale est insuffisante pour amener la résorption de l'épanchement pleural et quand il existe des signes manifestes de faiblesse cardiaque ou des phénomènes d'asphyxie.

Il faudra la pratiquer dans la position horizontale et avec une très grande lenteur chez les cardiaques, afin d'éviter la syncope.

Pleurésie purulente. — La pleurésie purulente peut apparaître à la suite de circonstances étiologiques fort diverses, de sorte qu'il existe de nombreuses variétés de pleurésies à épanchement purulent. Au point de vue spécial de l'indication de la thoracentèse, il en est quelques-unes qui sont susceptibles de guérir par la simple ponction non suivie de lavages antiseptiques. C'est ainsi que dans la pleurésie purulente métapneumonique, la thoracentèse est parfaitement indiquée et réussit souvent à faire disparaître toute trace d'épanchement.

La raison en est que ces pleurésies sont dues au pneumocoque, bacille dont l'existence est de courte durée. Quand il a perdu sa virulence, il ne forme plus de pus. Si cependant le pus reparaît après une ou deux ponctions, il faut faire l'empyème.

Dans la pleurésie purulente liée à une infection générale d'allure bénigne, la thoracentèse suffit quelquefois pour amener la guérison, mais cette intervention doit, dans la plupart des cas, céder le pas à la pleurotomie associée aux lavages antiseptiques et au drainage de la plèvre.

Il faut, dans tout épanchement purulent, employer une aiguille ou un trocart d'un diamètre plus grand que pour la pleurésie séreuse.

Dans la pleurésie purulente tuberculeuse, la ponction aspiratrice n'est indiquée que lorsque l'excès d'épanchement occasionne des phénomènes asphyxiques, il faut alors extraire quelques centaines de grammes, c'est-à-dire le trop-plein de la plèvre, pour soulager le malade.

Dans certains cas, cependant, j'enlève tout le pus, et en une seule fois. Le soulagement est plus grand et on peut espacer davantage les ponctions. La douleur qui survient à la fin de la ponction est le seul obstacle à l'enlèvement de tout l'épanchement.

Accidents de la thoracentèse. — Ils sont exceptionnels quand la thoracentèse est faite méthodiquement et quand elle répond à des indications précises. Les accidents, aussi nombreux que graves que l'on a signalés à la suite de la ponction pleurale, ont surtout été observés soit avant l'emploi de la méthode aspiratrice, soit immédiatement après la vulgarisation de l'aspiration, pendant une période d'abus où toutes les pleurésies étaient ponctionnées. A cette époque, en effet, Besnier venait déclarer que la mortalité de cette maladie avait augmenté depuis l'emploi de la ponction aspiratrice. Aujourd'hui il en est autrement ; grâce aux perfectionnements de la méthode, et surtout à l'application des procédés antiseptiques, la thoracentèse peut être considérée comme la plus innocente des opérations (Dieulafoy). Examinons toutefois les principaux accidents qu'elle peut déterminer.

1° *Piqûre des organes voisins*. — La piqûre de la côte peut être facilement évitée et n'entraîne aucune conséquence fâcheuse ; celle du foie n'occasionne qu'une légère douleur à l'épaule droite. La piqûre du poumon est exceptionnelle surtout si l'on emploie le trocart au lieu de l'aiguille creuse ; elle ne se produit que lorsqu'il existe soit des adhérences qui maintiennent le poumon fixé à la paroi thoracique, soit un état congestif qui l'empêche de s'affaisser. Elle ne détermine jamais le pneumothorax, mais simplement une expectoration légèrement sanglante.

2° *Introduction de l'air dans la plèvre*. — Le pneumothorax qui en résulte est rarement grave. Souvent la résorption spontanée se produit rapidement et le malade n'éprouve qu'une légère douleur thoracique et une dyspnée passagère. Cet accident qui est toujours la conséquence d'une fausse manœuvre de l'appareil peut être facilement évité. A ce propos nous recommandons vivement, comme Dujardin-Beaumetz, de ne pas faire usage des stylets mousses quand la canule s'obstrue, car on risque de déterminer ainsi un pneumothorax; il est préférable, en pareil cas, de retirer la canule, de la nettoyer et de ponctionner de nouveau.

Cependant j'ai observé que dans quelques cas de pleurésies rebelles à la ponction, le pneumothorax artificiel créé par l'entrée de l'air dans la plèvre avait empêché la réapparition ultérieure de l'épanchement. Ce fait serait probablement à rapprocher des heureux effets du pneumothorax sur la tuberculose au début.

3° *Toux*. — L'apparition de la toux est un phénomène presque constant qui apparaît vers la fin de la thoracentèse. Elle est assez rare pendant les premiers moments de l'aspiration; il en était autrement quand la ponction se pratiquait avec la canule de Reybart, le malade étant pris d'une toux pénible et quinteuse dont les saccades étaient nécessaires pour faire sortir le liquide. Quand la toux devient très fatigante pour le malade, il faut interrompre momentanément l'écoulement; si elle persiste, on arrête la ponction et on ne la répète qu'après sa disparition, car elle constitue quelquefois un signe précoce de congestion et d'œdème du poumon.

4° *Douleur thoracique*. — Cette douleur apparaît également à la fin de la ponction, elle s'observe surtout dans les cas de pleurésie ancienne quand la paroi thoracique, sous la pression du liquide épanché, a perdu de son élasticité. Dans ce cas, l'aspiration provoque un vide qui est difficilement rempli; le poumon, la paroi et les adhérences sont tiraillés et congestionnés, et une douleur apparaît, sous le mamelon le plus souvent, si vive qu'il faut arrêter la ponction. Elle a les caractères d'une douleur constrictive. Il ne faut interrompre l'évacuation que lorsqu'elle a une grande intensité.

5° *Expectoration albumineuse*. — C'est l'accident le plus

grave que l'on puisse observer consécutivement à la thoracentèse. Il est constitué par des accès de toux et d'oppression plus ou moins intenses, au cours desquels le malade rejette un liquide séreux, en quantité fort variable qui se sépare, par le repos, en deux couches : l'une supérieure, mousseuse, l'autre inférieure, formée de matières albumineuses. Cette expectoration albumineuse est produite par une transsudation du sérum sanguin à travers la paroi des vésicules pulmonaires et des petites bronches, transsudation elle-même produite par une congestion œdémateuse du poumon consécutive à la décompression rapide. L'œdème ainsi produit guérit souvent, mais il peut se terminer par la mort. On l'évitera en ne vidant la plèvre que lentement et en plusieurs séances, ainsi que nous l'avons dit à propos de la quantité de liquide à enlever.

6° *Mort subite*. — Cet accident ne saurait être imputé à la thoracentèse, il est toujours la conséquence de lésions très graves qui coexistent avec l'épanchement, mais n'est jamais dû à l'intervention. Quand il se produit pendant la ponction, c'est une pure coïncidence, ainsi que l'a démontré péremptoirement l'analyse rigoureuse des cas observés. On a toujours trouvé, en effet, des lésions capables d'entraîner la mort : gangrène pulmonaire, péricardite, hémorragie interne, thrombose cardiaque ou pulmonaire, embolie cérébrale, etc.

7° *Transformation purulente*. — Dans toute pleurésie franchement séreuse, le liquide ne deviendra jamais purulent si la ponction a été faite aseptiquement ; cependant il est des pleurésies d'apparence séreuse qui, ponctionnées une première fois, donnent un liquide clair mais renfermant des germes pyogènes et qui, lors d'une ponction ultérieure deviennent purulentes. Il ne s'agit pas d'une transformation déterminée par l'opération ; les aspects présentés successivement par le liquide tiennent à ce fait qu'on a ponctionné la pleurésie à des phases différentes de son évolution (Dieulafoy). Il en est de même si, au lieu de renfermer des germes pyogènes, le liquide pleural contient un chiffre élevé (supérieur à 5.000 par millimètre cube) de globules rouges.

Conduite à tenir dans les pleurésies bloquées. — Mosny et Stern ont décrit, récemment, les pleurésies dans lesquelles « l'épanchement est emprisonné de telle sorte dans la poche qui le contient que l'aspiration même la plus énergique ne peut l'en faire sortir ».

C'est Dufour le premier qui attira l'attention, en 1905, sur l'existence de ces pleurésies. Depuis, Mosny et Harviar ont apporté deux nouvelles observations.

Cliniquement, on peut rencontrer deux formes de pleurésies bloquées.

La première comprend les pleurésies totalement bloquées dans lesquelles, malgré des signes physiques faisant penser à un épanchement, la ponction reste totalement blanche ou ne ramène, péniblement, que quelques gouttes de sérosité.

On pense alors à une pachypleurite, à une pleurésie cloisonnée ou encore à une spléno-pneumonie et on est tout surpris à l'autopsie de trouver un épanchement abondant.

Il eût suffi pour obtenir du liquide d'enfoncer près de l'aiguille aspiratrice une deuxième aiguille communiquant librement avec l'air extérieur.

La seconde catégorie de faits comprend les pleurésies partiellement bloquées dans lesquelles, après avoir cueilli quelques centaines de grammes de liquide, l'écoulement s'arrête malgré les efforts d'aspiration les plus énergiques et la persistance des signes de pleurésie.

On pense alors à l'obstruction du trocart par une fausse

membrane ou bien encore à une pleurésie cloisonnée, mais les explorations pratiquées en de multiples endroits restent sans effets.

Ce blocage total ou partiel de l'épanchement s'explique d'ailleurs facilement par la rigidité complète ou incomplète des parois de la cavité qui le contient.

Dans ces cas il est évident qu'il est inutile de ponctionner les pleurésies aiguës qui se reproduiront rapidement ; mais dans les pleurésies chroniques, il y a tout intérêt à enlever un liquide qui, outre l'obstacle mécanique qu'il crée, pourrait devenir un excellent milieu de suppuration.

Mais puisqu'il s'agit là d'une cavité close il est certainement imprudent de se servir de la technique qui consiste à laisser entrer librement de l'air atmosphérique par une aiguille placée à côté de celle qui fait la ponction.

Il faut donc remplacer le liquide que l'on évacue par un gaz stérilisé ou mieux encore par de l'air stérilisé plus facilement absorbable.

L'appareil dont on se sert est celui qui est communément employé pour l'introduction des gaz dans la plèvre; il injecte l'air après l'avoir stérilisé et en même temps en mesure le débit.

Nous empruntons à M. Mosny les détails relatifs à la technique et au maniement.

A un tube en verre et en forme de T aboutissent trois tubes en caoutchouc épais: l'un relié à l'appareil Potain ou Dieulafoy, le deuxième au trocart, le troisième à l'appareil producteur et injecteur d'air stérilisé. Ce dernier est composé de deux flacons et d'une ampoule, le tout réuni par des tubes en caoutchouc.

L'un des flacons contient de l'eau chaude qui échauffera l'air à injecter; l'autre flacon gradué de l'air, l'ampoule du coton stérilisé. Enfin les tubes sont munis de petites pinces à pression à l'aide desquels on peut les fermer.

Le manuel opératoire est le suivant :

1° On commence par élever le flacon plein d'eau au-dessus du flacon plein d'air; le bouchon étant enlevé, une certaine quantité d'eau s'écoule dans le flacon contenant l'air. Alors le siphon étant amorcé, on remet en place le bouchon, et on serre la pince;

2° Le trocart est introduit dans la plèvre. La pince étant desserrée, on fait l'aspiration à l'aide de l'appareil Potain ou Dieulafoy. Si la pleurésie n'est pas totalement bloquée, l'exsudat pleural s'écoulera.

Si, au contraire, la pleurésie est totalement bloquée, on commence par l'injection d'air, qui s'opère de la façon suivante :

3° Dès que l'écoulement du liquide devient impossible, on fait écouler l'eau du flacon supérieur dans l'autre et en chassera l'air. Celui-ci s'engagera dans le tube conduisant à l'ampoule où il se purifiera dans l'ampoule et par les tubes pénétrera dans la cavité pleurale. Le flacon d'air étant gradué, le volume de l'eau qui y est entrée mesurera le volume de l'air qui en a été chassé;

4° Puis on recommencera l'aspiration jusqu'à nouvelle cessation de l'écoulement. Et ainsi de suite.

On doit injecter la quantité d'air nécessaire pour permettre l'évacuation complète de l'épanchement. Il faut, en général, injecter la moitié au moins du liquide soustrait ou bien, tout au plus, un volume égal.

Autosérothérapie ou méthode de Gilbert (de Genève). — Ce mode de traitement décrit tout d'abord par Gilbert, puis Fede, Waselti, Schnütgen, etc. consiste à injecter au malade quelques centimètres cubes de son propre liquide pleural. Alors que certains auteurs pensent que cette méthode agit grâce à l'excitation mécanique de la ponction exploratrice, on est actuellement tenté d'admettre que c'est à la mise en circulation des produits contenus dans l'épanchement que l'on doit ses heureux résultats.

En tout cas, quel que soit le mode d'action, voici en quoi consiste ce procédé. Il suffit de faire avec une seringue de Pravaz une ponction d'un centimètre cube ; on retire peu à peu l'aiguille et, sans la sortir tout à fait, on la glisse sous la peau et on injecte le liquide aspiré.

Cette petite opération doit être renouvelée tous les deux jours jusqu'à disparition du liquide. En général, on doit la renouveler de une à trois fois, sauf dans quelques cas rebelles, où on doit la faire cinq à six fois.

Aussitôt après l'injection, on remarque que la quantité des urines augmente beaucoup, en même temps que baisse le niveau de l'épanchement.

Pour ma part, j'ai essayé cette méthode qui a le grand avantage d'être très simple et j'en ai obtenu parfois de bons résultats.

TECHNIQUE ET INDICATIONS
DES INJECTIONS GAZEUSES DANS LE TRAITEMENT
DES ÉPANCHEMENTS PLEURAUX

Cette question, toute récente, a été l'objet, dans ces dernières années, d'intéressantes communications et d'une revue générale de J. CASTAIGNE et GOURAUD, qui met au point la valeur de ce nouveau procédé thérapeutique. Comme le disent ces auteurs à qui nous ferons de nombreux emprunts au cours de ce chapitre, il s'agit là « d'un progrès, d'une nouvelle acquisition dans le chapitre toujours si insuffisant du traitement des pleurésies ».

Préconisées par BELLOT dans le traitement des épanchements de la vaginale, les injections gazeuses ont été ensuite employées dans le traitement de la péritonite tuberculeuse. Après avoir constaté les heureux résultats de la laparotomie simple dans cette affection, on en vint à penser que si c'était la mise en contact de l'oxygène avec les lésions qui provoquait la guérison, il était beaucoup plus simple d'injecter de l'oxygène ou de l'air dans la cavité péritonéale. Ainsi on injecta de l'air stérilisé ou de l'oxygène avec des résultats variables, jusqu'au jour où le professeur FOLET (de Lille) exprima l'opinion qu'il était préférable, dans les conditions ordinaires, d'injecter de l'air non stérile qui, plus irritant, lui semblait plus efficace. FOLET faisait remarquer à ce sujet que l'air qui vient au contact de la lésion au moment de la laparotomie, n'est pas stérile et pourtant ne donne pas d'accidents. A la même époque, on fit quelques essais dans le traitement des ascites cirrhotiques avec des résultats variables. Lorsque l'on obtenait de légères améliorations, elles étaient sans doute dues à ce fait, mis depuis peu en lumière, que parfois l'ascite des cirrhotiques qui paraît au premier abord être exclusivement mécanique, est liée à un processus mixte, mécanique et infectieux chronique (tuberculose).

Quoi qu'il en soit, l'injection d'air n'est actuellement plus employée dans le traitement des ascites mécaniques et reste bien délaissée dans la péritonite tuberculeuse.

C'est en 1885 que deux médecins anglais commencèrent à traiter les pleurésies purulentes par le procédé dit de la perflation. Il consistait à pratiquer au niveau de la plèvre deux incisions : l'une supérieure, l'autre inférieure. Tandis que par la première on insufflait de l'air, par la seconde le pus s'écoulait peu à peu. Les résultats obtenus ne furent pas très séduisants, et ce n'est que quelques années plus tard que POTAIN montra les heureux résultats que donne l'injection d'air dans la thérapeutique des hydropneumothorax.

Longtemps délaissée, cette méthode a été beaucoup employée dans ces dernières années, et l'on peut dire sans exagération qu'elle a modifié profondément la thérapeutique des épanchements pleuraux.

Indications. — Les indications des injections pleurales sont très nombreuses et se multiplient de jour en jour, au fur et à mesure qu'on en constate les heureux résultats.

Pleurésies séro-fibrineuses. — Les injections d'air sont indiquées :

1° *Dans les épanchements abondants.* — En effet, il a été classique dans ces derniers temps de recommander de ne jamais vider complètement un épanchement pleural abondant, sous peine de s'exposer à des accidents graves (mort subite, œdème aigu du poumon, etc.). Ce principe doit encore être respecté lorsqu'on pratique la thoracentèse dans les conditions ordinaires, c'est-à-dire sans injection d'air. En effet, si l'on vide trop complètement la plèvre, le poumon atélectasié reprend trop rapidement son volume normal, d'où poussée congestive intense à son niveau. Mais si l'on remplace le liquide pleural par une certaine quantité d'air, il n'en est plus de même. Il reste entre la cage thoracique et le poumon un matelas d'air qui empêche l'expansion trop rapide de cet organe. Cet air se résorbant peu à peu, la dilatation du parenchyme ne se fait que lentement, progressivement, et ainsi tout accident est évité. Dès lors, il n'y a plus d'inconvénient à assécher complètement la plèvre, à exonérer le malade d'un épanchement septique et toxique. Aussi, depuis l'entrée de cette méthode dans la thérapeutique, a-t-on pu retirer 3 litres 1/2 et même 4 litres 1/2 de liquide en une seule fois sans aucun inconvénient.

2° *Dans les pleurésies chroniques récidivantes.* — Il s'agit alors le plus souvent de processus tuberculeux, et l'on comprend facilement que parfois l'injection d'air a pu avoir une action analogue à celle qu'elle a dans la péritonite. Certaines observations de VAQUEZ, de LAMBRION sont particulièrement suggestives.

3° *Dans les pleurésies bloquées.* — Nous avons vu déjà, précédemment, l'action heureuse de l'injection d'air dans les pleurésies bloquées. Si la pleurésie bloquée totale est rare, il est plus fréquent d'observer des pleurésies partiellement bloquées.

Dans ce cas, le liquide qui s'écoulait facilement pendant le début de la thoracentèse cesse brusquement de s'écouler, alors que les symptômes cliniques indiquent qu'il reste encore du liquide dans la plèvre. Il suffit d'injecter de l'air pour obtenir à nouveau l'écoulement du liquide.

4° *Dans les pleurésies avec grosses lésions tuberculeuses pulmonaires unilatérales.* — Ce procédé consiste alors à profiter de la thoracentèse pour appliquer la méthode de FORLANINI. On obtient alors, surtout en employant les injections d'azote, d'assez bons résultats dans quelques cas de lésions étendues des poumons.

5° *Dans les pleurésies aiguës ou récentes*, les observations sont trop peu nombreuses pour permettre de se former une opinion.

Pleurésies purulentes. — Dans les pleurésies purulentes aiguës, l'injection d'air n'a que des inconvénients. Il n'en est pas de même dans les pleurésies purulentes tuberculeuses.

Les indications de l'injection gazeuse dans ce cas ont été nettement posées par Kuss, et nous ne pouvons même faire que transcrire ses conclusions.

Les indications de l'injection gazeuse peuvent se résumer de la façon suivante :

« 1° Si l'état général est par trop mauvais et s'il y a des lésions évolutives du même côté, il est préférable de s'abstenir de toute intervention active, l'expérience montrant que les épanchements purulents sont supportés sans dommage pendant un temps prolongé, même quand ils siègent à gauche ;

« 2° Quand l'état général est devenu satisfaisant, quand l'évolution pulmonaire tuberculeuse paraît nettement enrayée, que des lésions du côté opposé font redouter les conséquences du fonctionnement excessif du poumon conservé fonctionnellement, il y a intérêt à essayer les injections d'oxygène pur, en s'assurant que la résorption de l'oxygène est suivie, sans incident, du déplacement facile du poumon ;

« 3° Si l'expérience montre que le poumon se déplisse mal ou que le réveil de lésions endormies se traduit fonctionnellement ou à l'auscultation, on injecte immédiatement de l'azote dans la plèvre et, aux ponctions suivantes, on remplacera le liquide enlevé par de l'azote.

« Il pourra être utile alors d'injecter une quantité d'azote suffisante pour déterminer dans la plèvre une légère pression, et de maintenir le poumon sous pression d'azote à l'aide d'injections d'azote faibles et réitérées selon la méthode de FORLANINI. »

Hydro et pyo-pneumothorax. — Rappelons que c'est tout d'abord pour ces formes que POTAIN préconisa l'injection d'air. Cette méthode, en évitant le déplissement trop rapide

du poumon, empêche la rupture de la cicatrice de la fistule
pleuro-pulmonaire.

Technique de l'injection gazeuse intra-pleurale. — Nous
avons donné dans un chapitre précédent la technique à
suivre dans le cas de pleurésies bloquées. Dans bien des cas
cependant, surtout si l'on s'adresse à l'air atmosphérique,
l'injection d'air est tellement simple qu'elle est à la portée
de tout praticien.

En effet, on se trouve ici en présence d'une cavité réelle
dans laquelle l'injection se fera sans difficultés, tandis que,
dans le pneumothorax artificiel que l'on cherche à obtenir
pour la cure de la tuberculose, la cavité est virtuelle et ne
peut être agrandie que peu à peu.

Le gaz à injecter peut être variable, et cette question n'a
pas toute l'importance qu'on lui supposait autrefois. Le
gaz le plus employé est l'azote, qui a le grand avantage de
s'absorber très lentement; mais, comme l'injection d'air
atmosphérique renferme trois volumes d'azote pour un
d'oxygène, il est le plus souvent avantageux de s'adresser
à lui et de simplifier ainsi la technique.

Cependant, lorsqu'on veut obtenir une résorption rapide, il vaut mieux s'adresser à l'oxygène. Dans les cas où
l'on désire avoir surtout une action mécanique, lente par
conséquent, l'injection d'azote sera préférée.

Les injections gazeuses doivent être pratiquées avec les
précautions habituelles d'asepsie; de plus, la pression obtenue à l'intérieur de la plèvre doit être minime.

La méthode la plus simple consiste à enfoncer, à quelques
centimètres au-dessus de l'aiguille de ponction, une aiguille
aboutissant par l'intermédiaire d'un tube de caoutchouc à
un tube de verre rempli de coton stérilisé. L'entrée de l'air
est donc réglée ir le départ du liquide.

Dans une seconde méthode, on utilise l'appareil de POTAIN et une soufflerie de thermocautère.

Sur l'aiguille de l'appareil de POTAIN on dispose un ajutage permettant d'adapter un tube de caoutchouc relié à une soufflerie de thermocautère; sur le tube de caoutchouc est interposé un tube de verre contenant du coton stérilisé.

On ponctionne le malade suivant le mode ordinaire. Dès qu'il accuse des symptômes de décompression, on tourne le robinet de manière à arrêter l'issue du liquide et à permettre l'entrée de l'air à travers le coton. Il se produit alors un bruit caractéristique de bulles gazeuses entrant dans la plèvre. Si l'on désire augmenter la quantité d'air, on adapte la soufflerie du thermocautère.

3° Le troisième procédé beaucoup plus complexe est celui que nous avons décrit à propos des pleurésies bloquées. C'est également celui qu'on emploie lorsqu'on veut pratiquer des injections d'oxygène et d'azote.

Nous ne reviendrons pas sur l'injection d'air que nous avons exposée précédemment à propos des pleurésies bloquées. Lorsqu'on veut injecter de l'oxygène, on remplit de ce gaz le flacon intermédiaire, et la manœuvre se fait comme précédemment. Lorsque l'on veut employer l'azote, le flacon qui, dans les manipulations précédentes, était rempli d'air ou d'oxygène, est alors obturé par un bouchon en caoutchouc à trois trous. Par l'un, on introduit un tube de verre qui, par l'intermédiaire d'un tube en caoutchouc, communique avec l'appareil à ponction. Un second tube plonge jusqu'au fond du flacon et communique avec l'autre flacon rempli d'eau bouillie. Le troisième, court, est surmonté d'un entonnoir à robinet qui sert à la préparation de l'azote. Pour cela, on verse dans l'entonnoir 10 centimètres cubes environ de solution aqueuse d'acide pyrogallique à 1 p. 20 et 20 centimètres cubes de lessive de soude à

1/3. En ouvrant le robinet, le liquide s'écoule dans le flacon d'autant plus facilement que l'acide pyrogallique absorbe l'oxygène. On lève l'entonnoir, on reverse de l'acide pyrogallique et de la soude jusqu'à ce que le liquide de l'entonnoir ne pénètre plus dans le flacon. Tout l'oxygène étant absorbé, l'appareil ne contient plus que de l'azote et est prêt à servir.

Accidents de l'injection gazeuse. — On a observé parfois dans les heures qui suivent l'injection des poussées thermiques pouvant aller jusqu'à 40°. Plus rarement, on a observé des frissons, de la pâleur, de la dilatation pupillaire et même la syncope. Ces accidents, extrêmement rares, ne sont jamais graves et leur relation avec l'injection gazeuse est loin d'être certaine.

Comment agit l'injection gazeuse. — A l'heure actuelle, on n'accorde plus à l'injection gazeuse d'influence chimique sur les lésions. Il semble que les avantages de cette pratique sont plutôt d'ordre mécanique.

Comme nous avons déjà eu l'occasion de le dire, en permettant l'évacuation complète de la plèvre, cette méthode empêche les résorptions toxiques.

De plus, la résorption lente de l'air injecté empêche la dilatation brusque du poumon et ne donne donc pas lieu aux phénomènes congestifs que certains auteurs considèrent comme favorables à l'éclosion d'une granulie.

Enfin, le gaz injecté formant matelas, le poumon reste à peu près complètement au repos, ce qui favorise singulièrement la cicatrisation des lésions.

PONCTION DU PÉRICARDE

Définition. — C'est une opération qui a pour but de retirer de la cavité séreuse péricardique le liquide qui s'y est accumulé à la

suite d'un travail pathologique. On la désigne encore sous le nom
de paracentèse du péricarde.

Historique. — La ponction du péricarde n'est employée que
depuis peu ; elle fut proposée en 1649 par Riolan, qui conseilla
de la pratiquer en trépanant le sternum ; puis en 1719, Sénac
reprit la même idée, mais n'osa pas tenter l'opération. Il en est
de même de Richter, qui en admettait l'utilité, et de van Swieten
qui, reconnaissant que l'ouverture du péricarde était le seul
moyen de sauver le malade, déclarait qu'il était permis de recourir à cette opération, dont il indiquait le manuel opératoire.
Benjamin Bell, Camper, Just Arnemann, Conradi, proposèrent
diverses méthodes et en discutèrent les indications. Il faut arriver à Desault pour voir en 1798 la première tentative ; mais, à
cette époque, le diagnostic était encore si difficile que l'opération
fut faite, non pas pour un épanchement péricardique, mais pour
une poche enkystée entre le péricarde et la plèvre. Desault avait
incisé entre la sixième et la septième côte. Une nouvelle tentative
malheureuse comme la première, faite par Larrey quelques années plus tard, semble avoir été pratiquée aussi pour une poche
kystique, plutôt que pour un épanchement du péricarde. A la
suite de ces deux faits, la paracentèse tomba dans le discrédit et
l'oubli. Skielderup essaya de l'en faire sortir, mais il ne fournit
aucune expérience favorable. En 1818, Corvisart conseilla d'a-
bandonner l'incision au bistouri pour recourir à la ponction faite
avec le trocart ; à peu près à la même époque. Krapsig (de Berlin)
insistait sur les conséquences fâcheuses de la pénétration de l'air
dans le péricarde qui détermine une suppuration mortelle.

En 1819, Romero eut deux succès sur trois cas, puis Karawa-
jeff, Schönberg et Kyber publièrent de nouveaux cas heureux.

Laennec, Richerand préconisent aussi l'usage de la paracentèse
et, en 1840, Schuh fit la première ponction du péricarde à l'hôpital de Vienne ; l'année suivante, Heger en fit une seconde chez
un tuberculeux qui succomba du fait d'une tuberculisation des
poumons et du médiastin.

En 1848, Sellheim rapporte que, sur 30 cas de péricardite scorbutique traités par la ponction, il y eut 7 guérisons, tandis que
sur 147 cas traités autrement, il n'y eut que 6 guérisons. Puis
cette opération fut renouvelée par Skoda, Aran, Jobert (de Lam-
balle), Trousseau, et entra peu à peu dans la pratique courante,
à mesure que se précisaient ses indications et que se perfection-
nait son manuel opératoire, par la découverte de la méthode

aspiratrice de Dieulafoy. En 1883, S. West pouvait rassembler 79 cas de paracentèse, et depuis les observations de péricardite traitée par cette méthode se sont multipliées.

Instrumentation. — La paracentèse du péricarde ne se fait plus maintenant par incision, elle se fait par aspiration depuis que Dieulafoy a appliqué au traitement des épanchements du péricarde le procédé préconisé pour les épanchements de la plèvre.

L'instrumentation et la manœuvre de l'appareil sont donc identiques pour les deux affections (Voir le chapitre consacré à la *ponction de la plèvre*).

On se sert généralement de l'aiguille n° 2 de l'appareil de Dieulafoy.

Manuel opératoire. — Le malade est couché sur le bord du lit et, sur la poitrine, on marque les limites de la zone de matité. Dieulafoy a montré que le péricarde offre, quelle que soit la quantité de liquide qu'il renferme, son plus grand diamètre transversal au niveau du quatrième ou du cinquième espace intercostal, et qu'à ce niveau, il n'est pas recouvert par le poumon gauche, de sorte que le lieu d'élection pour pratiquer la ponction est le cinquième espace intercostal gauche, à 6 centimètres environ du bord gauche du sternum. Ce point est repéré, et l'on procède à la toilette antiseptique de la région.

L'aiguille ou le trocart est alors adaptée à l'aspirateur que l'on confie à un aide et, l'index gauche étant placé sur le bord supérieur de la côte inférieure du cinquième espace, l'instrument est poussé dans les parties molles, perpendiculairement à la surface du corps, par la main droite qui le tient de telle façon, que la pointe dépasse de 2 centimètres l'extrémité des doigts. Quand l'aiguille a pénétré de 1 centimètre environ dans la poitrine, on ouvre le robinet en communication avec l'aspirateur, et l'on pousse doucement l'instrument piquant jusqu'à ce que le liquide apparaisse à l'index du tube de caoutchouc.

Cependant je préfère l'aiguille de Dieulafoy au trocart, celui-ci étant aveugle, tandis que l'on enfonce l'aiguille « le vide à la main »; on est averti immédiatement de l'entrée dans le péricarde par l'apparition du liquide dans l'index de l'appareil. Il ne reste plus qu'à faire basculer l'aiguille de façon à rapprocher la pointe et la paroi pour éviter la piqûre du myocarde.

La quantité de liquide à extraire est en général peu abondante; elle varie entre 300 et 600 grammes, car la cavité péricardique n'en renferme généralement pas davantage; ce n'est que dans les cas exceptionnels qu'elle peut renfermer, chez l'adulte, jusqu'à 1.000 et 1.200 grammes. Le signe le plus précieux pour évaluer approximativement l'importance de l'épanchement péricardique est fourni par la zone de matité. Cette zone a une forme triangulaire, sa limite supérieure correspond à la troisième côte, c'est-à-dire au point où le péricarde se réfléchit sur les gros vaisseaux de la base du cœur, sa base repose sur le diaphragme. La hauteur et la largeur de ce triangle de matité dépendent toutes deux de la quantité de liquide contenue dans la cavité péricardique; d'après Dieulafoy, ces deux dimensions mesurent de 14 à 18 centimètres dans les grands épanchements qui varient entre 600 et 800 grammes.

Le diagnostic d'un épanchement péricardique étant dans certains cas très difficile et pouvant, malgré les recherches cliniques les plus rigoureuses, rester hésitant, on tranchera la question en faisant, avant la paracentèse, une ponction exploratrice avec la seringue de Pravaz au lieu d'élection.

L'évacuation d'un épanchement péricardique doit être

faite lentement, mais elle peut être poussée beaucoup plus hardiment que lorsqu'il s'agit de la plèvre ; il n'y a pas ici à craindre les phénomènes dus à la décompression.

Quand l'opération est terminée, il est absolument indispensable d'obturer la plaie de l'aiguille au moyen d'un flocon d'ouate imbibé de collodion iodoformé.

Répétition de la ponction. — Le liquide péricardique se reforme assez souvent après la ponction ; il ne faut recommencer l'opération que si l'indication fournie par la gravité de la maladie se présente de nouveau. Les ponctions multiples ont surtout été faites pour des épanchements hémorragiques ou purulents ; en cas de péricardite purulente, l'évacuation doit être suivie d'un lavage antiseptique de la cavité séreuse.

Indications thérapeutiques. — La paracentèse du péricarde, comme celle de la plèvre, est tantôt une intervention d'urgence destinée à combattre des symptômes graves d'insuffisance cardiaque, tantôt une opération de choix dont les indications répondent à une situation moins grave.

Péricardite séro-fibrineuse. — La ponction, en tant que médication de choix, est indiquée dans tous les cas où il existe un épanchement péricardique d'abondance variable ayant résisté aux moyens (vésicatoires répétés, diurétiques, purgatifs) ordinairement employés pour en déterminer la résorption. L'urgence est commandée par les circonstances suivantes : épanchement abondant, affaiblissement cardiaque prononcé, pouls irrégulier et petit, cyanose de la face, tendance à la syncope et menaces de suffocation.

La paracentèse agit surtout d'une façon mécanique en faisant disparaître la compression cardiaque, et le malade retire de l'intervention un bénéfice immédiat et une amélioration qui, dans certains cas, aboutit à une guérison définitive, mais qui, dans les cas plus graves, disparaît au fur et à mesure que le liquide se reforme dans le péricarde.

Péricardite hémorragique. — Cette forme de péricardite se montre au cours des fièvres éruptives à type hémorragique et surtout au cours du scorbut. La péricardite scorbutique est généralement grave; elle peut même évoluer avec une rapidité foudroyante. L'indication de la paracentèse doit être satisfaite quand il existe un épanchement péricardique abondant et des signes de défaillance cardiaque. Cette intervention donne d'autant plus de chances de guérison qu'elle a été faite d'une façon plus précoce et que les lésions de myocardite coexistantes sont moins accentuées.

La péricardite hémorragique peut encore survenir au cours d'affections cardiaques, rénales, ou chez les tuberculeux, les cancéreux et les alcooliques; en pareille circonstance, la paracentèse du péricarde est indiquée à titre de palliatif quand les signes dus à l'épanchement deviennent très accusés. Elle doit être faite d'une façon partielle, car il faut craindre que, sous l'influence de la décompression, il ne se produise des ruptures vasculaires; cette précaution est surtout utile dans la péricardite tuberculeuse.

Péricardite purulente. — La ponction suivie du lavage du péricarde devra toujours être tentée, surtout quand on se trouve en présence d'un cas de moyenne intensité. Si le liquide se reforme rapidement et surtout si les phénomènes généraux s'accentuent, on devra recourir aussitôt à l'incision du péricarde plutôt que de recourir à des ponctions répétées et de laisser évoluer, pendant ce temps, les phénomènes de myocardite ou de septicémie.

Hydropéricarde. — Cette hydropisie, non inflammatoire du péricarde, se rencontre dans les affections pleurales, la sclérose pulmonaire, et les lésions du cœur droit qui retentissent sur la circulation du péricarde, dans les néoplasmes et dans les cachexies (mal de Bright, cancer, paludisme, etc.). Elle n'indique l'emploi de la paracentèse qu'en cas d'accidents menaçants de syncope, de suffocation ou d'oppression.

Inconvénients et contre-indications. — La paracentèse du péricarde est une opération d'une innocuité absolue depuisqu'on la pratique par la méthode aspiratrice. Le seul danger qui résulte de l'emploi des aiguilles, la piqûre du myocarde, peut être écarté, si l'on prend la précaution de faire basculer l'aiguille dès l'apparition du liquide dans l'index de l'appareil, de façon à rapprocher la pointe de la paroi thoracique.

Sur 16 cas relevés par Reynaud, il n'a observé qu'une seule fois la piqûre du cœur.

Il n'y a donc pas de contre-indication relevant des inconvénients de la paracentèse.

La seule contre-indication est tirée de l'état du myocarde. Lorsque celui-ci est dégénéré et que les signes physiques observés dépendent plus de la myocardite que de la péricardite, la paracentèse est inutile et par conséquent contre-indiquée. Cette appréciation fort délicate quand il existe en même temps des lésions du cœur, des poumons et des reins, ne peut être faite que lorsqu'on a pu, au début de l'affection, reconnaître l'état de chacun de ces organes. Mais dans le doute, il faut toujours ponctionner.

PONCTION DE L'ABDOMEN

Définition. — C'est une intervention qui a pour but de vider la cavité abdominale du liquide renfermé dans la séreuse péritonéale; elle s'adresse donc exclusivement à l'ascite, celle-ci n'étant qu'un symptôme commun à différents états morbides. La ponction de l'abdomen est tout simplement une médication symptomatique.

Historique. — La ponction de l'abdomen a été employée à l'origine de la médecine par Hippocrate; après lui, les médecins romains, Celse en particulier, pratiquèrent l'ouverture du ventre au moyen d'applications caustiques. Après une période d'oubli assez longue, l'usage de la ponction prit un nouvel essor avec la découverte de Fabrice d'Aquapendente qui se servit, le premier, d'un instrument tranchant. Le trocart ne fut découvert qu'au xvᵉ siècle par Pigray et, depuis cette époque, la ponction est devenue d'un emploi fréquent.

Instrumentation. — Un seul appareil est nécessaire : le trocart. Celui-ci doit être soigneusement stérilisé par l'ébullition pendant vingt minutes à une demi-heure.

Un tube de caoutchouc s'adaptant sur le trocart sera préparé pour permettre l'évacuation du liquide ascitique dans un récipient.

Lieu de la ponction. — Le plus souvent celle-ci est pratiquée dans le flanc gauche, sensiblement vers le milieu d'une ligne qui va de l'ombilic à l'épine iliaque antéro-supérieure. De cette façon on évite de blesser l'artère épigastrique, et l'artère sous-cutanée abdominale qui ont un trajet plus rapproché de la ligne médiane.

La ponction peut être faite également à droite, mais dans ce cas on s'expose à blesser un cœcum dilaté.

Dans tous les cas il est prudent, avant de pratiquer la ponction, de s'assurer par la percussion qu'on est bien en pleine matité et que le point repéré n'est pas situé sur le trajet d'une veine sous-cutanée dilatée.

Manuel opératoire. — Le malade doit être couché sur le

bord gauche du lit, en relâchement musculaire complet.

On repère soigneusement le point d'élection de la paracentèse. Ceci fait, on procède à la toilette de la région. Celle-ci doit être aussi soignée que pour une opération chirurgicale : savonnage large avec de l'eau bouillie tiède, lavage à l'alcool et à l'éther ou, ce qui est encore plus aisé, badigeonnage à la teinture d'iode cinq minutes avant l'intervention.

Cela fait, on saisit le trocart, le manche de l'instrument dans le creux de la main, l'index appuyé sur la pointe, de façon que celle-ci le dépasse de 2 centimètres environ.

La main gauche tend la peau et d'un coup sec de la main droite, le trocart est enfoncé dans l'abdomen. La canule est aussitôt tenue par la main gauche pendant que de l'autre main on retire la pointe ; un aide tient un seau pour recevoir le liquide qui s'écoule aussitôt si la ponction a été faite au lieu convenable.

On adapte alors sur le trocart le tube de caoutchouc qui assure l'écoulement dans le récipient.

Quand il s'est écoulé une quantité suffisante de liquide, on retire la canule, on applique sur la plaie un flocon d'ouate imbibé de collodion iodoformé et l'on passe autour du malade une ceinture de flanelle légèrement serrée. On recommande, en outre, à ce dernier, de rester couché pendant quelques heures avant de s'asseoir dans son lit, afin d'éviter les phénomènes syncopaux.

Il arrive quelquefois que la canule s'obstrue au cours de l'évacuation, soit parce que l'épiploon vient se coller contre son orifice, soit parce que des flocons albumineux en bouchent la lumière ; il suffit alors de faire pénétrer un stylet mousse dans la canule pour la désobstruer.

Autant que possible il faut retirer tout le liquide ascitique, on y arrive en procédant avec lenteur.

GROSSESSE. — Quand l'ascite existe en même temps qu'une grossesse, la ponction abdominale n'est pas contre-indiquée ; mais son manuel opératoire est soumis à certaines règles. Il faut éviter, en effet, la blessure de l'utérus et la provocation des contractions utérines. Pour cela, il suffit de pratiquer l'évacuation d'une façon partielle et très lente. Si l'ombilic forme une tumeur recouverte par une peau amincie à laquelle le péritoine adhère par sa face profonde, il suffit de ponctionner au niveau de la tuméfaction ombilicale ; l'opération est alors très simple et offre une innocuité absolue. Si, au contraire, l'ombilic n'est pas saillant, il faut pratiquer la ponction dans le flanc, à gauche de préférence, très latéralement et très haut entre les muscles droits et les fausses côtes.

Mode d'action. — La ponction agit d'une façon mécanique en déterminant la déplétion de la cavité abdominale plus ou moins distendue par le liquide. Cette action mécanique se traduit par un ensemble de phénomènes subjectifs et objectifs souvent très accentués qui font de cette intervention une médication de grande valeur.

Après la ponction, le malade éprouve une véritable sensation de bien-être, il ne sent plus le poids qui lui pesait lourdement sur le ventre et la gène qu'il éprouvait pour respirer est en grande partie disparue. Le sommeil revient, l'appétit renaît, les douleurs abdominales dues à la distension disparaissent.

En même temps les phénomènes de stase périphérique s'amendent : les extrémités autrefois œdématiées ou cyanosées ont maintenant un aspect et un volume presque normaux ; le sang y circule mieux. L'auscultation du cœur révèle une certaine amélioration dans le fonctionnement de cet organe, les signes pathologiques étant moins accusés, les urines deviennent abondantes et claires, alors qu'avant la ponction elles étaient rares en volume et hautes en couleur.

Cette amélioration, bien que temporaire, donne au malade un certain répit et permet quelquefois à la médication causale d'agir avec efficacité. Mais, quand ce résultat n'est pas obtenu, quand la médication causale reste sans effet, l'épanchement ascitique se reproduit et l'indication d'une nouvelle ponction se présente alors; ce fait s'observe souvent au cours des affections chroniques productrices d'ascite.

La ponction ne semble pas agir seulement d'une façon mécanique; en effet, en faisant disparaître de la cavité péritonéale un liquide dont la présence y entretient un certain degré d'irritation, elle fait cesser une cause capable d'empêcher la régression de l'ascite.

Faut-il répéter la ponction? Évidemment oui, mais à condition que l'on ait affaire à une ascite dont le liquide se reforme lentement. En pareille circonstance, l'état général reste ordinairement bon, l'amaigrissement ne se produit guère, et le malade peut supporter, en l'espace de quelques années, jusqu'à vingt et même trente évacuations. Certains cardiopathes, et surtout certains cirrhotiques en particulier, ont pu supporter des ponctions partielles répétées toutes les deux ou trois semaines pendant plus d'un an, ainsi que j'ai eu souvent l'occasion de le constater.

Indications thérapeutiques. — La ponction de l'abdomen étant une médication symptomatique purement dirigée contre l'hydropisie péritonéale, son indication peut être posée et satisfaite dans tous les cas d'ascite, que celle-ci soit d'origine péritonéale, hépatique, rénale, cardiaque. La notion étiologique n'a dans l'espèce que peu d'importance ; seules les circonstances particulières indiquent ou contre-indiquent l'emploi de la ponction.

Il y a d'une façon générale indication à pratiquer la ponction, quand le liquide épanché dans la cavité abdominale est en grande quantité et que sa présence détermine des signes d'intolérance manifestes, c'est-à-dire quand la dyspnée est forte, le fonctionnement du cœur mauvais, les urines rares, les extrémités œdématiées. Souvent la plupart de ces troubles existaient dès le début de l'ascite ; l'indication de la ponction est alors déterminée par leur aggravation.

Ascite hépatique. — Cirrhose atrophique. — L'ascite qui accompagne cette affection est la plus fréquente ; elle se développe d'une façon insidieuse, régulièrement, sans alternatives de rémission ni d'aggravation, s'accompagne d'une circulation collatérale très développée surtout au niveau de l'hypochondre droit et précède généralement l'œdème des membres inférieurs. Certains auteurs pensent avec Dujardin-Beaumetz que la ponction est plutôt nuisible qu'utile, car « la saignée blanche faite à l'économie ne fait qu'épuiser le malade et abréger ses jours ». Il est évident que c'est surtout dans le traitement de l'ascite cirrhotique qu'il faut être sobre de ponctions et savoir résister au désir du malade qui demande d'être débarrassé « de l'eau qui l'étouffe ». Mais justement quand la dyspnée est vive, quand le malade ressent une oppression, il y a indication à pratiquer la paracentèse abdominale. Il faut se rappeler que, chez les cirrhotiques, le liquide a d'autant plus de tendance à se reformer que l'évacuation a été plus complète ; on devra donc laisser une certaine quantité de liquide dans la cavité abdominale, ou bien enlever tout le liquide et faire ensuite un traitement diurétique très énergique.

Tant qu'à la crainte d'appauvrir l'économie par la spoliation albumineuse faite par la ponction, on ne devra pas l'avoir, car le liquide ascitique ne renferme, d'après Willemin, que 12 grammes environ de matières albuminoïdes par litre.

Cirrhose hypertrophique alcoolique. — C'est le triomphe des ponctions répétées. Cette forme de cirrhose guérit souvent. Quand elle s'accompagne d'ascite, il faut d'abord évacuer l'épanchement, même s'il est peu abondant, car de cette façon on diminue la gêne mécanique de la circulation hépatique; puis on fait, par des pointes de feu, une forte révulsion sur le foie, après quoi on institue un traitement à la fois avec des diurétiques et des alcalins. Par exemple, je donne pendant cinq jours quatre grammes de théobromine par jour, puis pendant dix jours 20 grammes de bicarbonate de soude et ainsi de suite. Cette méthode réussit souvent à enrayer les accidents, bien que le foie reste toujours gros.

Cirrhose cardiaque. — Cette variété de cirrhose qui accompagne les cardiopathies mal compensées détermine des épanchements ascitiques aussi considérables que ceux de la cirrhose vraie. Cette ascite résulte de la gêne mécanique apportée à la circulation du réseau veineux porte par suite de la distension des ramifications des veines sus-hépatiques.

A moins de contre-indication résultant de l'extrême faiblesse du malade, il faut pratiquer la ponction dès que l'on constate l'existence d'un épanchement assez abondant. L'indication est d'autant plus formelle que la cardiopathie est plus récente et que l'œdème des membres inférieurs est moins prononcé. La ponction a pour effet de diminuer le travail du cœur, de faire cesser, dans une certaine mesure, les troubles circulatoires de la veine cave inférieure et des veines sus-hépatiques.

La ponction doit encore être pratiquée quand le cœur n'est plus sensible à la médication cardiaque instituée ; en ce cas, la ponction, agissant, comme la saignée, lui donne un moment de repos, pendant lequel les toniques du cœur peuvent exercer leur action.

Néphrite chronique. — L'ascite est ici peu considérable et n'apparaît qu'à la fin de la maladie, longtemps après l'apparition des troubles de l'urine et de l'infiltration du tissu cellulaire sous-cutané.

La ponction n'est indiquée que dans les cas où la gêne occasionnée par le liquide devient très grande. Elle doit être employée concurremment avec la médication spéciale de l'affection rénale.

Affections péritonéales chroniques. — Certaines formes de péritonite chronique, qui s'accompagnent d'une ascite plus ou moins prononcée, représentent autant d'indications à pratiquer la ponction abdominale.

Les péritonites chroniques d'origine toxique (alcoolisme, brightisme) sont justiciables de la ponction simple, tandis que celles d'origine infectieuse, la péritonite tuberculeuse en particulier, indiquent l'emploi de la ponction suivie de l'injection dans le péritoine de quelques gouttes d'une solution antiseptique (sublimé, naphtol camphré), à la condition que le foie et le rein soient absolument sains.

Il arrive quelquefois que le liquide de l'ascite a une apparence graisseuse qui le fait ressembler à du chyle ; l'ascite est alors dite chyleuse. Cette ascite chyleuse, qui semble due à la transformation graisseuse des leucocytes contenus dans le liquide, n'est pas une contre-indication à l'emploi de la ponction.

L'ascite chyleuse implique toujours une gravité très grande, son apparition est d'un pronostic très sombre. La mort peut se montrer au cours d'une ponction d'un tel épanchement, due à la faiblesse ordinaire du malade.

Tumeurs abdominales. — L'ascite accompagne surtout les tumeurs malignes et, en ce cas, elle est souvent hémorragique. Elle peut, toutefois, se montrer avec les tumeurs bénignes, les fibromes utérins par exemple; elle semble due alors à l'irritation exercée par la tumeur sur la séreuse abdominale.

Cette ascite est justiciable de la ponction qui ne constitue qu'un palliatif.

Accidents et contre-indications. — Les accidents peuvent être de deux ordres: les uns locaux, les autres généraux. Les premiers peuvent être facilement évités, si l'on opère avec méthode et avec des précautions antiseptiques suffisantes; ils sont dus à la blessure d'un vaisseau de la paroi ou d'un organe voisin, ou bien ils sont la conséquence d'une infection de la plaie opératoire. Les accidents infectieux sont les plus sérieux; ils prennent quelquefois une allure grave et peuvent déterminer la mort en quelques jours, après avoir évolué à la façon d'un érysipèle pâle, sans réaction nettement caractérisée.

Les accidents d'ordre général sont assez rares et s'observent surtout chez les malades émotifs, atteints d'une affection cardiaque. Ils consistent en phénomènes syncopaux plus ou moins accentués et en douleurs de tête que l'on arrive à éviter en procédant à l'évacuation du liquide avec lenteur et en arrêtant le jet de temps en temps, pendant une ou plusieurs minutes, par la pulpe du doigt posée sur l'orifice du trocart.

En outre de ces accidents, la ponction de l'ascite, surtout quand elle est répétée, occasionne une sorte de cachexie due à la perte de substances albumineuses subie par l'organisme. Le liquide ascitique renferme des matières albumineuses en quantité variable et quand il se collecte dans le péritoine ou quand il se reforme après une évacuation, il enlève au sang du sérum sanguin. Cette extravasation du sérum sanguin dans la cavité péritonéale est d'autant plus accusée que la pression intérieure est plus basse que celle qui existe dans l'intérieur des vaisseaux sanguins ; aussi se produit-elle beaucoup plus difficilement quand il existe déjà dans l'abdomen une certaine quantité de liquide faisant pression sur les vaisseaux. On est parti de là pour dire de ne jamais évacuer complètement le liquide, et de faire des évacuations fréquentes et partielles plutôt qu'une évacuation complète.

Cette méthode n'est pas la mienne ; à mon avis, le liquide ne se reproduit pas plus vite après une évacuation complète qu'après une évacuation partielle.

Tant qu'à la pratique, employée jadis, consistant à maintenir béante l'ouverture du trocart afin de laisser couler le liquide au fur et à mesure de sa production, elle est complètement tombée en désuétude, à cause de ses inconvénients (cachexie rapide et accidents infectieux).

La ponction, même quand elle est faite avec des précautions antiseptiques insignifiantes, ne détermine jamais d'infection du péritoine.

Affections hépatiques aiguës ou subaiguës. — Ces affections s'accompagnent souvent d'un épanchement intra-péritonéal peu abondant et d'un tympanisme, au contraire, très marqué qui déterminent une augmentation de volume assez considérable de la cavité péritonéale et une certaine dyspnée. En pareille circonstance, la ponction abdominale ne doit pas être employée, car les troubles ressentis par le malade dépendent beaucoup plus de la distension des anses intestinales que de l'ascite, souvent légère qui existe en même temps.

Affections péritonéales aiguës ou subaiguës. — Ce que nous venons de dire des affections hépatiques à marche assez rapide s'applique également aux affections péritonéales.

Ascite hémorragique. — L'ascite hémorragique s'observe soit dans la carcinose péritonéale primitive ou secondaire, soit dans certaines formes de pachypéritonite et en particulier dans la pachypéritonite d'origine alcoolique. Elle constitue une contre-indication à l'emploi de la ponction, mais cette contre-indication n'est pas absolue. On est autorisé, en présence d'un cas semblable, à pratiquer une légère évacuation, peu abondante quand les signes de gêne mécanique sont très accusés ; toutefois, on ne devra pas la répéter souvent.

Auto-sérothérapie. — C'est là un procédé nouveau sur le mécanisme duquel on n'est pas encore fixé et dont les observations sont peu nombreuses. Il a été surtout employé dans les pleurésies séro-fibrineuses.

Décrit par Gilbert, de Genève, par Fede et Waselli, puis par Schnütgen dans les pleurésie séro-fibrineuses, il a été employé par Audebert et Monges dans un cas d'ascite d'origine hépatique. Il fut suivi de succès.

L'instrumentation nécessaire consiste en une seringue

de 10 centimètres cubes, la seringue de Roux, munie d'une aiguille stérilisée. On ponctionne l'abdomen de la même façon que pour la paracentèse. Puis on retire doucement l'aiguille et sans la sortir on injecte sous la peau des doses croissantes de 3 à 10 centimètres cubes de liquide ascitique.

Ces injections doivent être faites tous les 5 à 6 jours. Le résultat le plus immédiat est l'augmentation de la quantité des urines qui se fait dans les 48 heures sans qu'il se produise de modifications dans la courbe d'élimination des chlorures.

De plus les ponctions deviennent de moins en moins fréquentes.

LA PONCTION LOMBAIRE.

Définition. — C'est une opération qui a pour but de donner issue au liquide céphalo-rachidien. On la pratique par l'introduction d'un trocart au niveau d'un espace intervertébral de la colonne lombaire.

On peut encore faire pénétrer l'aiguille par l'espace lombo-sacré, en ce cas, la ponction est dite lombo-sacrée.

Historique. — La ponction lombaire ou opération de Bier a été étudiée surtout par Quincke. En France, elle a été expérimentée par *Tuffier* et *Chipault*, qui en ont réglé la technique d'une façon précise.

Autrefois employée uniquement dans un but thérapeutique, la ponction lombaire est actuellement un moyen important de diagnostic des affections nerveuses.

Technique : 1° Instrumentation. — Tuffier a longuement insisté sur les qualités toutes spéciales que doit présenter l'aiguille à ponction lombaire. Elle doit être suffisamment longue pour traverser aisément les plans qui séparent la peau de l'espace sous-arachnoïdien, assez solide et assez malléable pour ne pas se tordre ou au contraire se briser si elle rencontre un os, enfin avoir un biseau court de manière à ce qu'on soit certain que son orifice se trouve tout entier dans le canal rachidien. L'aiguille dite de Tuffier est donc en platine iridié; elle a 8 centimètres de longueur, 1 millimètre de diamètre extérieur.

A côté de cette aiguille, on peut en utiliser une autre munie d'un robinet permettant de régler l'issue du liquide et que l'on désigne sous le nom d'aiguille de Krœnig.

Théoriquement, une aiguille spéciale est nécessaire pour la ponction lombaire, mais en pratique, beaucoup de nos confrères, comme le fait remarquer Maurice Perrin, craignent de se munir d'avance d'instruments nouveaux, l'expérience ayant prouvé à eux ou à leurs devanciers que bien des appareils achetés au début de la carrière ont constitué une immobilisation de capital sans compensation.

Pratiquement, — il n'est pas nécessaire d'avoir pour la ponction lombaire une instrumentation spéciale — j'ai fréquemment eu l'occasion de pratiquer cette petite intervention avec un trocart fin, avec cependant quelquefois cet inconvénient que l'extraction du mandrin, faisant aspiration d'un débris quelconque, produit l'obstruction de l'instrument. De même, on peut se servir tout aussi bien des aiguilles de l'aspirateur de Dieulafoy ou de différents autres modèles d'aiguilles.

Le calibre pratique de ces aiguilles ou de ce trocart est de 1 millimètre, mais on peut sans inconvénient employer un calibre supérieur allant jusque 2 millimètres.

Quelle que soit l'aiguille employée, elle devra être stérilisée au préalable par les moyens habituels (autoclave ou ébullition prolongée).

Lieu de la ponction. — L'aiguille peut être introduite dans l'espace sous-arachnoïdien par le deuxième espace intervertébral lombaire (Quincke) ou par l'espace lombo-sacré (Chipault). Ce dernier espace a de beaucoup la préférence des praticiens pour différentes raisons que nous allons énumérer.

Le sac arachnoïdien vide de moelle s'étend de la deuxième vertèbre lombaire à la deuxième sacrée.

Mais lorsque l'on fait la ponction lombaire de Quincke on peut, en cas d'anomalie, blesser la moelle tout au moins un des très nombreux nerfs de cette région.

Au contraire, au niveau du point indiqué par Chipault, l'espace lombo-sacré correspond au renflement terminal du fourreau dural, qui, à ce niveau, est presque entièrement rempli par du liquide céphalo-rachidien, ce qui rend impossible ou très rare la blessure d'un élément nerveux.

De plus, comme le disait Tuffier, cette région doit être préférée « à cause de son repérage plus facile et pour ainsi dire mathématique ». Une ligne transversale, réunissant le sommet des deux crêtes iliaques, coupe la colonne vertébrale juste au niveau de l'apophyse épineuse de la 4e vertèbre lombaire. Immédiatement au-dessous se trouve l'espace intervertébral dans lequel il faut ponctionner.

Préparation du malade. — Le malade est couché sur le bord du lit, la colonne vertébrale en flexion antérieure, ou bien assis sur une chaise, le corps fléchi en avant. La région lombaire est soigneusement préparée suivant les règles de l'asepsie la plus rigoureuse et l'opérateur procède à une toilette minutieuse de ses mains.

Manuel opératoire. — Les points de repère étant bien fixés, l'opérateur pose l'index gauche au niveau de l'espace intervertébral choisi, un peu en dehors de la ligne épineuse, 1 centimètre environ, puis saisissant l'aiguille à pleine main ou mieux encore comme une plume à écrire, il recommande au malade de faire « le gros dos » de manière à obtenir le maximum d'écartement des lames vertébrales. Il enfonce alors l'aiguille dans les tissus, lentement, progressivement, un peu obliquement vers la ligne médiane et légèrement en haut.

Ayant traversé la peau, les aponévroses et les muscles, l'aiguille rencontre au niveau du ligament jaune une certaine résistance. A ce moment, l'opérateur donne un coup sec de la main droite, l'aiguille traverse les ligaments et pénètre dans l'espace sous-arachnoïdien. On voit alors le liquide sourdre à l'extrémité de l'aiguille. La ponction est terminée.

Lorsque l'on a retiré suffisamment de liquide céphalo-rachidien, il suffit de retirer l'aiguille d'un mouvement brusque et d'obturer l'orifice cutané avec un peu de collodion.

Quantité de liquide à évacuer. — En général, il est admis que l'on ne doit pas, à moins d'indications spéciales, retirer plus de 10 centimètres cubes de liquide chez l'adulte, plus de 5 chez les enfants. Néanmoins, dans les méningites cérébro-spinales, comme l'on doit injecter du sérum, il faut retirer une quantité équivalente de liquide, c'est-à-dire de 20 à 40 centimètres cubes.

Incidents de la ponction. — Ponction blanche. — On fait une ponction blanche lorsque, sans pouvoir incriminer ni l'opérateur, ni la méthode, on ne voit sourdre aucune goutte de liquide à l'extrémité libre de l'aiguille. Cet incident peut être dû à une disposition anatomique spéciale, soudure des deux arcs vertébraux postérieurs ou à l'altération du liquide céphalo-rachidien. La soudure des arcs vertébraux s'observe chez les vieux rhumatisants, mais c'est une chose rare. De même, on peut se trouver en présence d'une imbrication scoliotique des lames vertébrales, d'une exostose lamellaire ou d'une ossification des ligaments jaunes.

La plupart des ponctions blanches sont dues à l'obstruction de la lumière de l'aiguille par des débris cellulaires ou de tissu.

Le plus souvent, il suffit de quelques mouvements de rotation, de pénétration ou de retrait de l'aiguille pour lui rendre sa perméabilité.

Si ces moyens ne réussissent pas, il suffira de pousser dans la lumière du tube un fil de platine stérilisé.

Il peut également y avoir obstruction par transformation gélatineuse du liquide céphalo-rachidien (hydrocéphalie, syphilis encéphalo-médullaire), par purulence du liquide (méningite cérébro-spinale), par feutrage plus ou moins épais d'adhérences méningées qui divisent en un nombre considérable de logettes la cavité sous-arachnoïdienne ou par coagulation sanguine sous-arachnoïdienne.

En outre, il peut arriver qu'au début de la ponction lombaire, on voit s'écouler du sang pur. Il ne faut pas s'effrayer de cet incident lié à la blessure d'une veine intra-dure-mérienne et l'on ne doit retirer l'aiguille que si cette petite hémorragie persiste.

Enfin, il est assez fréquent que le malade se plaigne au cours de la ponction de sensations douloureuses, ou de crampes véritables dues à l'irritation des nerfs de la queue de cheval. Ces symptômes disparaissent d'ailleurs aussitôt la ponction terminée.

Accidents. — En général complètement inoffensive, la ponction lombaire a donné lieu parfois à la mort subite. Depuis les cas de Lichtein et de Purbrenger, d'autres cas ont été publiés et Lavoie a pu dans une thèse récente en rassembler 31 observations. Elle a été surtout observée dans les cas de tumeurs cérébrales ou bien encore dans les cas où l'on avait enlevé trop de liquide céphalo-rachidien.

En outre, on observe assez souvent, après la ponction, une céphalée plus ou moins intense, des vertiges, de la rachialgie, des convulsions et des vomissements.

Aussi Lavoie a-t-il préconisé les précautions suivantes pour éviter ces accidents :

1° Refuser la rachicentèse à tout malade soupçonné de néoplasie cérébrale, chez lequel les troubles fonctionnels, céphalées, nausées, vertiges s'exagèrent notablement par le décubitus horizontal ;

2° Avant toute ponction lombaire, laisser les malades au lit durant vingt-quatre heures ;

3° Pour toute ponction lombaire, ne ponctionner qu'en décubitus latéral ;

4° Après toute ponction lombaire, laisser les malades au lit dans le décubitus dorsal, la tête non surélevée durant quarante-huit heures ;

5° Sauf indications spéciales, ne retirer que 4 à 8 centimètres cubes de liquide sans avoir recours à l'aspiration ;

6° Employer une aiguille fine de 8 à 9 dixièmes de millimètre, pour réduire au minimum la blessure méningée.

Indications. — La ponction lombaire peut être employée ou comme moyen thérapeutique ou comme moyen de diagnostic.

D'autre part, elle constitue le premier temps de la rachi-cocaïnisation ou de la rachi-stovaïnisation faite dans un but chirurgical.

Rachi-cocaïnisation. — C'est l'introduction d'une solution de cocaïne, en vue de produire une anesthésie nécessaire pour pratiquer une intervention chirurgicale ou de diminuer des phénomènes douloureux. On emploie généralement une solution au centième, préparée extemporanément ou conservée dans des ampoules de verre scellées à la lampe.

La dose à employer varie entre 2 et 5 centigrammes. En ces derniers temps, on lui a préféré la stovaïne.

La rachi-cocaïnisation est indiquée dans les affections douloureuses des membres inférieurs et de la partie inférieure du tronc, sciatique, lumbago, crises douloureuses des ataxiques. On l'a aussi employée en obstétrique dans les accouchements pénibles.

Hydrocéphalie. — La ponction lombaire est indiquée dans certains cas d'hydrocéphalie, quand celle-ci n'est pas tératologique, mais congénitale précoce. Dans l'hydrocéphalie tératologique, la ponction a toujours pour effet de diminuer le volume de la tête, mais le résultat thérapeutique est généralement nul à cause des autres malformations qui rendent la vie sinon impossible, du moins très difficile.

Dans l'hydrocéphalie précoce d'origine tuberculeuse, la ponction lombaire ne paraît pas, non plus, donner de résultats satisfaisants ; elle permet néanmoins de faire disparaître quelques symptômes, tels que la douleur et le strabisme. Dans certains cas, l'intelligence très compromise par l'hydrocéphalie semble se réveiller après plusieurs ponctions suivies d'évacuation abondante.

L'hydrocéphalie d'origine syphilitique est, au contraire, susceptible de guérir quand on la traite par la ponction lombaire associée au traitement iodo-mercuriel intensif. Chipault a publié récemment un cas de guérison obtenue par cette méthode de traitement. Il s'agissait d'un enfant de neuf ans dont la tête mesurait 45 centimètres, et qui, par des ponctions, avait, quelques années plus tard, légèrement diminué, tandis que le développement intellectuel se faisait d'une façon normale.

Tumeurs cérébrales. — Nous avons vu que la ponction donne ici quelquefois des accidents. A part son importance diagnostique, elle ne donne que peu d'effets thérapeutiques.

Méningite tuberculeuse. — La ponction lombaire y donne issue à un liquide légèrement albumineux (1 à 3 grammes pour 1.000), ne renfermant des bacilles de Koch qu'une fois sur 3 environ. Cependant, si l'on n'y trouve que rarement des bacilles, la ponction n'en a pas moins une grande valeur diagnostique par la formule cytologique du liquide (lymphocytose).

Au point de vue thérapeutique, elle donne des résultats, car elle calme parfois les phénomènes douloureux de l'hypertension cérébrale.

Méningite cérébro-spinale. — Dans cette affection, la ponction lombaire a une importance diagnostique énorme puisque la formule cytologique du liquide (polynucléose) et la constatation du méningocoque de Weichselbaum permettent d'affirmer la nature de l'affection méningée.

De plus, employée seule elle a donné parfois des succès entre les mains de Roccogemma par exemple.

Employée avec la sérothérapie intra-rachidienne par le sérum antiméningococcique, elle a donné de très nombreux succès thérapeutiques.

Méningites infectieuses. — Dans les méningites consécutives aux infections d'ordre médical : fièvre typhoïde, pneumonie, la ponction lombaire a permis d'obtenir la guérison.

Méningite spinale chronique. — La ponction lombaire, qui a été expérimentée dans le traitement de cette affection par différents auteurs et en particulier par Mangianti, ne donne aucun résultat.

Hémiplégie. — Dans l'hémiplégie chronique consécutive à l'hémorragie cérébrale, la ponction lombaire n'exerce aucun effet thérapeutique. En pareille circonstance, on retire une quantité variable de liquide, généralement peu abondante, mais on ne diminue pas la douleur, ni la céphalalgie, et encore moins les troubles de la motilité.

Thrombose. — La ponction lombaire ne doit être faite que s'il existe des signes de thrombose des sinus crâniens : céphalalgie violente, pouls ralenti, vomissements, signes attribués à la compression cérébrale par Koekel. En pareil cas, on retire environ 25 à 30 centimètres cubes de liquide et cette évacuation est généralement capable d'amener la disparition des phénomènes cérébraux que l'on considère comme des symptômes prodromiques de la thrombose des sinus crâniens.

PONCTION SACRÉE

Définition. — C'est une ponction analogue à la précédente, dont elle a les mêmes effets, mais elle se pratique suivant un procédé différent, l'aiguille pénétrant dans le canal sacré au lieu de pénétrer dans le canal lombaire.

Historique. — La ponction sacrée est une méthode toute neuve et d'origine française qui a été imaginée et expérimentée pour la première fois chez l'homme par Cathelin, dans le service de

Lejars, le 5 février 1901. Cathelin après avoir fait des expériences sur le chien et sur le cadavre, en était arrivé à cette conclusion qu'il était facile d'injecter sans danger tout l'espace compris entre la dure-mère et le périoste vertébral, en introduisant une aiguille au-dessous du cône dural, par l'orifice inférieur du canal sacré. Depuis la communication de Cathelin, de nombreux auteurs ont expérimenté ce procédé, surtout dans le but de produire l'anesthésie des membres inférieurs par l'injection de solutions de cocaïne.

Technique. — La ponction du canal sacré est d'une grande facilité. Voici la technique préconisée par Cathelin : le malade est placé sur son lit et en position accroupie et l'on procède à la toilette de la région sacrée : savonnage à l'eau chaude, lotion à l'alcool et au sublimé. On prépare ensuite l'instrument, qui est généralement une aiguille longue de 6 centimètres, d'un diamètre de 7 dixièmes de millimètre et d'un biseau de 3 millimètres.

L'opérateur se place à la gauche du malade et repère avec l'index gauche les deux cornes du sacrum ou mieux les deux derniers tubercules sacrés postéro-internes qu'on arrive toujours à sentir à 1 ou 2 centimètres au-dessus de la rainure interfessière. On sait qu'il existe entre ces deux tubercules et le dernier tubercule médian de la crête sacrée un espace triangulaire fermé par une membrane ligamenteuse.

Les repères étant bien pris, on retire l'index gauche, et, de la main droite, on enfonce l'aiguille exactement sur la ligne médiane, en la dirigeant vers la paroi antérieure du canal sacré. On fait pénétrer l'aiguille jusqu'à une profondeur de 3 à 5 centimètres, après avoir perçu la sensation bien caractéristique de résistance vaincue que donne la traversée de la membrane ligamenteuse. Il faut avoir soin, pendant l'accomplissement de cette manœuvre, de diriger et de maintenir l'aiguille bien exactement dans le plan médian, afin d'éviter la blessure des nerfs coccygiens et de leurs ganglions.

On est averti que l'aiguille a pénétré dans le canal sacré, quand, après avoir perçu la sensation que donne la membrane ligamenteuse, on sent que l'aiguille est enclavée.

Mode d'action. — La ponction du canal sacré n'agit pas par elle-même, elle n'est que la phase préliminaire et obligatoire de l'injection sacrée. Cette injection a pour but de faire pénétrer dans le canal sacré, c'est-à-dire, dans une région où se trouve réuni un groupe important de troncs nerveux munis de leurs ganglions, une solution analgésique et plus particulièrement une solution de cocaïne. Tuffier a, en effet, démontré que la cocaïne introduite dans le cul-de-sac sous-dural exerçait presque toute son action sur les racines nerveuses et agissait très peu sur la moelle épinière.

Cathelin, en opérant sur des chiens auxquels il pratiquait l'injection sacrée, injection qui vient se mettre en contact avec les troncs nerveux de l'espace épidural, constata qu'il déterminait ainsi une analgésie aussi complète dans les territoires innervés par les nerfs crâniens que dans ceux innervés par les nerfs rachidiens. En injectant dans l'espace épidural une solution de chloral au dixième, Cathelin arriva à produire une anesthésie générale et un sommeil de plusieurs heures.

Chez l'homme, cet auteur a pu obtenir par l'injection épidurale de cocaïne une hypoesthésie qu'il attribue à une action générale de la solution de cocaïne plutôt qu'à une action locale. La cocaïne agirait par «osmose au travers des riches plexus veineux intra-rachidiens », c'est-à-dire par voie circulatoire.

Liquides injectés. — Le liquide le plus souvent employé est la solution de cocaïne au centième, dont on injecte une quantité variant entre 3 et 5 centimètres cubes. Le choix du liquide varie d'ailleurs avec les indications et l'on pourra injecter des solutions de chloral ou des sels solubles de mercure selon la maladie que l'on aura à traiter.

Indications. — La voie épidurale représente une méthode fort précieuse pour faire absorber, au niveau d'une large surface vasculaire, des solutions médicamenteuses destinées à être introduites rapidement dans l'économie.

Opérations chirurgicales. — Certains auteurs, tels que Chipault, l'ont utilisée avec profit pour produire l'anesthésie chirurgicale au cours d'interventions portant sur les membres inférieurs.

Affections médicales. — Les injections épidurales ont une valeur incontestable dans le traitement du symptôme douleur des différentes affections médicales.

Colleville (de Reims) a obtenu la guérison d'un cas de névralgie sacro-lombaire, rebelle à tout autre traitement, par les injections épidurales de gaïacol orthoformé. L'injection de cocaïne a été utilisée avec succès contre la sciatique, le lumbago, les crises gastriques du tabes, les coliques saturnines, la névralgie intercostale. Cette injection trouve encore son indication dans les cancers inopérables du rectum et de l'utérus.

Dans la syphilis médullaire et cérébrale à forme grave l'injection épidurale de sels solubles (benzoate) me paraît préférable à la voie sous-cutanée, car elle agit plus rapidement.

Dans le tétanos, l'injection de chloral paraît susceptible de produire des effets sédatifs plus marqués que ceux obtenus à l'aide des lavements.

MOUCHETURES

Définition. — Les mouchetures constituent une médication toujours dirigée contre le même symptôme, l'anasarque, et consistent en de petites incisions faites à la peau de la région œdématiée.

Historique. — Les mouchetures semblent avoir été employées depuis très longtemps? les médecins anciens faisaient des piqûres et passaient à travers la peau un fil, afin d'empêcher la plaie de se refermer. A une époque plus rapprochée, Willis recommandait l'usage des aiguilles de tailleur pour faire les piqûres; mais ce ne fut qu'avec Traube et Gerhardt que l'on vit faire des incisions plus ou moins grandes à la peau, afin de donner à la sérosité hydropique une issue plus rapide. L'emploi des mouchetures prit alors une grande extension, Bouillaud et Constantin Paul les appliquèrent dans de nombreux cas d'anasarque d'origine cardiaque. Michaël (de Hambourg) préconisa l'usage du trocart et de l'aspiration au moyen d'un tube de caoutchouc adapté au trocart enfoncé sous la peau, afin d'éviter l'infection des incisions et la macération de l'épiderme. Dans le même ordre d'idée Sounthey (de Londres) se servit de canules capillaires communiquant avec un récipient par un tube de caoutchouc.

Instrumentation. — Elle est fort simple; un seul instrument, bistouri ou lancette, suffit pour pratiquer les mouchetures; on ne saurait en effet se flatter d'obtenir par des aiguilles les mêmes effets qu'avec un instrument tranchant, car les ouvertures ainsi pratiquées ne laissent suinter le liquide que très doucement et s'obstruent très facilement.

Si l'on veut éviter le contact de la sérosité avec l'épiderme, il faut avoir recours soit aux trocarts, soit aux tubes de Sounthey, soit aux ventouses aspiratrices que nous étudierons plus loin. L'appareil de Sounthey se compose d'une série de canules, d'un petit diamètre, munies d'un trocart, que l'on enfonce dans le tissu cellulaire par une de leurs extrémités et dont l'autre extrémité est reliée par un tube de caoutchouc avec un récipient quelconque. Quant aux trocarts employés contre l'anasarque, ce sont ceux de l'appareil Potain. Les mouchetures peuvent encore être faites avec le thermocautère de Paquelin.

Technique. — Elle consiste tout simplement dans la toilette de la région choisie comme siège des mouchetures et dans la stérilisation des instruments. La toilette de la peau n'offre rien de spécial : savonnage à l'eau chaude, lotion à l'alcool et à l'éther, lotion avec une solution antiseptique, sublimé de préférence; car les solutions phéniquées sont susceptibles de provoquer des lésions diverses sur un tégument distendu, mal irrigué et mal nourri. La stérilisation des instruments s'opère par les procédés les plus simples : l'ébullition des trocarts ou des tubes de Sounthey, flambage du bistouri et de la lancette.

L'opérateur doit observer vis-à-vis de lui-même les mêmes précautions d'asepsie.

Le siège le plus habituel des mouchetures est la face externe du mollet et de la cuisse. Le nombre des incisions varie avec le degré de distension de la peau, la quantité de liquide épanché, les caractères de l'affection causale; il varie de quatre à douze pour chaque membre inférieur. On évitera naturellement les trajets veineux et, après les incisions, on recouvrira la région d'un pansement antiseptique.

Mouchetures avec aspiration. — Quand l'épanchement séreux est très abondant et résiste aux mouchetures ordinaires ainsi qu'à la médication dirigée contre l'affection causale, il devient nécessaire d'avoir recours au procédé préconisé tout dernièrement par un médecin japonais, le Dr Miura (de Tokio). Ce procédé consiste à appliquer au niveau d'une moucheture faite à la région œdématiée une ventouse munie d'une branche latérale reliée à un tube en caoutchouc ; la ventouse et le tube étant remplis d'une solution physiologique stérilisée de chlorure de sodium. On fait plonger le tube en caoutchouc dans un flacon situé à un niveau inférieur contenant également une certaine quantité de liquide et jouant le rôle d'aspirateur.

Le procédé de Miura a été modifié par un auteur allemand, Citron, qui emploie comme flacon aspirateur un flacon percé de trois tubulures : l'une communiquant par un tube en caoutchouc avec la branche latérale de la ventouse ; l'autre portant un tube terminé extérieurement par un entonnoir à la base duquel se trouve un robinet ; la troisième traversée par un tube descendant d'une part au fond du flacon et relié d'autre part à un long tube en caoutchouc dont l'extrémité libre est maintenue par un poids au fond d'un vase gradué, posé par terre et destiné à recueillir le liquide de l'anasarque.

Au moyen de ce dispositif, on obtient, d'après l'auteur, une adhérence plus grande de la ventouse sur le tégument et une plus grande force d'aspiration du liquide.

Pour faire fonctionner l'appareil, on opère de la façon suivante : on pratique, après toilette soigneuse de la peau, une incision cruciale assez profonde sur la cuisse et, s'il y a lieu, on arrête l'hémorragie par compression ou application d'une solution hémostatique ; puis, on applique la ventouse préalablement aseptisée par l'ébullition et reliée au flacon aspirateur rempli d'eau boriquée bouillie, versée par l'entonnoir de la tubulure moyenne. En soufflant par cet entonnoir et en bouchant le long tube de caoutchouc, l'eau boriquée vient remplir le tube en communication avec la ventouse et la ventouse elle-même appliquée sur la peau. On ferme alors le robinet de l'entonnoir et on ouvre le long tube de caoutchouc en enlevant la pince ; l'aspiration commence aussitôt et l'appareil fonctionne.

On le laisse fonctionner pendant un nombre d'heures variable avec l'effet cherché ; puis, celui-ci étant obtenu, on enlève la ventouse, on lave la plaie avec de l'eau boriquée bouillie et on applique un pansement aseptique. Les séances d'aspiration peuvent être répétées plusieurs jours de suite dans les cas d'anasarque considérable. Citron cite l'observation d'une jeune fille qui, en l'espace d'un mois, subit soixante-dix aspirations qui évacuèrent plus de 50 litres de sérosité et qui, après avoir été menacée d'accidents urémiques graves, arrivait à uriner 1.200 grammes d'urine dans les vingt-quatre heures et à présenter un état général très satisfaisant.

Mode d'action. — Les mouchetures agissent d'une façon purement mécanique vis-à-vis de l'épanchement souscutané et déterminent rapidement une diminution très appréciable du volume des parties œdématiées. Elles jouent, vis-à-vis du cœur et des reins, le même rôle que la paracentèse abdominale dans l'ascite ; elles font disparaître de l'organisme une quantité d'eau s'élevant généralement à plusieurs litres et permettent ainsi à la médication causale d'agir contre l'affection primitive. Elles constituent un adjuvant indispensable, car dans la majorité des cas d'anasarque notable, les toniques du cœur et les diurétiques qui ne pouvaient agir avant l'évacuation de la sérosité hydropique commencent à manifester leur action sitôt après. Cette action se traduit par une augmentation du taux des urines, une diminution de l'albuminurie souvent très marquée, pouvant même aller jusqu'à sa disparition totale et, un amendement considérable des troubles subjectifs. On note souvent aussi, après l'emploi des mouchetures, une amélioration très manifeste des épanchements de la plèvre et du péritoine coexistant avec l'anasarque.

Indications. — Les mouchetures ne reconnaissent qu'une seule indication symptomatique, l'anasarque, qui relève elle-même de plusieurs affections causales : le plus souvent les affections du cœur et celles du rein.

AFFECTIONS DU CŒUR. — L'indication des mouchetures ne se présente qu'à la période d'insuffisance cardiaque constituée, soit un peu avant, soit pendant l'asystolie. Il y a lieu de tenir compte du degré d'œdème avant de poser l'indication des mouchetures, car les formes légères d'anasarque constituées par un œdème bimalléolaire et prétibial peu accentué, et par une légère infiltration des cuisses, du scrotum et des paupières sont susceptibles de guérir au moyen des toniques du cœur et du régime lacté absolu. Dans les formes rebelles à l'action des diurétiques et des médicaments cardiaques, l'indication des mouchetures se présente et doit être satisfaite d'une façon précoce longtemps avant que la peau distendue soit prête à se rompre.

AFFECTIONS DU REIN. — L'anasarque apparaît aussi bien au cours du mal de Bright que dans la néphrite aiguë. Dans cette dernière affection l'anasarque, du moins dans les cas favorables, est souvent passagère et cède à la médication décongestive et diurétique; dans le mal de Bright, au contraire, l'apparition de l'anasarque est la conséquence d'une poussée congestive au niveau du rein, d'une insuffisance cardiaque ou d'une abolition des fonctions rénales; il faut alors intervenir rapidement et pratiquer les mouchetures avant que le tissu cellulaire ne soit trop infiltré.

Avantages. — Les mouchetures, par une double action, évacuante, vis-à-vis de l'épanchement liquide, adjuvante vis-à-vis de la thérapeutique dirigée contre l'affection causale, représentent une médication très précieuse dont le médecin pourra tirer d'heureux résultats. J'ai publié, il y a quelques années, dans la thèse d'un de mes élèves, le Dr Coorewits, quelques observations de néphrite aiguë et de myocardite où j'avais eu l'occasion d'apprécier l'influence très heureuse des mouchetures. Avant moi, Ewald, Constantin Paul, Bouillaud avaient fait des constatations analogues sur l'efficacité de ce mode de traitement de l'anasarque.

Répétition des mouchetures. — Quelquefois l'anasarque, guérie par une séance de mouchetures, se reproduit peu de temps après. Ce cas se présente dans certaines affections cardiaques et dans le mal de Bright. En pareille circonstance, on est parfaitement autorisé à faire de nouvelles mouchetures.

Inconvénients. — Il n'y a pas lieu de craindre ici, comme dans la parencentèse, les conséquences de la déplétion et l'apparition de troubles *ex vacuo*, ou les conséquences d'une saignée séreuse comme dans la ponction de l'ascite. Le seul danger résulte dans la possibilité d'une infection des incisions cutanées ou de l'éclosion d'un érysipèle. C'était pour éviter cette complication qu'avant l'emploi des méthodes antiseptiques, certains auteurs recommandaient de petites piqûres à l'aiguille plutôt que l'incision au bistouri.

Actuellement, si l'érysipèle est toujours à craindre, il ne saurait être considéré comme un obstacle à l'emploi des mouchetures, car on arrive, par des précautions suffisantes d'asepsie, à l'éviter toujours. Comme preuve de cette assertion, je citerai l'exemple d'un malade de mon service, atteint de néphrite *a frigore*, à qui je fis faire des mouchetures et qui ne présenta aucune lésion infectieuse, bien qu'il eût eu, comme voisin de lit, pendant un jour, un malade présentant un érysipèle de la face.

IV

LAVAGES DE L'ORGANISME

LAVAGE DES VOIES DIGESTIVES

LAVAGE DE L'ESTOMAC

Définition. — Le lavage de l'estomac est une médication qui a pour but, soit de débarrasser mécaniquement la cavité de cet organe de substances nuisibles, d'origine exogène ou endogène, soit de modifier, par adjonction de principes médicamenteux à l'eau de lavage, l'état anatomique de la muqueuse stomacale.

Historique. — Cette médication est entrée dans le domaine pratique à la suite de la communication faite par Küssmaul au Congrès des médecins allemands tenu à Francfort-sur-le-Mein en 1867. Küssmaul se servait d'une sonde œsophagienne, à laquelle il adaptait une seringue aspirante et foulante, permettant de retirer ou d'introduire des liquides. Toutefois, l'idée du lavage d'estomac doit être attribué à un médecin français, Casimir Renault, qui dans sa thèse, datant de 1802, recommandait, à propos du traitement des empoisonnements, l'évacuation mécacanique de l'estomac.

Ces idées avaient été suivies par Dupuytren, Blatin et Laffargue en France, Edward Jukes en Angleterre.

Après la communication de Küssmaul, la méthode fut appliquée par de nombreux médecins, puis bientôt délaissée à la suite de quelques accidents.

Les découvertes simultanées de Faucher (1879) en France et d'Oser en Allemagne remirent la méthode de l'évacuation mécanique de l'estomac en honneur. Dujardin-Beaumetz appliqua la découverte de Faucher à la cure de la dilatation stomacale. Depuis les indications de cette médication ont été étendues de façon très importante.

Instrumentation. — On peut se servir de la pompe de Küssmaul ou plus généralement du siphon de Faucher ou bien encore de celui de Debove.

L'appareil de Küssmaul se compose essentiellement d'une sonde dite œsophagienne de 50 centimètres de longueur sur laquelle après introduction on adapte une pompe aspirante et foulante.

L'appareil de Faucher se compose d'un tube et d'un entonnoir. Ce tube est en caoutchouc rouge, il mesure 1^m,50 de longueur et son diamètre oscille entre 0^m,008, 0^m,010 et 0^m,012 selon les numéros 1, 2, 3. Le tube présente deux extrémités, une extrémité gastrique qui arrive en contact avec l'estomac et une extrémité libre à laquelle on adapte l'entonnoir. L'extrémité gastrique se termine par deux orifices, l'un circulaire disposé perpendiculairement à l'axe du tube. l'autre allongé disposé latéralement dans le sens de l'axe; ce second orifice est destiné à suppléer le premier quand celui-ci s'obstrue. Le long du tube se trouve à 40 centimètres environ de l'extrémité gastrique un index qui doit correspondre à l'arcade dentaire quand le tube est enfoncé à la profondeur maxima.

L'extrémité libre du tube en forme de cupule est destinée à recevoir l'entonnoir; celui-ci a un grand volume et doit pouvoir contenir un litre, il peut être en verre ou en métal nickelé.

Le tube de Faucher est d'un maniement fort commode et exempt de tout danger, mais on lui a reproché de se laisser aplatir par la contraction des muscles œsophagiens et de n'être pas assez rigide pour arriver à la vaincre lorsqu'elle s'oppose à son introduction.

C'est pour obvier à cet inconvénient que Debove a fait construire par Galante un tube d'épaisseur variable dans sa longueur ; ce tube se compose de deux parties : 1° une partie inférieure servant de cathéter à parois lisses et épaisses, mesurant 50 centimètres, suffisamment rigide pour vaincre avec douceur la résistance œsophagienne ; 2° une partie supérieure, libre et souple, à parois minces, mesurant 90 centimètres et servant de siphon. Ces deux parties sont réunies par une armature métallique et le tube qui résulte de leur juxtaposition présente absolument l'aspect du tube de Faucher.

D'autres modifications ont été apportées par Audhoui, Ruault, Frémont, mais elles ne sont guère utilisées en médecine courante.

Technique. — La technique du lavage de l'estomac quoique simple exige de la précision et de la méthode.

Elle comprend plusieurs temps :

1° Préparation de l'instrumentation ;

2° Introduction du tube ou cathétérisme de l'œsophage ;

3° Évacuation de la cavité stomacale ;

4° Lavage proprement dit.

Premier temps. — Le médecin prépare son tube, son entonnoir, de la vaseline, une cuvette assez grande ou un seau pour recevoir les liquides ; cela fait, il fait asseoir le malade sur un siège assez bas et s'assied en face de lui sur un siège un peu plus élevé. Un aide se tient à proximité pour avancer les objets nécessaires et pour maintenir le malade. Cela fait, on recommande à ce dernier d'ouvrir fortement la bouche et de respirer largement, mais doucement, et pendant ce temps on enduit de vaseline l'extrémité gastrique du tube.

Deuxième temps. — Le tube est alors saisi de la main

droite, comme une plume à écrire, de façon que les doigts soient à une dizaine de centimètres de l'extrémité, tandis que la main gauche déprime la base de la langue du malade. On glisse le tube dans la bouche horizontalement jusqu'à ce que l'extrémité vienne buter contre la paroi postérieure du pharynx; à ce moment on relève un peu la main droite, afin d'abaisser le tube vers l'œsophage, et, si cela est nécessaire, l'index de la main gauche aide à la manœuvre. On recommande alors au malade des mouvements de déglutition.

Si le malade ne possède pas de réflexe trop vif, il n'éprouve que quelques nausées et commence à déglutir le tube; mais assez souvent le réflexe se produit et des efforts de vomissement chassent le tube; la face se congestionne, le malade se débat et le deuxième temps est à recommencer. Généralement, on arrive au succès à la deuxième ou à la troisième tentative; en cas d'insuccès, ce qui se produit chez les sujets nerveux, il devient indiqué d'anesthésier la muqueuse pharyngée au moyen d'un badigeonnage avec une solution de chlorhydrate de cocaïne au 1/1000ᵉ et de calmer la nervosité du sujet avec une potion bromurée prise la veille ou l'avant-veille.

Une fois commencée, l'introduction du tube s'achève sans encombre, le malade continuant à exécuter des mouvements de déglutition et le médecin poussant légèrement le tube jusqu'à ce que l'index vienne coïncider avec les arcades dentaires.

TROISIÈME TEMPS. — On adapte l'entonnoir à l'extrémité libre du tube et on l'emplit de liquide; généralement on emploie un mélange à parties égales d'eau bouillie tiède et d'eau de Vichy. Puis on élève l'entonnoir, le liquide baisse et, au moment où il va disparaître, on abaisse brusquement l'entonnoir. Dès que celui-ci a dépassé le plan de l'estomac,

le siphon s'amorce, les liquides commencent à sortir du tube
et sont dirigés vers le récipient préparé pour les recevoir.
L'estomac se vide ainsi par siphonnage et l'on voit apparaître
du mucus, de la bile, des résidus alimentaires mélangés à
l'eau. Quand l'évacuation de l'estomac semble se produire
avec difficulté ou incomplètement, il faut remplacer le siphonnage par d'autres procédés : l'expression ou l'aspiration.

L'expression se pratique de la façon suivante : on recommande au malade de faire une profonde inspiration
et de gonfler sa poitrine d'air sans expirer. Cet acte détermine un abaissement prolongé du diaphragme et une augmentation de la pression abdominale souvent suffisante
pour faciliter l'évacuation; dans quelques cas, il est néanmoins nécessaire d'y ajouter la compression directe de la
région épigastrique ou de faire tousser le malade. L'aspiration peut se faire au moyen de différents appareils :
pompe de Küssmaul, aspirateur de Potain et Dieulafoy. Je
me sers toujours d'un dispositif très simple et très commode : je retire l'entonnoir de l'extrémité élargie du
tube et j'adapte le tube à l'une des tubulures d'un flacon à
deux tubulures dont l'autre est en communication avec la
pompe de l'aspirateur Potain; puis, je fais le vide dans le
flacon, ce qui entraîne les liquides stomacaux.

QUATRIÈME TEMPS. — Le lavage proprement dit consiste
à faire passer dans l'estomac un liquide dont la quantité et
la qualité varient avec les indications que l'on veut remplir.
Le plus souvent on emploie une eau alcaline, eau de Vichy,
eau de Vals, que l'on mélange avec de l'eau bouillie tiède;
on peut aussi se servir d'eau de Châtel-Guyon ou d'une solution de bicarbonate de soude à 2 0/00 ou de sulfate de
soude à 6 0/00.

Le lavage est souvent complété soit par une désinfection

de l'estomac au moyen de liquides antiputrescibles, tels que les solutions de nitrate d'argent, d'acide salicylique, de permanganate de potasse; soit par une sorte de pansement au moyen de topiques, tels le lait de bismuth, l'eau chloroformée.

Le lavage de l'estomac doit toujours être pratiqué à jeun, le plus près possible du lever du malade; dans certains cas on le répète le soir vers cinq heures; mais c'est l'exception. Ce n'est que lorsque l'indication du lavage est fournie par l'ingestion de substances toxiques qu'on doit la remplir à n'importe quelle heure de la journée.

Quand on opère sur des sujets difficiles, tels que les enfants ou les hystériques, il est prudent, avant d'introduire le tube, de placer un bouchon de liège ou un morceau de linge entre les mâchoires afin d'éviter les morsures et l'écrasement du tube.

Mode d'action. — Le lavage de l'estomac a une action à la fois évacuatrice et modificatrice.

Cette action évacuatrice permet de lutter contre les fermentations dues à la stagnation des aliments et contre les intoxications.

De plus, elle a une action modificatrice en excitant la motilité de l'estomac, ainsi que le prouvent les vomissements qui accompagnent le lavage.

En outre, les principes médicamenteux contenus dans l'eau du lavage modifient la muqueuse stomacale.

En résumé, le lavage de l'estomac agit comme évacuant, comme stimulant et comme modificateur de la muqueuse de l'estomac dans la plupart des cas. Dans quelques cas, il est calmant.

Indications. — D'une façon générale, le lavage de l'es-

tomac est indiqué dans toutes les affections où il existe de
la stase alimentaire et nous savons que celle-ci se rencontre surtout quand l'estomac ne se vide pas par insuffisance motrice ou quand il existe un obstacle à la progression des matières stomacales.

Dilatation atonique de l'estomac. — Comme dans cette
affection il y a toujours un certain degré de stase, Bouchard
conclut que les lavages sont indiqués dans tous les cas où
il existe encore des débris alimentaires six à sept heures
après le repas.

Il faut dans ce cas faire passer du liquide jusqu'à ce qu'il
revienne propre et parfois on est obligé d'introduire 10 à
12 litres avant d'obtenir un résultat suffisant.

Par les lavages d'estomac, on obtient rapidement la
suppression des douleurs et des vomissements, et le retour
de l'appétit.

Dilatation par sténose pylorique. — Le lavage est indiqué
dès que les douleurs et les vomissements deviennent une
cause de débilitation et d'amaigrissement du malade.

Le lavage atténue les phénomènes spasmodiques et en
rendant quelque tonicité à l'estomac, il lui permet de lutter
plus efficacement contre l'obstacle.

Cependant, les lavages ne doivent pas être répétés trop
fréquemment. La formule générale de cette périodicité est
bien simple : il faut toujours faire le moins de lavages possible. Cela est très important à dire, car les malades sont
souvent disposés à les multiplier et on a pu dire que certains deviennent tubomanes comme d'autres morphino-
manes. J'en ai connu qui se sondaient jusqu'à trente fois
par jour.

Dans les sténoses très serrées, un lavage quotidien

s'impose. Quand la sténose est modérée, l'accumulation des résidus alimentaires après un premier lavage ne se produit que peu à peu. Chez de tels malades, un état de santé satisfaisant peut être indéfiniment maintenu au prix d'un lavage tous les deux, trois, quatre et même huit jours.

Quand il s'agit d'un cancer du pylore, il faut savoir être sobre de lavages, car on peut observer, à la suite de leur emploi trop répété, des accidents de collapsus.

Dilatation avec production exogène de gaz. — Il est alors indiqué de faire un lavage évacuateur et de le faire suivre d'un pansement de la muqueuse gastrique au moyen de bismuth.

Il en est de même lorsque les fermentations anormales qui s'effectuent dans un estomac dilaté ou atteint de gastrite chronique prennent un caractère putride et résistent aux solutions alcalines. On est alors obligé d'avoir recours aux solutions antiseptiques (solution boriquée à 20 0/00, permanganate de potasse à 5 0/00, acide salicylique à 2 0/00).

Gastrite chronique. — Dans cette affection, le lavage de l'estomac est indiqué pour lutter contre les fermentations anormales et également contre l'hypersécrétion de mucus. Outre que le lavage de l'estomac favorise la dissolution du mucus, les solutions alcalines fortes (15 à 30 0/00) déterminent une diminution de la sécrétion gastrique et permettent de combattre l'hyperchlorhydrie.

Embarras gastrique. — Le lavage de l'estomac est indiqué dans les cas à évolution traînante, lorsque le malade après la période aiguë éprouve des douleurs assez vives, de l'anorexie et des renvois de mauvaise odeur.

Étranglement intestinal. — Son emploi donne des résultats très problématiques. Certains auteurs pensent que dans bien des cas il a amené la guérison en permettant de retirer les liquides de l'estomac et même de la partie supérieure de l'intestin.

Gastrite hémorragique. — Son emploi a été préconisé par Dujardin-Beaumetz qui recommande l'emploi de solutions très étendues de perchlorure de fer. Cependant cette méthode est dangereuse et ne peut être employée que dans les hémorragies de faible intensité.

Maladie de Reichmann. — L'indication du lavage se pose quand les crises sont très douloureuses et rebelles au traitement ordinaire par les alcalins. On se sert alors d'une solution de bicarbonate de soude ou bien encore d'eau chloroformée à la dose de 2 cuillerées à soupe par litre d'eau.

Maladies fonctionnelles. — Dans les vomissements hystériques, le lavage peut avoir d'heureux effets, mais alors son action n'est que suggestive.

Choléra. — Dans cette affection l'indication du lavage repose sur ce fait d'observation que l'estomac des cholériques renferme une substance toxique très active probablement d'origine microbienne. Il aurait, en outre, une action calmante sur les vomissements des cholériques.

Empoisonnements. — Dans les empoisonnements par ingestion de substances toxiques, le lavage de l'estomac concourt à remplir une indication primordiale : évacuer le poison quand celui-ci n'a pas encore pénétré dans l'intestin. Cette indication, d'une extrême importance, lorsqu'on est appelé auprès du malade sitôt après l'ingestion, doit aussi être satisfaite dans les autres cas, où il est légitime de supposer que l'estomac renferme encore une certaine quantité de toxique.

En pareille circonstance, il faut toujours laver largement et faire passer une grande quantité de liquide jusqu'à ce que celui-ci ressorte clair du tube laveur; selon la substance ingérée, on ajoutera au liquide une certaine quantité de substance considérée comme antidote. Dans l'empoisonnement aigu par le *mercure*, il faut employer l'eau albumineuse obtenue en délayant deux blancs d'œuf dans 500 grammes d'eau, l'albumine agit en formant avec le métal un albuminate de mercure absolument insoluble et, par conséquent, sans danger.

Dans l'empoisonnement aigu par le *cuivre*, on ajoute à l'eau du lavage une certaine quantité de sirop de sucre; ou bien, on se sert d'eau fortement sucrée, car il semble démontré que le sucre peut réduire, dans une certaine mesure, quelques sels de cuivre.

Dans l'empoisonnement aigu par l'*arsenic*, on emploie de l'eau renfermant 10 grammes pour 1.000 de magnésie calcinée.

S'il s'agit du *phosphore*, on lavera l'estomac à l'eau ordinaire jusqu'à ce que toute odeur de phosphore ait disparu, ou bien on pourra employer, comme eau de lavage, une solution à 1 0/0 de sulfate de cuivre pour obtenir la formation d'un précipité de phosphure de cuivre insoluble.

Contre-indications. — D'une façon générale, les contre-indications du lavage de l'estomac se réduisent à deux : 1° l'hémorragie; 2° le choc nerveux.

A cause de la possibilité de l'hémorragie, le lavage de

l'estomac est absolument contre-indiqué chez les malades atteints d'ulcère rond; pour la même raison chez les cancéreux, le lavage ne sera pratiqué que très rarement si l'estomac saigne et il sera fait avec la plus grande douceur, car on a pu observer la perforation de l'estomac.

Le choc nerveux déterminé par l'introduction du tube peut se manifester par des nausées, des vomissements, de la dyspnée, des crises hystériques ou épileptiques, de la contracture des extrémités, de la tétanie, des phénomènes de syncope ou d'angine de poitrine et même par la mort subite. Il en résulte que le lavage de l'estomac ne doit être pratiqué ni chez les épileptiques, ni chez les cardiaques à une période avancée, ni chez les sujets susceptibles d'avoir une crise d'angine de poitrine ; il n'en est pas ainsi chez les hystériques, chez lesquels l'introduction du tube est souvent facilitée par l'absence du réflexe pharyngé. Chez les artério-scléreux prédisposés à l'hémorragie cérébrale, le lavage pourra être tenté; mais, s'il apparaît comme difficile, on ne devra pas insister, car les efforts dus aux vomissements peuvent déterminer une rupture vasculaire.

Cathétérisme et gavage par les fosses nasales

Lorsque à la suite d'une opération sur la bouche, il est impossible d'alimenter le malade, il faut avoir recours au cathétérisme par les fosses nasales. Il en est de même chez les aliénés, chez les tétaniques qui refusent les aliments qui leur sont présentés ou qui présentent un trismus tel qu'il est impossible d'ouvrir la bouche.

Ce cathétérisme se fait soit avec le tube de Faucher, précédemment décrit, soit avec la sonde de Baillarger, moins volumineuse et plus souple que les sondes œsophagiennes ordinaires. Cette sonde est armée de deux mandrins, un en fil de fer très flexible convenablement courbé, l'autre en baleine fixé dans un ajustage métallique qui se trouve au-dessous du pavillon.

Le malade étant couché, on glisse la sonde, la concavité en bas, sur la paroi inférieure de l'une ou l'autre des fosses nasales. Dès que l'on est parvenu au niveau de la paroi postérieure du pharynx, on retire le mandrin en fer. De la sorte le mandrin en baleine se redresse et fait suivre à la sonde la paroi postérieure du pharynx. On retire le mandrin lorsqu'on est parvenu dans l'estomac.

On peut tout aussi bien se servir du tube de Faucher que l'on introduit jusqu'au niveau de la paroi postérieure du pharynx. A ce moment on demande au malade de déglutir ou, s'il s'y oppose, on provoque artificiellement quelques mouvements de déglutition. A ce moment on pousse légèrement et le tube pénétrant dans l'œsophage arrive peu à peu à l'estomac.

Une fois la sonde introduite, il est facile d'évacuer l'estomac ou bien au contraire d'y faire pénétrer des aliments liquides (lait, œufs).

LAVAGE DE L'INTESTIN

Définition. — Le lavage de l'intestin, encore désigné sous le nom d'entéroclyse, est un procédé thérapeutique par lequel on se propose d'agir sur le gros intestin et sur l'intestin grêle.

Historique. — L'entéroclyse, inventée par Cantani de Naples et préconisée surtout dans le traitement du choléra, a été appliquée ensuite par Kartulis d'Alexandrie au traitement de la dysenterie aiguë et chronique.

En France, cette méthode a été appliquée par Dujardin-Beaumetz et Bourcy, puis Lesage et Dauriac.

Instrumentation. — Elle est fort simple : un bock à injection d'une contenance de 2 à 4 litres, muni d'un tube en caoutchouc de 1m,50 à 2 mètres et d'une canule en caoutchouc suffisamment longue, 23 à 35 centimètres, canule qui peut être remplacée par un tube en caoutchouc rigide ou par la sonde œsophagienne de Debove.

Le tube est muni d'une pince ou d'un robinet afin de pouvoir régler l'écoulement du liquide.

Technique. — Les instruments étant préparés et minutieusement nettoyés, on prépare le liquide laveur. On peut se servir d'eau bouillie, mais dans certains cas, il est indiqué de faire usage de liquides médicamenteux, émollients, astringents, purgatifs, antiseptiques ou même de certaines eaux minérales naturelles. Le liquide doit être porté à une température variant entre 35 et 40°.

Le malade est alors étendu sur une chaise longue ou sur un lit recouvert d'une toile imperméable, dans le décubitus dorsal et légèrement latéral droit, un coussin soulevant légèrement la hanche gauche et un second coussin soulevant les épaules de façon à mettre le flanc droit et, conséquemment, le cæcum dans une position déclive. Cela fait, on introduit la canule, l'orifice anal étant enduit d'un peu de vaseline, la canule étant également graissée et tenue de la main droite comme une plume à écrire ; elle est poussée lentement suivant une ligne dirigée de bas en haut et d'arrière en avant, comme si l'opérateur voulait la diriger vers l'ombilic. Puis, changeant de direction, l'opérateur continue à pousser l'instrument suivant une ligne parallèle à l'axe du corps, tout en lui imprimant de temps en temps quelques mouvements de rotation, afin d'éviter que l'extrémité de la canule ne soit recourbée par les flexuosités de l'intestin. On continue cette manœuvre et l'on peut, par la palpation arriver à sentir l'extrémité de la canule vers le milieu du côlon transverse.

Le cathétérisme intestinal est alors terminé, et le lavage proprement dit va commencer.

La canule est alors réunie au tube de caoutchouc du bock. Celui-ci est rempli du liquide préalablement porté à une température convenable puis, doucement, le robinet étant ouvert, un aide élève le bock au-dessus du plan horizontal du malade. Cette élévation communique au liquide la pression nécessaire pour sa progression dans le canal intestinal et, dans tous les cas, une pression de 20 à 25 centimètres suffit largement. Aussi doit-on poser comme règle absolue de ne *jamais dépasser 50 centimètres*.

Le liquide franchit le côlon descendant, puis le côlon transverse et vient occuper le cæcum, tandis qu'une partie s'échappe entre les parois de l'orifice anal et la canule, d'où nécessité d'obturer complètement cet orifice avec un tampon de coton. Généralement quand 2 litres de liquide sont écoulés, la valvule de Bauhin qui ferme l'entrée de l'intestin grêle est sur le point d'être franchie. Si elle est complètement suffisante, elle résiste et le liquide cesse de s'écouler ; si au contraire elle est insuffisante, ce qui est très fréquent, le niveau continue à baisser dans le bock, et le liquide vient peu à peu remplir les anses intestinales. On peut s'en rendre compte en pratiquant la percussion ; le flanc droit devient mat, tandis que la région ombilicale reste sonore.

Quand le liquide arrive dans l'estomac, ce qui se produit généralement après l'introduction de 4 litres, le malade éprouve des nausées et même des vomissements composés de liquides et de matières fécales. « En introduisant un tube œsophagien par la bouche, disent Lesage et Dauriac, on peut l'amorcer, et le liquide parvenu dans l'estomac est ainsi évacué d'une façon continue; la circulation du liquide est complète de l'anus à la bouche; le lavage de l'intestin peut être ainsi réalisé dans toute son étendue. »

En pratique, il n'est pas nécessaire de pousser l'opération aussi loin, car l'entéroclyse ainsi pratiquée est susceptible de provoquer des accidents sérieux; il faut se contenter de laver le gros intestin et une portion de l'intestin grêle, ce qui suffit généralement pour évacuer le contenu intestinal et pour modifier la muqueuse. Il ne faut pas faire pénétrer le liquide dans l'estomac, et l'on y arrive en réglant la quantité de liquide injectée car, d'après les expériences faites à ce sujet, le liquide pénètre dans l'intestin grêle à partir de 2 litres, et dans l'estomac à partir de 4 litres. Il est évident que la quantité de liquide qu'on peut introduire dans l'intestin varie avec les sujets, et chez le même sujet avec le degré d'accoutumance. Dans les premières séances d'entéroclyse, il est de bonne pratique de ne pas vouloir laver quand même un intestin irritable qui se contracte et occasionne des douleurs vives, il faut, au début, tâter la susceptibilité du sujet et n'augmenter que peu à peu la quantité du liquide injecté.

Règles particulières. — Dans certains cas, l'introduction de la canule rectale est difficile et ne peut être menée à bien qu'en se conformant à quelques règles particulières que nous allons exposer.

1° *Il existe un obstacle au niveau de l'anus.* — Cet obstacle peut être de différentes causes : simple spasme en cas de fissure anale ou d'irritabilité de la muqueuse; varices hémorroïdaires saillantes ou enflammées. Il faut alors dans le premier cas anesthésier la région au moyen d'une solution de cocaïne au cinquantième et prescrire, dans l'intervalle des séances d'entéroclyse, des suppositoires calmants, composés suivant la formule :

Chlorhydrate de cocaïne............... 0 gr. 03
Extrait de jusquiame....
— belladone.... } āā.... .... 0 — 02
— d'opium .....
Beurre de cacao q. s. p. 2 ou 3 gr.
Pour un suppositoire.
1 à 2 suppositoires suivant les cas.

Si l'on se trouve en présence d'une tumeur hémorroïdaire procidente, il faudra préalablement la réduire. Quand il existe, en outre, un certain degré d'inflammation des hémorroïdes, il devient nécessaire de prescrire un traitement antiphlogistique (bains de siège, compresses à demeure) avant de commencer les lavages de l'intestin.

2° *L'obstacle siège au niveau du rectum.* — Il peut s'agir d'une tumeur quelconque, d'une déviation utérine, d'une hypertrophie prostatique, d'un rétrécissement spasmodique ou plus simplement d'une accumulation de matières fécales. Dans ce dernier cas, une purgation ou un lavement évacuateur feront disparaître l'obstacle ; s'il s'agit d'une déviation utérine (rétroflexion ou rétroversion), on tâchera de la réduire momentanément au moyen du doigt introduit dans le vagin. Quand une tumeur vient comprimer le rectum contre le sacrum, on imprimera à la canule des directions variées et des mouvements de rotation, tout en procédant toujours avec une très grande douceur, jusqu'à ce qu'on ait la sensation de la progression à travers l'obstacle. En cas de rétrécissement spasmodique il suffit souvent, comme dans le cathétérisme urétral, de maintenir la canule contre l'obstacle en exerçant une très légère pression, pour le voir céder.

D'autres difficultés peuvent se présenter, non plus à pro-

pros de l'introduction de la sonde dans l'intestin, mais relativement à l'écoulement du liquide; l'œil de la canule peut être bouché soit par un amas de matières fécales, soit par un repli de la muqueuse. Il faut dans ce cas déplacer un peu la canule ou lui imprimer un mouvement de rotation pour faire disparaître l'obstacle à l'écoulement, ou augmenter momentanément la pression du liquide en élevant légèrement le récipient qui le contient.

Mode d'action. — Le lavage de l'intestin possède une action complexe, à la fois locale et générale.

1° LOCALEMENT, il agit sur le contenu de l'intestin, sur la paroi intestinale et sur les vaisseaux sanguins.

a) *Contenu intestinal.* — L'eau du lavage ramollit les matières fécales et les entraîne généralement avec elle à la fin de l'opération, sinon elle aide à leur expulsion spontanée. Conséquemment le lavage empêche l'accumulation des matières fécales et permet de prévenir la distension des parois intestinales et l'atonie qui en résulte. En outre une certaine partie des microbes saprophytes ou pathogènes, de même que leurs produits de sécrétion, sont enlevés de l'organisme par l'évacuation du liquide laveur. Cette action antiseptique du lavage intestinal est naturellement plus marquée quand on ajoute au liquide une substance antiseptique (acide borique-naphtol).

b) *Paroi intestinale.* — Le contact de l'eau avec la muqueuse provoque une excitation et une contraction des fibres musculaires lisses qui se traduisent par une exagération des mouvements péristaltiques de l'intestin. Cet effet sur la paroi concourt avec l'effet sur le contenu pour amener l'évacuation du tube intestinal et consécutivement son asepsie.

c) *Vaisseaux sanguins.* — L'action exercée par le lavage

sur la circulation locale dépend de la température du liquide. Le lavage froid détermine une vaso-constriction du réseau vasculaire intestinal et, conséquemment, une augmentation de la tension sanguine dans le reste du système porte, en particulier dans le réseau hépatique. Le lavage chaud produit une vaso-dilatation plus ou moins accusée et une congestion dans le réseau intestinal.

2° Les EFFETS GÉNÉRAUX des lavages de l'intestin sur la circulation et la diurèse sont la conséquence de cette action sur la circulation intestinale et des rapports physiologiques qui unissent la circulation générale et la circulation porte. La tension sanguine générale augmente quand la tension dans le réseau porte diminue, elle diminue quand la seconde augmente.

Les effets diurétiques sont connexes des effets circulatoires, mais ici il faut tenir compte d'un fait particulier : l'absorption d'une certaine quantité de liquide par le tube intestinal.

Indications thérapeutiques. — D'une façon générale, les lavages de l'intestin sont indiqués chaque fois qu'on veut débarrasser l'intestin de son contenu, diminuer les phénomènes de fermentation et de résorption, augmenter la tonicité de la paroi musculaire, modifier la circulation abdominale, et agir sur la diurèse.

Constipation. — Il faut réserver le lavage de l'intestin aux cas de constipation chronique et rebelle, que celle-ci soit essentielle ou symptomatique.

Dans la constipation atonique, il faut faire usage d'un liquide chaud, d'une température supérieure à 40° ou 45° et peu abondant. Dans la constipation spasmodique, au contraire, on aura recours aux liquides tièdes et en quantité progressivement croissante.

Entérocolite mucomembraneuse. — Les lavages de l'intestin doivent être pratiqués au moment des crises; ils répondent à l'indication de débarrasser l'intestin des fausses membranes qu'il renferme. Les lavages faits deux à trois fois par jour selon l'intensité des phénomènes douloureux sont répétés jusqu'à disparition complète ; on emploiera l'eau bouillie tiède, ou bien une solution faible (2 0/00) de borate de soude ou bien encore l'eau bouillie chaude.

Si l'on craint que l'entérocolite ait une tendance à devenir ulcéreuse, il faut remplacer les lavements d'eau par les lavements d'huile d'olive tiède à la dose de 1/2 à 3/4 de litre.

Choléra. — L'entéroclyse permet de lutter contre la résorption des toxines chlolériques au niveau de l'intestin. Cantani employait la solution suivante :

```
Tannin...........................  3 à    6 gr.
Gomme arabique ....................       50 —
Eau distillée......................     2000 —
```

Diarrhées dysentériformes. — Les lavages du gros intestin sont particulièrement indiqués dans le traitement de la dysenterie lorsque cette maladie, arrivée à sa seconde période, se caractérise par du ténesme rectal et des selles glaireuses sanguinolentes.

Suivant la gravité, on fera des lavages à l'eau bouillie tiède, au borate de soude (2 0/00) ou au nitrate d'argent (25 centigrammes à 1 gramme 0/00). On peut encore employer le tannin, l'ipéca, l'iode, le ratanhia, le chlorure de zinc.

Diarrhée des pays chauds. — Les lavages du gros intestin ont ici une triple action : évacuante, modificatrice et antiseptique. Mécaniquement, ils agissent en débarrassant l'intestin d'une partie des toxines sécrétées par les microbes variés qui y pullulent ; comme agent modificateur ils exercent leur action sur les ulcérations du gros intestin et sur l'état anatomique spécial de l'intestin grêle dont l'aspect rappelle celui de la baudruche ; comme antiseptique ils empêchent le développement des colonies microbiennes.

J'emploie de préférence les lavages du gros intestin avec une solution de bichlorure de mercure à 1 pour 10.000. D'autres auteurs emploient des substances variées : Dujardin-Beaumetz préconise les lavages au naphtol à 10,0 ; Le Dantec, le nitrate d'argent à 1/000. On a encore préconisé l'eau boriquée, le permanganate de potasse (2 grammes pour 1.000), la liqueur de Labarraque (2 à 4 grammes), l'acide salicylique (1 à 2 grammes), les astringents.

L'addition du laudanum en quantité variable est toujours indiquée quand les douleurs sont vives.

Congestion du foie. — Le lavage de l'intestin est indiqué dans certaines formes de congestion chronique du foie où ses avantages ont été bien mis en évidence par Krull. En effet, il tend à remplir une indication primordiale, diminuer ou supprimer la toxicité du contenu intestinal, et possède, en outre, une action décongestive vis-à-vis du foie en provoquant une dérivation sanguine au niveau de l'intestin.

Le lavage de l'intestin convient surtout à la congestion hépatique des dilatés et des dyspeptiques chez lesquels la toxicité du tube digestif est toujours d'un taux très élevé ; il représente, dans le traitement de cette affection, le complément nécessaire du lavage de l'estomac.

La congestion passagère du foie qui s'observe chez les alcooliques à la suite des excès de boissons, ou chez les gros mangeurs, à la suite d'une injection trop copieuse mal supportée, doit aussi être traitée par le lavage de l'intestin. Il en est de même de la congestion hépatique des goutteux.

Dans chacun de ces cas, il faut toujours faire usage d'eau froide, de 12 à 15°.

Ictère catarrhal. — Depuis la publication du travail de Krull, qui date de 1877, on fait usage des grands lavements froids dans le traitement de l'ictère catarrhal. Cet auteur conseillait d'introduire dans le rectum 1 à 2 litres d'eau froide à la température de 12 à 15° et de recommander au malade de les tenir le plus longtemps possible, c'est-à-dire quelques minutes, car l'expulsion ne saurait être retardée. Cette méthode, par conséquent, diffère un peu de l'entéroclyse proprement dite, puisque le liquide est conservé, mais elle s'en rapproche par la quantité de liquide introduite. D'après Krull, les grands lavements d'eau froide réveillent les mouvements péristaltiques de l'intestin et augmentent la sécrétion de la bile, d'où résulte une véritable chasse biliaire qui force l'obstacle à l'excrétion, soit en expulsant le bouchon obturateur, soit en écartant les parois congestionnées et augmentées de volume du canal cholédoque. Ils déterminent, en outre, une action réflexe qui, partie de la muqueuse intestinale impressionnée par le froid, aboutit aux parois musculaires de la vésicule biliaire et des voies biliaires extra-hépatiques, et provoque la diurèse en augmentant la tension artérielle.

Au point de vue clinique, les grands lavements d'eau froide donnent de très bons résultats : l'ictère disparaît rapidement sous leur influence et les autres symptômes : pesanteur épigastrique, prurit, malaise, céphalalgie, anorexie, asthénie, douleur hépatique, s'amendent également. Généralement un petit nombre de lavements suffit pour amener la guérison. Le lavement doit être donné le matin de préférence et répété tous les jours jusqu'à guérison ; on ne l'administre deux fois par jour que lorsqu'on a affaire à des ictères prolongés ayant résisté aux autres traitements.

Cirrhoses. — Les grands lavements froids sont également indiqués dans la cirrhose hypertrophique et dans la cirrhose atrophique à cause de leur action sur l'écoulement de la bile et de leur action désinfectante sur le contenu intestinal.

Obstruction intestinale. — Certaines formes d'obstructions intestinales, telles que la forme par volvulus ou par intrasusception, sont susceptibles de donner de bons résultats et même parfois d'être guéries par l'entéroclyse. Ce procédé ne peut donner des résultats constants, mais, pourvu que l'on soit appelé *dès le début de l'accident*, il devra être essayé avant l'intervention chirurgicale. De toute façon l'entéroclyse pratiquée doucement aura tout au moins l'avantage de diminuer les phénomènes de résorption intestinale.

Contre-indications. — Le lavage d'intestin est contre-indiqué chez les sujets nerveux chez qui il détermine des douleurs vives qui peuvent s'accompagner de symptômes généraux assez inquiétants : palpitations, sueurs froides, syncopes.

De même dans les cas où l'on soupçonne des ulcérations intestinales, le lavage est contre-indiqué toutes les fois que l'on craint une rupture de la paroi sous l'influence de l'augmentation de pression. En règle générale, lorsqu'on pensera pouvoir pratiquer le lavage de l'intestin, il faudra le faire avec une très grande douceur.

Les hémorragies contre-indiquent de même l'emploi de l'entéroclyse, à moins qu'elles ne soient de faible intensité. Dans ce dernier cas, on donnera des lavages ou très froids ou très chauds.

Les affections cardiaques, l'artério-sclérose, nécessitent une grande modération, à cause des modifications imprimées à la circulation par le lavage.

ENTÉROCLYSE CHEZ LE NOUVEAU-NÉ

Ce mode de traitement présente une extrême importance dans le traitement des affections gastro-intestinales du premier âge ; on l'a employé dans le traitement de l'atrepsie. Bonnaire et Mercier ont insisté avec juste raison sur les avantages qu'on en retire et en ont précisé les indications.

Technique. — Elle diffère notablement de celle que nous avons indiquée précédemment, car ici la valvule de Bauhin étant presque toujours, sinon toujours, insuffisante, on doit faire pénétrer le liquide laveur dans l'intestin grêle et pour ce faire, quelques précautions particulières doivent être prises.

L'instrumentation comprend un bock à injections, renfermant 500 grammes de liquide, un tube en caoutchouc et une sonde molle en caoutchouc rouge d'un numéro variant de 15 à 20 de la filière Charrière. Ce liquide doit toujours être tiède : le plus souvent on emploie l'eau bouillie simple ou additionnée d'acide borique (10 0/00), de chlorure de sodium (7 0/0), ou de naphtol et de borate de soude (naphtol $0^{gr},50$, borate de soude 5 grammes pour 500 grammes d'eau).

Voici la technique préconisée par Bonnaire. L'opérateur s'assied sur une chaise, les genoux recouverts d'une toile caoutchoutée ou d'un imperméable. L'enfant est placé en travers des genoux de l'opérateur, de façon que son siège déborde le bord interne des cuisses du médecin et qu'il soit un peu au-dessus du niveau du corps. Une précaution à prendre, c'est de placer l'enfant dans le décubitus latéro-dorsal droit, c'est-à-dire que la hanche gauche soit plus haute que la droite. Pour réaliser cette condition, il suffit de tenir dans la main gauche les jambes de l'enfant réunies et de les incliner de façon à les diriger de haut en bas et d'arrière en avant, tandis que l'on serre l'enfant entre le coude gauche et le plan antérieur du corps de l'opérateur. On saisit alors de la main droite la sonde, on laisse couler un peu de liquide de façon à ne pas faire entrer d'air dans l'intestin, on mouille la sonde, on l'introduit dans l'anus et on la pousse à une profondeur de 15 à 20 centimètres, profondeur à laquelle on perçoit généralement un obstacle qui empêche la progression de la sonde.

Un aide soulève alors le bock à une hauteur de 15 à 50 centimètres. Le liquide pénètre dans le gros intestin pendant que l'opérateur, avec les doigts qui maintiennent la sonde, ferme hermétiquement l'orifice anal pour em-pêcher le reflux du liquide. Quand le bock est vide, on laisse sortir le liquide de l'intestin par la sonde laissée en place ou directement par l'anus après enlèvement de la sonde.

Cette opération devra être faite une ou deux fois par jour, tant que dureront les symptômes qui ont fait poser l'indi-cation.

Indications. — L'entéroclyse appliquée chez le nouveau-né est une méthode simple et fort efficace, sans aucun dan-ger, qui peut être utilisée dans un grand nombre de cir-constances.

Tympanisme. — L'entéroclyse, comme l'a démontré Bonnaire, réussit très bien dans le tympanisme abdominal avec selles fétides survenant à la suite de l'ingestion d'une trop grande quantité de lait, même s'il s'agit de lait maternel.

Diarrhée verte. — Cette affection cède généralement à quelques séances d'entéroclyse même lorsqu'elle a résisté aux traitements diététiques et médicamenteux généralement usités en pareil cas. Le liquide à employer, lorsque les selles sont très fétides, doit avoir la composition suivante :

```
Eau bouillie tiède.........................  500 gr.
Borate de soude...........................    5 —
Naphtol...................................    1 —
```

Dyspepsie infantile. — Dans la dyspepsie avec fièvre, on doit pratiquer les lavages de l'intestin avec un liquide dont la température oscille entre 25° et 30°. On évacue ainsi rapidement l'intestin et l'on s'oppose à la résorption des toxines intestinales.

Athrepsie. — Le lavage de l'intestin agit ici dans le même but ; en outre, par la quantité d'eau qui est résorbée, il permet de combattre l'abaissement de la pression sanguine. Il est donc indiqué dans les cas sérieux, comme complément nécessaire du lavage de l'estomac.

V

MÉDICATION BALNÉAIRE

LES BAINS

Définition. — Au point de vue spécial qui nous occupe, le bain peut être défini, une immersion plus ou moins longue du corps dans un milieu liquide, car nous n'avons nullement en vue le bain gazeux, le bain de vapeurs, ni le bain de boues.

Historique. — La balnéation semble avoir été employée dès la plus haute antiquité ; les médecins de l'école hippocratique en firent usage ; les Arabes suivirent leur exemple et au xviiie siècle sous l'influence de Priessnitz (de Grafenberg), cette médication vit ses indications augmentées dans une très large proportion. Tandis que certains auteurs préconisent l'emploi de la balnéation froide, tels que Bartels, Liebermeister, Brand en Allemagne, et Frantz Glénart, Tripier et Bouveret, Juhel-Renoy en France ; d'autres auteurs parmi lesquels il faut citer Sorel, Riess, Unterricht, Türck, etc., se servent des bains tièdes ou chauds. Aujourd'hui les deux genres de balnéations chaude et froide sont conservés et couramment employés, car chacun a ses indications propres.

Variétés. — Le bain d'eau simple peut être froid ou chaud ; le bain est froid quand la température est comprise entre 0 et 25° C. ; il est tiède quand sa température oscille entre 25° et 36° C. ; il est chaud quand la température dépasse ce chiffre. Cette division, quoique incomplète, a le grand avantage d'être fort simple et de reposer, à la fois, sur des données physiologiques et thérapeutiques; on a, en effet, multiplié les divisions fondées sur la température du bain; c'est ainsi qu'on a distingué les bains très froids des bains froids et des bains frais, les bains chauds des bains très chauds. Mieux vaut, quand on prescrit les bains thérapeutiques, en indiquer la température à 2 ou 3 degrés près, plutôt que de recourir à ces nombreux qualificatifs dont le sens est très variable.

Dans ce chapitre nous étudierons le bain froid, le bain tiède et le bain chaud.

BAIN FROID

Mode d'action. — Le bain froid exerce une action variable selon les circonstances : température de l'eau, durée de l'immersion, état de mouvement ou de repos de l'eau ou du sujet, susceptibilité et constitution du sujet.

Téguments. — Le contact de l'eau froide détermine un état spécial de la peau qui devient pâle et comme hérissée de papilles, état connu sous le nom de chair de poule. En même temps la peau devient froide, la sensibilité diminue, les capillaires se resserrent, et les sécrétions cutanées s'arrêtent. Ces phénomènes persistent pendant une certaine partie de la durée de l'immersion et même après, quand celle-ci n'a pas été trop prolongée. A la sortie du bain, la peau reprend assez vite sa teinte et sa sensibilité habituelles; mais, dans certains cas, elle peut présenter une teinte plus ou moins blafarde avec çà et là des plaques violacées et une coloration franchement livide au niveau des extrémités.

Système nerveux. — Le bain froid produit un choc nerveux se caractérisant par une sensation de froid avec frissons, de gêne respiratoire et de serrement, comme si l'enveloppe du corps se rétrécissait. Il existe, en même temps, une sorte de spasme généralisé qui aboutit quelquefois à des tiraillements de la mâchoire et des membres. Au bout de deux à trois minutes, ces phénomènes pénibles font place à une série de sensations plus ou moins agréables constituant la réaction. Le spasme qui bridait les mouvements disparaît, la respiration devient très facile, le thorax est libre et une sensation de chaleur se répand à la surface du corps. Cet état réactionnel est le résultat d'une stimulation générale, il dure quelques minutes et de nouveau les phénomènes initiaux réapparaissent si l'on ne cesse pas l'immersion.

Respiration. — La sensation d'oppression ressentie au début du bain s'accompagne d'une augmentation du nombre des mouvements respiratoires et d'une diminution de leur amplitude; puis, pendant la période de réaction, la respiration se calme et devient plus ample, plus profonde et plus lente qu'avant le bain; l'air arrive en plus grande quantité et, d'après Quinquaud, la ventilation pulmonaire serait doublée.

Circulation. — Nous avons vu que la circulation périphérique était très fortement influencée par le bain froid. Il y a, au début, une vaso-constriction qui aboutit à un état d'anémie de la peau et qui s'accompagne d'un ralentissement du pouls. Le nombre des battements peut descendre de dix par minute; le pouls devient profond et dur, « concentré », puis avec la réaction il augmente de fréquence, monte jusqu'a 100 et même 120 chez l'homme sain, et cette exagération de la fréquence persiste après le bain. Si, au contraire, la réaction ne se produit pas, le pouls reste dur et peut même devenir irrégulier et très faible.

La vaso-constriction initiale ne dure généralement que

quelques minutes, elle est alors remplacée par une vaso-dilatation. La pression veineuse augmente, tandis que la pression artérielle diminue. Le sang, par suite de l'augmentation de la respiration, est plus oxygéné qu'à l'état normal.

Température. — L'immersion dans l'eau froide produit d'abord une légère élévation de la température centrale; puis elle détermine un abaissement dont l'intensité varie surtout avec le degré de la température du corps et de l'eau, ainsi qu'avec la durée du bain. L'élévation primitive n'est que de quelques dixièmes de degré, tandis que l'abaissement peut faire tomber la température centrale de 4° au-dessous du chiffre initial. Cet abaissement de 4° est la limite extrême que l'on peut atteindre par la balnéation froide, car au-delà les sensations douloureuses provoquées par le refroidissement ne sauraient être supportées.

Après la sortie du bain, la température continue à baisser pendant une dizaine de minutes, environ de quelques dixièmes de degré, puis la réaction commence à s'opérer, et la température remonte d'autant plus vite que le sujet est plus vigoureux. Le temps de réaction dure environ deux heures, la température est alors revenue à son chiffre initial qu'elle peut même dépasser de quelques dixièmes ou d'un degré centigrade.

Urines. — Le bain froid provoque une augmentation de la quantité des urines. Cette polyurie tient à plusieurs causes : d'une part, à la petite quantité d'eau absorbée au niveau de la peau pendant la durée de l'immersion et surtout à l'augmentation de la pression sanguine au niveau des viscères et à la suroxygénation du sang.

Effets du bain froid. — 1° Il abaisse la température de 1° à 2°. L'abaissement commence au moment où se produit le frisson. La température baisse pendant un quart d'heure environ, puis remonte progressivement ;

2° Il augmente les oxydations et par là diminue la production des toxines ;

3° Il favorise l'élimination par les émonctoires naturels en produisant une diurèse et une sudation abondantes ;

4° Il agit comme stimulant du système nerveux qu'il régularise ;

5° Il tonifie le cœur et la circulation générale ;

6° Il favorise l'ingestion des liquides ;

7° Il excite l'activité des tissus et augmente leur résistance.

Modes d'emploi du bain froid. — On peut considérer au bain froid trois modes thérapeutiques différents :

1° *Bain froid proprement dit.* — C'est celui qu'on donne d'emblée à la température de 18° à 22°.

Certaines précautions sont utiles à prendre avant son application :

1° Il faut avoir une baignoire en rapport avec la taille du malade. Il doit être entièrement immergé dans l'eau jusqu'au cou, les épaules recouvertes de liquide. C'est le seul moyen d'éviter les complications pulmonaires ;

2° Il faut éviter les aspérités qui pourraient blesser l'épiderme ;

3° La baignoire doit être à 60 centimètres du lit et la tête au pied du lit pour éviter le transport du malade ;

4° Celui-ci doit être séparé de la baignoire par un paravent pour que la vue des préparatifs lui soit évitée ;

5° Il ne faut pas mettre de fond de bain ;

6° L'eau sert pendant vingt-quatre heures, sauf le cas où elle serait souillée par les déjections du patient ;

7° Si le malade présente des excoriations, il est bon de

les recouvrir de vaseline et d'ajouter 5 grammes de sublimé et 500 grammes de sel par baignoire;

8° Si le malade présente un peu de faiblesse du pouls, il sera bon de lui faire avant le bain une injection de 0gr,25 de caféine ou de 0gr,05 de spartéine ;

9° Faire uriner le malade avant le bain pour éviter qu'il ne souille celui-ci ;

10° Essuyer la sueur du patient et lui passer sur le dos et la poitrine une éponge imbibée d'eau froide pour éviter une impression trop pénible.

Ces conditions préalables étant remplies, le malade est plongé dans le bain. On lui met sur la tête soit une vessie de glace, soit une compresse imbibée d'eau froide sur laquelle on fait, durant tout le bain, des affusions avec l'eau du bain au moyen d'un vase.

Dès que le sujet est dans l'eau il ressent un frisson (frisson d'entrée) et présente une légère agitation qui se calme peu à peu pour faire place à une sensation de bien-être.

Deux minutes après son entrée dans le bain, on lui fait prendre un verre d'eau contenant une cuillerée de rhum ou de cognac ou bien un verre de champagne ou de porto. Pendant toute la durée du bain il est bon de faire des massages de la poitrine, du ventre et des membres qui activent la circulation périphérique.

Au bout d'un certain temps, généralement de huit à dix minutes, le malade ressent un nouveau frisson qui lui fait « claquer les dents ». On le laisse ainsi grelotter pendant une ou deux minutes. On le sort alors du bain et sans le sécher on le roule dans une couverture de laine et on le recouche. On dispose aux pieds et le long des jambes des bouteilles d'eau chaude ou des sachets de sable chaud et on lui fait prendre une tasse d'infusion ou de lait chaud.

La réaction ne tarde pas à se produire sous forme d'une

transpiration abondante. Il faut alors empêcher le malade de se découvrir pour éviter les complications pulmonaires.

2° *Demi-bain froid.* — Selon cette méthode, le malade n'est pas plongé complètement dans l'eau froide. Celle-ci ne remonte pas au-dessus du siège. Son application dure de quinze à trente minutes pendant lesquelles on verse de l'eau froide sur le dos du malade.

Les inconvénients de ce mode de traitement sont :

1° Il est plus pénible que le bain froid proprement dit ;

2° Il est beaucoup moins favorable et donne des résultats moins nets ;

3° *Bain froid progressivement refroidi.* — Ce bain débute à la température de 34° et on l'abaisse progressivement à la température de 20°, plus ou moins vite, par addition d'eau froide.

Ses avantages sont qu'il diminue la sensation pénible et le choc du début. Mais il est moins actif que le bain froid proprement dit et supprime le choc nerveux qui détermine l'abaissement de la température. De plus il est plus compliqué à donner que le bain froid proprement dit.

Indications thérapeutiques. — Le bain froid répond à de nombreuses indications thérapeutiques ; ses propriétés stimulantes dans les affections accompagnées de dépression de l'organisme, ainsi que ses propriétés calmantes dans celles qui déterminent une hyperexcitation peuvent amener une modification très heureuse dans l'évolution du processus morbide.

Névrose. — Les accidents convulsifs de l'épilepsie et de l'hystérie sont très efficacement influencés par les immersions froides ; d'après Currie cette médication est capable non seulement de les faire cesser, mais encore d'en prévenir ou d'en retarder le retour.

Fièvre typhoïde. — La balnéation froide constitue le traitement de choix de la fièvre typhoïde. Recommandée depuis longtemps par Currie, Grannini, Priessnitz, Récamier, Trousseau, etc., elle ne fut systématiquement préconisée que par Bartels et Jürgensen, puis par Liebermeister et par Brandt en Allemagne et par Glénard, Tripier et Bouveret en France. C'est cette médication que je conseille de préférence à toute autre et que je m'efforce de faire accepter par les familles qui sont encore imbues de ce préjugé qu'il ne faut pas traiter le chaud par le froid.

Le bain froid paraît exercer une action spécifique sur la fièvre typhoïde, à tel point qu'on peut considérer, comme l'expression à peu près exacte de la vérité, l'assertion des médecins lyonnais, à savoir : que toute dothiénentérie traitée par les bains froids avant le cinquième jour de son évolution guérit toujours, sauf de très rares exceptions.

L'application des bains froids amène rapidement une diminution de l'intensité des symptômes; les phénomènes d'ordre nerveux disparaissent les premiers, trois ou quatre bains emportent le délire. Au bout de quelques jours, l'aspect du malade change complètement; son intelligence se réveille; il sort de sa torpeur et sa physionomie respire le bien-être. L'aspect typhique ne se voit jamais chez les malades traités par la méthode des bains froids.

Le bain est donné toutes les trois heures, soit huit par vingt-quatre heures ; on ne doit jamais les cesser la nuit. Dans les cas sérieux, c'est-à-dire dans ceux où la température reste toujours élevée, en plateau, sans défervescence matinale accusée, il est bon de les rapprocher et de les donner toutes les deux heures. Ce n'est que dans les cas où la température rectale n'atteint pas 38°,5 qu'on peut se permettre d'omettre un bain.

En résumé le *bain froid est nécessaire :*

1° Lorsqu'il y a une hyperthermie très prononcée ;

2° Dans tous les cas de fièvre typhoïde avec agitation, délire et phénomènes cérébraux ;

3° Chez les individus obèses. Ceux-ci nécessitent parfois un bain à 15° si l'on veut diminuer sensiblement la température, le tégument adipeux perdant moins de température.

Le *bain froid est utile mais non indispensable* dans les formes moyennes où l'on peut supprimer un bain la nuit et donner un bain toutes les quatre heures le jour.

Le bain *froid est inutile :* 1° Dans les fièvres typhoïdes légères sans grande hyperthermie et sans symptômes nerveux ;

2° Chez les enfants dont la fièvre typhoïde est toujours légère.

Les contre-indications du bain froid proprement dit sont:

1° La vieillesse où il donne du collapsus cardiaque. Il faut alors recourir au bain tiède à 30° ou 35° ;

2° La grossesse et la lactation, que beaucoup considèrent comme une contre-indication, n'en sont pas à mon avis ;

3° Chez les sujets nerveux et pusillanimes avec lesquels il faut parfois lutter pour les maintenir dans le bain, il vaut mieux recourir au bain tiède ;

4° Les convulsions ;

5° Les accidents comateux ;

6° Les cardiopathies ;

7° La tuberculose pulmonaire en voie d'évolution :

8° L'agonie ; la mort dans le bain pouvant être imputée au médecin ;

9° Le collapsus cardiaque ;

10° La péritonite par perforation ou le péritonisme ;

11° Les menaces d'hémorragies intestinales tardives sauf celles de la deuxième semaine, excepté si elles s'accompagnent d'un abaissement de la température et de faiblesse du pouls ;

12° La phlébite typhique ;

13° La pneumonie étendue avec phénomènes asphyxiques ;

14° Le laryngotyphus.

Les enfants supportent mal les bains froids.

Fièvre typhoïde et affections concomitantes. — Certaines affections, telles que le catarrhe bronchique léger, la pneumonie, la tuberculose pulmonaire, quand les lésions sont guéries ou stationnaires ne contre-indiquent pas la méthode de Brandt. D'autres, au contraire, exigent certaines modifications dans son application. C'est ainsi que dans l'emphysème, Tripier et Bouveret recommandent de débuter par un bain chaud que l'on refroidit le plus bas possible, mais sans provoquer la dyspnée. Il en est de même pour la pleurésie ancienne.

Autres indications. — ***Rougeole.*** — La balnéation froide ne doit être prescrite que dans certains cas bien déterminés de rougeole maligne qui se caractérisent par une fièvre élevée, par des symptômes ataxo-adynamiques et par une diminution du taux des urines.

S'il s'agit d'un enfant, le bain pourra être donné à une température de 24 ou 28° pendant une durée de dix minutes ; s'il s'agit d'un adulte, on appliquera la méthode de Brandt dans toute sa rigueur. Le bain froid n'exerce aucune action défavorable sur l'éruption qui ne fait que pâlir au contact de l'eau froide pour reprendre rapidement son aspect, il relève le taux des urines et fait disparaître les symptômes nerveux.

Certains auteurs, tels que Dieulafoy, reconnaissent que le bain froid ne semble pas avoir d'action nuisible sur le développement des complications thoraciques de la rougeole ; mais, quand celles-ci sont déclarées, j'estime qu'il faut cesser la balnéation froide et la remplacer par la balnéation chaude qui m'a toujours donné de bons résultats.

La balnéation froide est également contre-indiquée dans la forme hémorragique de la rougeole.

Scarlatine. — Dans le traitement de la scarlatine, l'indication des bains froids doit être remplie quand on se trouve en présence de cas graves caractérisés par un état d'intoxication profond avec hyperthermie, fréquence du pouls et de la respiration et phénomènes nerveux ataxo-adynamiques.

L'efficacité de la balnéation froide en pareilles circonstances a été signalée par Leichtenstein et reconnue par tous les médecins qui l'ont employée. Dans les formes hyperpyrétiques sans rémission spontanée de la température, le bain froid est un précieux agent antithermique, tandis que les nombreux produits médicamenteux n'ont qu'une action très faible ; en outre, il exerce une action éminemment favorable sur le cœur et les poumons, facilite le fonctionnement des émonctoires et aide l'évolution des manifestations cutanées.

Le bain sera donné chez l'adulte à la température de 18 à 22° pendant une durée de dix à quinze minutes, suivant les cas et suivant l'âge, chez l'enfant la durée ne sera que de cinq minutes. D'une façon générale, le bain sera donné toutes les trois heures, et ce n'est que dans les cas où la température ne remonte pas que l'on pourra en diminuer progressivement le nombre. Quand il existe du délire, il faut, pendant la durée du bain, verser de l'eau froide sur la tête.

Les contre-indications à cette méthode thérapeutique sont : les menaces de collapsus caractérisées par la faiblesse du pouls et le refroidissement des extrémités coïncidant avec l'élévation de la température centrale, la myocardite, les hémorragies, les arthrites scarlatineuses. Chez les tout jeunes enfants, les bains froids doivent être remplacés, suivant les cas, soit par les bains progressivement refroidis, soit par les bains tièdes de 25 à 30° C.

Variole. — Les bains froids exercent une action calmante et antithermique qui peut être mise à profit dans le traitement des varioles graves à forme nerveuse et des varioles hyperpyrétiques où la température dépasse 40°. Ils doivent être donnés à la période d'invasion quand il existe de la somnolence, du coma ou de la dyspnée, ou quand l'éruption se fait mal.

Le bain sera pris à une température de 18 à 20°, s'il s'agit d'un adulte, à une température de 22 à 25°, s'il s'agit d'un enfant ; la durée variera de cinq à quinze minutes ; il sera répété toutes les trois heures tant que la température se maintiendra entre 39 et 40°. Comme dans les autres fièvres éruptives, le bain froid exerce une action favorable sur l'éruption en produisant une vaso-dilatation périphérique. A la période de suppuration et de dessiccation, on le remplacera par le bain tiède à 30°, d'une durée d'une demi-heure à une heure, additionné d'une substance antiseptique.

Pneumonie. — Le bain froid, qui est employé d'une façon systématique dans le traitement de la pneumonie par certains auteurs allemands, doit être réservé aux formes graves de cette affection.

Il est indiqué d'après eux dans les cas où la température très élevée oscille entre 40 et 41° et s'accompagne de phénomènes graves d'ataxo-adynamie et de faiblesse cardiaque. Malgré ses grands avantages et son action favorable sur les phénomènes nerveux et circulatoires, la balnéation froide n'en constitue pas moins une médication d'exception absolument contre-indiquée chez les diabétiques et albuminuriques, chez les artérioscléreux et chez les sujets atteints d'une cardiopathie mal compensée.

Pour mon compte, je ne l'emploie jamais.

La technique est toujours la même : température de 18 à 20°, durée de cinq à dix minutes, nombre variable avec l'intensité du cas.

Chez les enfants chez qui le choc déterminé par l'immersion froide est très grand, le bain froid n'est pas indiqué, je lui préfère le bain chaud dans tous les cas de pneumonie grave.

Érysipèle. — Il existe certaines formes d'érysipèle connues sous le nom d'érysipèle typhoïde qui exigent d'une façon absolue l'emploi de la balnéation froide. L'érysipèle typhoïde se caractérise par une température élevée, une langue sèche et rosée, un facies très abattu, de l'insomnie, des phénomènes adynamiques, etc., qui font songer à l'aspect d'une dothiénentérie bien caractérisée. Dans l'érysipèle typhoïde il faut, à l'exemple de Juhel-Renoy, prescrire la balnéation froide dans toute sa rigueur, c'est-à-dire suivant la méthode de Brandt et donner le bain à 18°, pendant un quart d'heure, toutes les trois heures.

Pour les érysipèles moins graves, le bain peut être donné suivant la méthode de Bouchard, c'est-à-dire à une température de quelques degrés inférieure à celle du corps et progressivement abaissée jusqu'à 30°.

La balnéation a de précieux avantages ; elle fait disparaître rapidement l'adynamie et le délire, exerce une heureuse influence sur les complications pulmonaires et cardiaques, augmente le taux des urines et constitue un excellent traitement préventif ou curatif de l'albuminurie. Appliquée par Legendre et Beaussenat au traitement des érysipèles graves, elle n'a donné que 2 décès sur 65 cas.

L'existence des complications pulmonaires et cardiaques : congestion, broncho-pneumonie, pneumonie, ne contre-indique pas l'emploi du bain froid. Dans les cas d'érysipèle du tronc et des membres ou d'érysipèle généralisé, il y a avantage à donner des bains rendus antiseptiques par l'addition de sublimé (à 10 grammes pour 300 litres d'eau) ou de borate de soude (500 grammes pour 300 litres d'eau).

Typhus exanthématique. — La balnéation froide est indiquée dans le traitement de cette affection au même titre que dans celui de la fièvre typhoïde. Elle a été employée d'une façon générale lors de l'épidémie de 1893, mais elle n'a pas donné de résultats aussi bons que lorsqu'elle est employée dans la dothiénentérie. Combemale et Gaudier ont traité par cette méthode 18 cas de typhus et ont eu 8 décès, ce qui donne une proportion de près de 45 0/0.

Rhumatisme cérébral. — L'apparition au cours d'une poussée rhumatismale aiguë de symptômes cérébraux : agitation, loquacité, insomnie, céphalalgie, délire, coïncidant avec une exagération de la température et une amélioration des symptômes articulaires doit faire poser l'indication formelle de la balnéation froide.

Le bain doit se donner suivant la méthode de Brandt et,

si le délire est grand, il faut y ajouter l'affusion froide sur la tête pendant l'immersion.

L'indication n'est pas moins absolue dans le cas où l'on craint l'apparition du rhumatisme cérébral.

Le bain froid est le meilleur traitement que l'on puisse opposer à cette redoutable complication du rhumatisme articulaire aigu; sur 15 cas, Maison a obtenu 13 succès. Il n'est pas contre-indiqué quand il existe des lésions cardiaques ou du coma.

Grippe. — La balnéation froide n'est guère indiquée dans le traitement de la grippe, car ici cette médication est généralement mal supportée.

Fièvre puerpérale. — Les indications de la balnéation froide au cours de la fièvre typhoïde sont les suivantes : septicémie restée utérine sans avoir provoqué de dépôts purulents, septicémie putride. Il y a contre-indication, lorsqu'il existe déjà de la suppuration, de la péritonite, de la *phlegmatia alba dolens*, de la myocardite, ou lorsque la pyohémie est constituée.

La technique à suivre est la suivante : le bain est donné toutes les trois heures, pendant un quart d'heure de durée, à une température variant entre 18° et 25°, suivant les cas, tant que la température oscille autour de 40°.

Delirium tremens. — Dans les cas graves caractérisés par une température élevée, supérieure à 39°, une grande excitation, des sueurs profuses, un pouls précipité et petit, il est indiqué de combattre les accès qui revêtent, dans ce cas, une allure suraiguë, par la balnéation froide.

Les bains doivent être donnés selon la méthode de Brandt à une température de 18°, pendant une durée de dix à vingt minutes, et répétés toutes les deux ou trois heures, selon l'intensité des accidents. Il faut en outre, comme le conseille Letulle, faire pendant toute la durée du bain des affusions froides sur la tête avec de l'eau à la même température que celle de la baignoire.

Cette médication doit être continuée d'une façon aussi énergique, tant que le délire et l'hyperthermie persistent, tout en diminuant peu à peu le nombre et la durée des bains, à mesure que les symptômes précédents diminuent d'intensité. Il est évident que la balnéation froide qui s'adresse surtout aux accidents aigus doit être employée simultanément avec la médication ordinaire du *delirium tremens* : alcool, vin laudanisé, chloral, injections sous-cutanées de morphine.

BAIN TIÈDE ET BAIN CHAUD

Mode d'action. — TÉGUMENT. — Le bain chaud ramollit les couches superficielles de l'épiderme et désobstrue les orifices glandulaires. Il arrête momentanément la sécrétion sudorale, car, d'après Bornstein, la pression de l'eau du bain serait supérieure à la pression intraglandulaire ; mais au niveau des parties non immergées, tête et cou, la transpiration se produit d'une façon exagérée. Les capillaires du réseau périphérique se dilatent, la peau prend une teinte rouge plus ou moins accusée, indice de l'attraction sanguine exercée par le bain chaud au niveau du tégument qui est en même temps plus ou moins tuméfié.

TEMPÉRATURE. — L'immersion dans un milieu liquide dont la température est, sinon supérieure, au moins égale à celle du corps humain, a pour effet de supprimer la déperdition de calorique qui s'exerçait au niveau des parties immergées et, par conséquent, d'augmenter la température du corps. Mais cette élévation de température est très momentanée et diminue très rapidement après la cessation de l'immersion ; elle est déjà très influencée pendant le bain par le fait de l'augmentation de la respiration pulmonaire. L'exagération de la sécrétion sudorale et la stimulation imprimée à la circulation périphérique qui continuent à se manifester après le bain la font disparaître complètement. Cette augmentation de la température centrale peut d'ailleurs être évitée par l'ingestion d'une certaine quantité d'eau froide pendant la durée du bain.

RESPIRATION. — Les mouvements respiratoires augmentent d'amplitude et de fréquence par le fait du bain chaud ; la ventilation pulmonaire est exagérée, et cette exagération permet de contre-balancer dans une certaine mesure l'élévation de la température interne.

NUTRITION. — Le bain chaud active les échanges intercellulaires, l'oxygène est absorbé en plus grande quantité au niveau des poumons qui exhalent une quantité proportionnelle d'acide carbonique. L'azote, le glucose augmentent dans l'urine ; la quantité des urines semble diminuer dans les heures qui suivent le bain ; ce fait pourrait s'expliquer par la déperdition d'une grande quantité de sueur, mais certains auteurs prétendent que la quantité totale des urines émises par vingt-quatre heures ne diminue pas.

CIRCULATION. — La circulation dans le système cutané et périphérique des membres est augmentée, tandis que la circulation au niveau des viscères est diminuée. Il se produit, par suite de l'action de l'eau chaude, une sorte de gonflement de la peau qui augmente de volume sur tout le segment immergé, comme si le membre avait été soumis à l'action d'une ventouse de Junod.

Expérimentalement, il est démontré que le bain chaud amène une diminution de volume des viscères, ainsi Baelz (de Tokio) mesurant la circonférence de son abdomen avant et après un bain chaud, trouve une diminution de 2 centimètres; d'autre part, Schüller, en plongeant dans l'eau chaude des cobayes trépanés, constate, après une dilatation de courte durée des vaisseaux de la pie-mère, un rétrécissement des mêmes vaisseaux d'autant plus durable et d'autant plus accusé que l'immersion a porté sur une plus grande partie du corps. Islamanow a fait des constatations analogues chez un enfant ayant une perte de substance au niveau du crâne.

Le bain chaud détermine encore une diminution de la pression artérielle et de la pression intra-rachidienne.

INNERVATION. — Le bain chaud possède une action sédative très manifeste. Le contact de l'eau détermine, au niveau de la peau, une diminution de la sensibilité qui peut aller jusqu'à l'engourdissement. Chez les malades atteints d'hyperesthésie, le bain chaud amène une très notable diminution de la sensibilité douloureuse.

Sur l'organisme, en général, le bain chaud amène un état de calme et de bien-être qui persiste pendant plusieurs heures après l'immersion. Quand la température de l'eau est très élevée, il se produit une sensation de lourdeur de tête et des phénomènes de vertige et d'asthénie plus ou moins accusés.

INFECTION. — Le bain chaud ne saurait, comme le prétend Ortner, agir sur le processus infectieux en déterminant l'expulsion par la peau d'une certaine quantité de microbes, mais il modifie heureusement l'organisme et le rend plus apte à résister aux actions pathogènes des germes et de leurs toxines. D'après Renaut, le bain chaud employé dans le traitement de la broncho-pneumonie exerce une action défavorable sur le développement des microbes au niveau de la muqueuse bronchique.

Technique. — J'emploie la technique que j'ai préconisée en 1895 au Congrès de Nancy et, depuis, dans de nombreuses publications. Le malade est plongé d'une façon systématique, toutes les trois heures, jour et nuit, dans un bain d'une température de 35° et d'une durée de dix minutes, tant que persistent les phénomènes aigus; puis, à mesure que la résolution apparaît, le nombre des bains est diminué peu à peu jusqu'à guérison complète.

Indications thérapeutiques. — Le bain chaud est indiqué dans toutes les affections où l'on doit combattre la fièvre, les congestions viscérales et l'infection, soit séparément, soit simultanément.

Fièvres éruptives. — Les bains chauds ont été beaucoup employés dans le traitement des fièvres éruptives. Dans la scarlatine, Fraser prescrit de un à six bains par jour. Je fais de même pour cette maladie et prescris le bain chaud à 30°-35°, d'une durée de dix minutes et répété toutes les deux ou trois heures dans la rougeole.

La variole a été traitée à l'aide de ce moyen par Pecholier qui donnait deux bains par jour à une température de 33°.

Infection ombilicale. — Les bains chauds à 37°,5, répétés toutes les trois heures, ont été employés avec succès par Legendre dans le traitement de l'infection aiguë d'origine ombilicale chez le nouveau-né.

Broncho-pneumonie. — C'est dans le traitement de cette

affection, souvent si grave, que j'ai pu me convaincre des bons résultats obtenus à l'aide de la balnéation tiède.

Les bains, à la température de 35°, peuvent être pris simples ou sinapisés. Les bains simples sont indiqués dans tous les cas de broncho-pneumonie étendue, à marche rapide, avec température élevée (40°) et dyspnée accentuée. En pareille circonstance, je prescris toujours, dès le début de la maladie, les bains tièdes à 35° répétés de trois heures en trois heures, jour et nuit, de la même façon que sont donnés les bains froids dans la méthode de Brandt. Sous l'influence de ce traitement, l'amélioration ne tarde pas à se montrer, la température baisse, la dyspnée s'amende et le sommeil commence à revenir. On peut alors diminuer très doucement le nombre des bains en supprimant d'abord un bain nocturne, puis les autres bains, mais il faut avoir la précaution d'en donner encore deux par jour pendant au moins quatre à six jours, alors que la température est revenue tout à fait normale et que la résolution de la broncho-pneumonie a eu lieu.

Cette méthode est plus rigoureuse que celle que Renaut de Lyon préconisa en 1896. Elle tient de la systématisation de celle de Brandt et, pour cela peut-être, donne les meilleurs résultats. Par elle la mortalité dans la broncho-pneumonie et dans la pneumonie infantile tombe à 2 ou 3 pour cent, alors qu'auparavant elle dépassait souvent 25 pour cent.

Mais j'insiste sur son application systématique, car ce n'est qu'ainsi que les résultats sont bons. Rien ne sert de donner un ou deux bains par jour ; leur grand nombre est nécessaire au succès.

Les bains sinapisés peuvent aussi être employés, mais, comme ils ont l'inconvénient de provoquer, assez souvent, un érythème plus ou moins généralisé, je les réserve pour les cas où il est nécessaire de produire une forte décongestion pulmonaire à cause de la prédominance des symptômes congestifs. Je donne alors un bain sinapisé et quatre à sept bains simples en vingt-quatre heures, suivant l'intensité de la maladie. Pour préparer le bain sinapisé, on délaye dans de l'eau froide 250 grammes de farine de moutarde; puis on verse ce mélange dans une baignoire d'enfant contenant environ 50 litres d'eau à 35°. L'enfant est plongé complètement dans le bain, soutenu sous les bras, et il y reste le temps nécessaire pour qu'une rubéfaction suffisante de la peau soit obtenue sur tout le corps. Il est ensuite essuyé rapidement, entouré d'une couverture de laine et remis dans son lit.

Dans certains cas exceptionnellement graves, je prescris deux bains sinapisés, un le matin et un le soir, et six bains tièdes par vingt-quatre heures.

Je continue l'emploi des bains sinapisés et des bains simples tant que la température reste élevée, quand elle baisse, je supprime les premiers pour ne donner que des bains tièdes ordinaires et je diminue graduellement le nombre de ces derniers.

Bains très chauds. — Depuis quelques années je me sers dans ma pratique journalière de bains à 40° dans le traitement de la pneumonie. J'en donne deux par jour pendant une durée de dix minutes. On enveloppe le malade à sa sortie du bain dans des couvertures de laine, de façon à obtenir une sudation abondante, enveloppement qui est maintenu pendant une heure au moins.

A la suite de ces bains, il se produit une hyperthermie marquée avec sudation abondante et sensation d'abattement et de torpeur, mais la résolution se fait très vite et la défervescence se produit parfois en vingt-quatre à quarante-huit heures même dans les pneumonies grippales.

Il est utile de mettre un linge imbibé d'eau froide sur la tête du malade pour éviter la congestion au cerveau. De plus, il n'est pas rare de voir les malades se plaindre de sensation de malaise dans leur bain, présenter de l'agitation et chercher à sortir de leur baignoire, ce qu'il faut éviter à tout prix.

Cette méthode qui m'a donné, chez les adultes, d'excellents résultats et des guérisons vraiment inespérées ne donne que des résultats médiocres chez les vieillards ainsi que les autres médications balnéaires.

Fièvre typhoïde. — La balnéation tiède peut être employée de différentes façons dans le traitement de la fièvre typhoïde, Ziemssen et Bouchard conseillent l'emploi de bains tièdes progressivement refroidis. Dans la méthode de Ziemssen, le malade est plongé dans un bain dont la température initiale est inférieure de 5 à 6° à la température rectale du malade ; puis, on ajoute de l'eau froide pour refroidir à 20° au bout d'une durée de quinze minutes environ. Le malade reste pendant quinze minutes encore dans ce bain à 20°; puis; il est replacé dans son lit. Bouchard préconise une méthode analogue.

Cette façon de faire permet de soustraire au malade une certaine quantité de calorique, ce qui se traduit par un abaissement de la température centrale de 1° à 1°,5, sans occasionner le choc nerveux et le spasme vasculaire périphérique du bain froid; mais elle est loin de posséder l'action presque spécifique de celui-ci.

La méthode de Riess repose sur l'emploi du bain à 31° prolongé, pendant un ou plusieurs jours; elle est d'une application très difficile et ne donne que des résultats médiocres.

La méthode de Bosc (de Montpellier) consiste à faire

prendre au malade des bains chauds à 39°, d'une durée de douze à quinze minutes.

Les bains tièdes, à mon avis, ne doivent être considérés que comme un pis aller, en cas de contre-indication absolue à l'emploi des bains froids par suite de complication myocardique ou par suite de l'extrême susceptibilité du sujet; dans ce dernier cas, je préfère encore les lavements froids aux bains tièdes.

En résumé, les bains tièdes dans la fièvre typhoïde ne doivent être employés que lorsque les bains froids ou les lavements froids sont contre-indiqués. Il faut alors les faire prendre de la façon suivante : le malade sera mis dans le bain qui, primitivement d'une température de 34° à 36° selon les cas, sera refroidi par addition d'eau froide jusqu'à présenter une température soit de 30°, soit de 25°. La durée totale du bain sera de dix à vingt minutes environ; puis le malade enveloppé dans une couverture de laine sera, sans être essuyé, remis dans son lit. Les bains seront répétés toutes les trois heures tant que la température du corps sera supérieure à 39°,5; puis on en diminuera progressivement le nombre en supprimant d'abord les bains nocturnes.

Chez l'enfant, en plus des indications précédentes, les bains chauds sont indiqués quand il existe au cours de la fièvre typhoïde des complications du côté de l'appareil respiratoire, à cause de l'action heureuse de l'eau chaude sur l'évolution des processus broncho-pulmonaires.

Méningite cérébro-spinale. — Les bains chauds ont été employés en 1893 par Aufrecht et, en 1896, par Evenine dans le traitement de la méningite cérébro-spinale; ces auteurs conseillaient les bains à une température de 36 à 41°. Tout récemment, Netter a repris cette méthode et, dans une récente communication, il déclare avoir obtenu plusieurs guérisons à l'aide de la balnéation chaude combinée avec la ponction lombaire. « Je pense, dit-il, que la guérison doit être attribuée avant tout à l'emploi systématique des bains. Ceux-ci sont donnés à une température de 38° à 40°, pendant une durée de vingt minutes à une demi-heure et renouvelés toutes les trois ou quatre heures. Cette médication est applicable aux méningites séreuses comme aux méningites suppurées. » Sur 11 cas ainsi traités, Netter a obtenu 7 guérisons; sur les 4 autres cas, 3 malades n'ont été soumis à la balnéation chaude et à la ponction que pendant un jour; la mort survint le lendemain pour 2 malades, et le troisième sortit mourant de l'hôpital. Cette médication nous semble devoir toujours être tentée dans une affection aussi grave que la méningite cérébro-spinale car, si elle n'amène pas sûrement la guérison, elle a le précieux avantage de faire disparaître l'hyperésthésie.

Métrorragies. — Certaines métrorragies des fillettes, de cause obscure, et rebelles aux divers procédés thérapeutiques, sont quelquefois arrêtées d'une façon définitive par la balnéation chaude. Il faut, dans ce cas, comme le conseille Veyrières (de la Bourboule), prescrire le bain à la température initiale de 36° et le faire peu à peu monter jusqu'à 41°, pour une durée de vingt minutes. Ce bain ne doit être pris qu'une seule fois par jour, mais il sera répété quotidiennement jusqu'à ce que l'écoulement soit arrêté, ce qui se produit généralement au bout de quelques jours. Il faut, en outre, prendre la précaution de maintenir une aération suffisante de la salle de bain, faire asseoir la malade aussitôt qu'elle sort de la baignoire puis la mettre au lit pendant une demi-heure.

Chlorose. — D'après un auteur allemand, Rosin, la balnéation chaude donnerait de bons résultats dans les cas de chlorose rebelles à toute thérapeutique. Les bains doivent être pris à la température de 32° pendant une durée de cinq minutes et répétés trois fois par semaine. Chaque bain est suivi d'une affusion d'eau froide.

Cette médication aurait donné à Rosin un grand nombre de succès dans une cinquantaine de cas graves qu'il aurait ainsi traités et donnerait une amélioration manifeste au bout de quatre semaines de traitement.

Coliques hépatiques et néphrétiques. — Les bains chauds d'une température de 35 à 40° sont d'un emploi très utile dans le traitement des coliques hépatiques et néphrétiques, car ils exercent une action favorable sur la progression des calculs dans les voies biliaires ou dans l'urètre. Ils doivent être pris tous les jours ou même deux fois par jours pendant une demi-heure de durée.

Éclampsie puerpérale. — Braun (de Vienne) a obtenu de bons résultats de l'emploi des bains chauds dans le traitement de l'éclampsie puerpérale. D'après cet auteur, la malade doit être plongée dans le bain, même si elle est dans le coma, pendant une demi-heure, et l'on élève progressivement la température du bain de 38 à 43°. Puis la malade est enveloppée dans une couverture de laine pendant deux ou trois heures.

Douleurs fulgurantes des ataxiques. — Ces douleurs sont quelquefois très heureusement influencées par les bains chauds de 36° à 38°, alors qu'elles avaient résisté à tous les autres traitements.

ENVELOPPEMENT FROID

Définition. — C'est une médication destinée à produire une réfrigération de l'organisme, chez des individus ne pouvant pas être soumis à la balnéation froide.

Technique. — Le malade est complètement déshabillé et disposé au-dessus du lit, de façon que le corps ne soit pas recouvert par les couvertures; une toile imperméable étant placée entre le drap de lit et le matelas.

Pendant ces préparatifs, on a trempé, dans de l'eau froide à la température de 10 à 15°, un drap de lit que l'on exprime suffisamment pour ne laisser qu'une toute petite quantité d'eau imbibant le tissu. Il faut, dans cette manœuvre, prendre la précaution d'exprimer le drap, en le pliant suivant son grand axe plutôt qu'en le tordant suivant une diagonale, car on arrive ainsi à terminer plus rapidement le reste de l'opération. En pareille circonstance, je conseille toujours de suivre le *modus faciendi* suivant.

Le drap étant complètement trempé dans l'eau à la température convenable, on en reconnaît un petit bord, celui qu'on place habituellement vers la tête et qui est reconnaissable à son ourlet de dimensions spéciales. Le bord étant reconnu, on le rassemble dans la main gauche et on le sort de l'eau; cette main continuant son mouvement d'élévation, une certaine partie du drap se trouve au-dessus de l'eau. A ce moment, avec l'autre main, on enserre le drap de façon à l'exprimer en le faisant passer dans une sorte de filière représentée par la main droite. Pendant ce temps la main gauche continue à s'élever et quand elle se trouve à la limite de l'élévation du bras, elle dispose sur l'épaule du même côté le segment de drap exprimé et fait une reprise.

On arrive ainsi à exprimer très rapidement le drap.

Cela fait, on dispose celui-ci sur le bord du lit le plus rapproché de l'opérateur et on le déroule pendant que le malade se soulève lui-même, s'il le peut, ou est soulevé par deux aides.

Quand le drap se trouve placé sous le malade on en ramène un bord sur son thorax, puis on ramène l'autre de façon à envelopper complètement le corps. Ensuite on replie l'extrémité du drap qui dépasse les pieds ou la tête et on prend la précaution de serrer le drap au niveau du cou avec une cravate mouillée.

Au bout de quelques minutes, une dizaine le plus généralement, la température du drap s'est mise au même degré que celle du corps. On enlève alors le drap qui, à partir de ce moment, ne produit plus aucun effet.

On le replace une fois, deux fois, même davantage, selon l'effet réfrigérant qu'on veut obtenir. On peut ainsi faire durer l'enveloppement pendant une demi-heure et même pendant une heure.

Mode d'action. — L'enveloppement a une action analogue à celle du bain froid, il agit surtout comme réfrigérant. Vis-à-vis du système nerveux, il détermine comme le bain froid des phénomènes de choc mais beaucoup moins accentués.

Le système circulatoire, comme le système nerveux, est beaucoup moins influencé par l'enveloppement froid que par le bain.

Comme ce dernier, l'enveloppement froid exerce sur les divers appareils de l'organisme une action tonique. Grâce à son emploi, on voit des phénomènes d'intoxication s'amender et disparaître, tandis que le taux urinaire s'élève et que l'état général s'améliore.

L'action réfrigérante produite par l'enveloppement froid est très énergique, elle peut amener des abaissements de température dépassant un degré et pouvant même atteindre deux degrés. D'une façon habituelle, la réfrigération obtenue à l'aide de l'enveloppement froid oscille autour d'un degré quand il a été prolongé pendant une demi-heure environ car, toutes circonstances égales d'ailleurs, l'effet antithermique est d'autant plus accusé que l'enveloppement a une plus longue durée.

Indications. — Au point de vue des indications de l'enveloppement froid, il y a surtout lieu de tenir compte de l'action réfrigérante ; l'action sur le système nerveux n'étant pas assez accentuée pour faire employer cette méthode thérapeutique dans le traitement des troubles nerveux, agitation, délire, etc., à moins que ceux-ci ne soient liés à l'élévation de la température du corps.

Fièvre typhoïde. — Au cours de cette affection les indications de l'enveloppement froid sont exclusivement déterminées par les contre-indications de la balnéation froide. En effet, toutes les fois que les bains froids ne pourront pas être employés, il faudra songer à les remplacer par le drap mouillé ou bien, car il existe encore un autre moyen à employer en pareille circonstance, par les lavements froids. Nous avons déjà parlé des contre-indications à la balnéation froide ; nous croyons utile de les rappeler ici, ce sont : l'âge avancé du malade, l'existence d'une myocardite ou d'une hémorragie intestinale, le refus formel de l'entourage du malade de le laisser baigner, l'état nerveux de certains malades et en particulier des jeunes femmes qui supportent très mal les bains froids et les redoutent très vivement, enfin la pauvreté de certains milieux dans lesquels il est impossible de se procurer une baignoire.

Pneumonie. — L'enveloppement froid doit être pratiqué dans les formes graves de la pneumonie caractérisées par une température égale ou supérieure à 40° et par des troubles nerveux accentués à tendance ataxique ou adynamique. Quand la situation ne s'amende pas sous l'influence des enveloppements froids, il faut les remplacer par la balnéation froide.

Autres indications. — Les enveloppements froids sont encore indiqués dans toutes les affections pour lesquelles nous avons préconisé les bains froids quand il y a contre-indication à employer ces derniers.

LOTIONS

Définition. — C'est un procédé qui consiste à faire passer rapidement sur la surface du corps une certaine quantité d'eau à une température variable : froide ou tiède. La lotion diffère de la douche par ce fait que l'eau arrive sur le corps sans aucune pression, tandis que dans la douche, l'eau frappe la peau avec une certaine force.

Technique. — Elle est fort simple et mérite à peine d'être décrite.

On prépare d'abord les objets nécessaires : grand récipient dans lequel le sujet se place debout et qui sert à recueillir l'eau de la lotion, un second récipient mis à proximité de la main et renfermant l'eau à la température convenable, une grosse éponge ou une serviette éponge de grande dimension, un peignoir de bain ou à défaut un drap de lit.

Cela fait, on place le malade dans le grand récipient, tub ou cuvette, on plonge l'éponge dans l'eau et très rapidement on la promène de haut en bas le long du corps ; face antérieure d'abord, côtés ensuite, dos en troisième lieu et pour finir sur les membres. Au cours de cette manœuvre, on trempe plusieurs fois l'éponge dans le récipient. On recommence ainsi pendant deux à trois minutes.

La lotion est alors terminée.

On la fait suivre généralement d'une friction pour sécher la surface du corps, puis quand la peau est bien sèche, on fait une friction stimulante avec un liquide alcoolisé. Je me sers habituellement de la formule suivante :

> Essence de térébenthine.) āā........   25 gr.
> Alcool camphré........)
> Alcoolat de lavande.................... 250 —

mais on peut très bien employer n'importe quelle préparation alcoolisée et particulièrement l'eau de Cologne. La friction stimulante doit être faite avec un linge assez rude, imbibé du liquide alcoolisé, ou mieux avec le gant de cuir préalablement imbibé avec ce liquide. Elle doit durer quelques minutes, le temps nécessaire pour déterminer la rubéfaction de la peau.

La lotion doit être faite, une ou deux fois par jour, de préférence le matin à jeun et le soir avant de se coucher, pendant un temps plus ou moins long déterminé par chaque cas particulier.

Mode d'action. — L'action de la lotion varie un peu avec le degré de la température de l'eau; mais d'une façon générale, on peut admettre que la lotion agit comme tonique du système nerveux et comme stimulant des fonctions de la peau et des phénomènes de nutrition.

Froide, la lotion détermine d'abord un choc analogue à celui de la douche, le sujet éprouve une sensation pénible d'oppression et, sur toute la surface du corps, on voit se produire une pâleur accompagnée d'horripilation que nous avons décrite à propos du bain froid. Cette première période est très courte ; elle dure le temps nécessaire pour amener la réaction.

La réaction se traduit par une sensation de bien-être, une augmentation dans l'ampleur des mouvements respiratoires, une sensation de chaleur et de force.

Tiède, la lotion ne produit pas de choc, mais une sensation agréable de chaleur à la surface du corps suivie de bien-être général.

Qu'elle soit froide ou tiède, la lotion aboutit toujours à la même action vis-à-vis du système nerveux : elle le tonifie. Cette action tonique se traduit par une modification dans son fonctionnement : elle calme les phénomènes d'hyperexcitabilité, ramène le sommeil et fait disparaître la dépression.

Vis-à-vis des fonctions de la peau, la lotion provoque une augmentation de la circulation dans le système sous-cutané, d'où effet dérivatif et sudorifique ; mécaniquement, elle désobstrue les orifices glandulaires et entraîne les produits de la desquamation et de la sécrétion sébacée.

Indications. — Les indications des lotions sont très nombreuses ; elles peuvent se diviser en deux groupes : 1º celles qui résultent de l'action tonique exercée sur le système nerveux ; 2º celles qui résultent de l'action exercée sur le tégument.

Affections nerveuses. — Combinées avec les autres procédés d'hydrothérapie, les lotions sont très souvent employées dans le traitement des névroses.

Dans l'*hystérie*, elles sont particulièrement indiquées lorsqu'il s'agit de formes bénignes, à petites attaques, de courte durée ; en pareille circonstance, les lotions peuvent amener la guérison ; elles doivent être réservées aux sujets qui craignent beaucoup les douches.

Dans la grande hystérie, les lotions ne peuvent amener des résultats aussi satisfaisants ; il faut alors les remplacer parles douches à moins de contre-indication spéciale interdisant l'usage de ces dernières : pusillanimité exagérée, affection cardiaque mal compensée, tension artérielle trop forte.

Il en est de même dans le traitement de l'épilepsie, affection qui résiste d'ailleurs à toutes les méthodes hydrothérapiques ; les lotions ne peuvent être employées que dans le but de relever l'état général des épileptiques.

La chorée vulgaire est, au contraire, très susceptible d'être améliorée d'une façon manifeste par les lotions froides ou tièdes.

C'est dans la neurasthénie que l'usage des lotions donne les plus beaux résultats ; en matière d'hydrothérapie appliquée au traitement de cette affection, les procédés les plus doux sont souvent les meilleurs ; cette règle formulée par Bouveret se vérifie tous les jours et, pour mon propre compte, je n'ai qu'à me louer de lui avoir obéi. Il est vrai que certains neurasthéniques peuvent supporter les douches quand elles sont administrées avec méthode et avec progression dans la dose ; mais d'une façon générale et surtout quand le médecin ne peut pas surveiller de très près les effets du traitement hydrothérapique, il y a avantage manifeste à employer les lotions plutôt que les douches. L'hydrothérapie est, il ne faut pas l'oublier, une arme à double tranchant pouvant faire beaucoup de bien aux malades mais pouvant aussi leur nuire beaucoup et c'est particulièrement lorsqu'on l'applique au traitement de la neurasthénie ou des états neurasthéniques que l'on observe ces faits d'amélioration ou d'aggravation produits par le même traitement. Ce danger qui est surtout à craindre avec les douches l'est beaucoup moins avec les lotions et c'est pour cette raison que, dans la majorité des cas, je préfère les lotions.

Dans les affections cérébrales : ramollissement, hémorragie à la période de réparation, les lotions sont indiquées à titre de tonique, de même que dans les scléroses médullaires.

Anémies. — Dans le traitement des anémies : anémie essentielle, anémie symptomatique, les lotions doivent être employées surtout chez les jeunes enfants qui ont une grande appréhension des douches.

Elles agissent ici comme toniques.

Cardiopathies. — Pour combattre les troubles nerveux qui existent si souvent chez les cardiopathes, on doit employer les lotions de préférence aux douches, afin d'éviter les accidents occasionnés par les changements de circulation. Il est en effet prouvé que les douches et surtout les douches froides peuvent provoquer des syncopes ou des poussées d'asystolie. Ce danger n'existe pas avec les lotions tièdes.

Tuberculose pulmonaire. — Les lotions peuvent être employées même pendant les poussées congestives, à condition, toutefois, qu'il n'existe pas d'hémoptysies, et qu'elles se fassent avec de l'eau tiède, dans une chambre préalablement portée à une température de 16 à 18°. Mais on ne doit s'en servir qu'avec discernement, lorsqu'on veut relever l'état général ou combattre des troubles nerveux.

Contre-indications. — Les contre-indications des lotions sont rares, car on peut les pratiquer, à volonté, tièdes ou froides; ces dernières étant plus souvent contre-indiquées que les autres. Il n'existe que deux contre-indications formelles à l'emploi des lotions : l'hémorragie, et plus particulièrement l'hémoptysie et l'asystolie.

Une contre-indication relative résulte de l'état des artères. Des artères nettement athéromateuses, coexistant avec un pouls dur et une tension artérielle exagérée, doivent interdire l'emploi des lotions froides mais permettent, dans la généralité des cas, les lotions tièdes.

AFFUSIONS FROIDES

Elles se font au moyen d'eau à 18° que l'on verse sur le dos ou la poitrine du malade au moyen d'un récipient, de préférence un arrosoir, pendant une durée de quatre à cinq minutes.

C'est un mode de traitement peu employé auquel on peut avoir recours en l'absence de tout autre moyen de balnéation et qui ne nécessite qu'un matériel très rudimentaire. Il ne faut lui demander qu'un résultat tout à fait relatif dans les formes moyennes des hyperpyrexies.

Après l'affusion on enveloppe le malade dans une couverture de laine pour obtenir une sudation abondante et on lui donne une tasse d'infusion chaude ou de lait chaud.

VI

LA MÉDICATION HYPODERMIQUE

—

INJECTIONS MÉDICAMENTEUSES

Définition. — On donne le nom d'injections hypodermiques soit aux solutions médicamenteuses destinées à être introduites dans l'organisme par la voie sous-cutanée, soit à l'action même d'introduire le médicament dans l'économie. C'est ainsi que la solution de morphine titrée au centième constitue l'injection hypodermique de morphine, et que, dans le second ordre d'idées, l'opération nécessaire, pour son introduction dans l'organisme, constitue également l'injection hypodermique. Il est, toutefois, beaucoup plus rationnel de réserver le nom d'injection hypodermique à l'opération même, et de désigner les solutions par leur nom habituel, en le faisant suivre de ces mots : pour injection hypodermique.

Historique. — Depuis longtemps, les médecins essayèrent de faire pénétrer les médicaments à travers la peau, soit dans le but de localiser leur action, soit pour épargner à l'estomac une cause d'irritation. De leurs tentatives naquit la méthode intraliptique dans laquelle on rangeait les frictions, les fomentations, les liniments, etc., méthode utilisée encore aujourd'hui pour l'administration du mercure sous forme de pommade ou d'onguent.

En 1823, Lambert et Lesieur imaginèrent la méthode endermique qui comprenait l'application de différentes substances sur le derme, préalablement dénudé par l'application d'un vésicatoire; en 1836, Lafargue (de Saint-Emilion) préconisa la méthode par inoculation. Cette méthode fut très modifiée par son inventeur ; au début, elle consistait à pratiquer dans la peau des inoculations au moyen de lancettes trempées dans une bouillie médicamenteuse, puis Lafargue employa des sétons très fins, imbibés de la solution médicamenteuse ; enfin, il eut recours à l'inoculation par enchevillement, méthode par laquelle on pratiquait sous la peau, au moyen d'une grosse aiguille, une sorte de galerie longue de quelques millimètres que l'on comblait avec un petit cylindre médicamenteux.

Quelques années plus tard, en 1844, alors que la méthode de Lafargue était tombée dans l'oubli, un médecin irlandais Rynd reprit l'étude de l'absorption des médicaments par le tissu cellulaire, en se servant d'une seringue et d'une solution titrée d'acétate de morphine dans de la créosote. La méthode hypodermique, telle qu'elle existe aujourd'hui était dès lors connue dans ses grandes lignes et, depuis cette époque, elle ne fut que perfectionnée. Ce fut d'abord l'instrumentation qui réalisa de grandes améliorations : à l'appareil primitif de Rynd, Wood substitua une élégante seringue en verre, sur laquelle pouvait se visser une aiguille creuse en acier, terminée en bec de flûte à bords tranchants. Malheureusement le gros volume de cette aiguille et l'ignorance des précautions antiseptiques empêchent la vulgarisation de la méthode hypodermique, car on rapporta bientôt des cas de graves accidents (phlegmons, érysipèles) survenus à la suite d'injections sous-cutanées.

Pour remédier aux inconvénients résultant du gros volume de l'aiguille, on employa la seringue à aiguille fine, construite en France par Charrière, que Pravaz employait pour injecter le perchlorure de fer. La seringue primitive de Pravaz avait un corps de pompe en métal (argent ou platine) que Lenoir remplaça en 1853 par un tube de cristal ; à ce tube Béhier ajouta des tringles métalliques destinées à le protéger. Puis Charrière imagina un dispositif permettant de vider à volonté la seringue d'un seul coup ou très lentement avec le pas de vis et substitua au petit trocart de Pravaz une aiguille creuse s'adaptant à la seringue non plus par un ajutage à vis, mais par un ajutage à frottement (1861)

A l'avènement de l'antisepsie, on s'efforça de construire des seringues pouvant supporter la stérilisation : l'acier de l'aiguille fut remplacé alors par le platine iridié, le cuir du piston par la moelle de sureau ou mieux par le caoutchouc et la pâte d'amiante.

Instrumentation. — Les injections hypodermiques se font au moyen de la seringue de Pravaz. L'appareil se compose de deux parties principales : la seringue proprement dite et l'aiguille. La seringue proprement dite est un corps de pompe, d'une contenance variable (1, 2, 5 centimètres cubes), dans lequel se déplace un piston manœuvré par une tige; le piston est garni de deux rondelles de cuir adossées l'une à l'autre et rabattues par leur périphérie dans le sens de l'axe de la seringue. Cette disposition « en parachute » permet d'obtenir un contact parfait entre le piston et le corps de pompe, car toute pression et toute aspiration se produisant dans l'intérieur de la seringue a pour effet d'ouvrir l'une des deux rondelles et de l'appliquer exactement contre les parois.

L'aiguille a une longueur de 4 à 6 centimètres; elle est en acier ou en platine irridié; l'une de ses extrémités est terminée en bec de flûte à bords tranchants, l'autre porte une douille qui s'adapte à frottement avec l'ajutage qui termine le corps de pompe.

Le corps de pompe est fermé à ses extrémités par deux plateaux présentant chacun un orifice central; le plateau inférieur porte un ajutage, le supérieur laisse passer la tige du piston. Cette tige, fixée d'une part au centre du piston, se termine à son extrémité libre par un bouton élargi à circonférence filetée; elle représente un cylindre aplati dont la longueur porte un pas de vis et dont la face aplatie porte des divisions; après avoir traversé le plateau supérieur du corps de pompe, elle traverse une sorte de bouton muni intérieurement d'un pas de vis. Ce bouton peut se déplacer le long de la tige quand le piston est au haut de sa course; il sert à manœuvrer doucement celui-ci quand on ne veut injecter qu'une très faible quantité de liquide, car le pas de vis du bouton est calculé de telle façon qu'à chaque demi-tour accompli par la tige, il s'écoule une goutte de liquide à l'extrémité ouverte de la seringue.

L'appareil que nous venons de décrire constitue la seringue de Pravaz telle qu'on la trouve encore aujourd'hui dans le commerce; elle a le grand inconvénient de ne pouvoir supporter la stérilisation par la chaleur; aussi emploie-t-on souvent d'autres modèles pouvant résister à l'action de la chaleur, telles sont les seringues de Debove, de Lüer, de Roux et de Paillard et Ducatte.

L'appareil de Debove se compose d'un tube de cristal gradué, d'un piston constitué par des rondelles d'amiante comprises entre deux plaques métalliques et d'une armature métallique, mobile, indépendante, appliquant à chaque extrémité du tube une douille perforée à son centre et dont l'une, l'inférieure, porte un ajutage conique destiné à recevoir l'aiguille, et dont l'autre, la supérieure, laisse passer la tige du piston. L'armature se compose essentiellement de deux tiges métalliques formant ressort et d'un levier qui permet de tendre ou de détendre l'armature.

La seringue de Luer est plus simple, mais plus fragile; entièrement en cristal, elle est constituée par deux cylindres s'emboîtant exactement l'un dans l'autre, dont l'un, plein, sert de piston, dont l'autre, creux, représente le corps de pompe et porte un ajutage rodé sur lequel on adapte les aiguilles. Actuellement ce modèle se fait en métal avec un piston plein, en métal également. Une telle seringue est facile à stériliser et a le mérite d'être solide.

La seringue de Roux se compose de trois parties comme la seringue de Debove : un tube de cristal, servant de corps de pompe, un piston avec sa tige, et une armature métallique.

Depuis que les ampoules sont entrées dans la pratique médicale, un grand pas a été fait vers la complète asepsie de l'injection hypodermique ; mais le transvasement du liquide dans la seringue et les difficultés de stérilisation ou même de simple nettoyage des seringues rendaient encore imparfaite cette médication.

Ces difficultés de toute sorte étaient encore plus grandes lorsqu'il s'agissait d'injecter une solution huileuse qui souillait toujours profondément la seringue.

L'auto-injecteur Paillard-Ducatte supprime les différentes causes d'infection résultant de ces nombreuses et longues manipulations.

C'est une simple pompe foulante, une pompe à air permettant d'exercer à la surface du liquide stérilisé de l'ampoule, une pression progressive, réglable à volonté. Un ingénieux jeu de soupapes empêche tout retour du liquide dans l'auto-injecteur, de sorte qu'on peut, sans inconvénients, donner plusieurs coups de piston si l'on veut augmenter la rapidité de l'injection.

Des ampoules de 1 à 10 centimètres cubes s'adaptent à cet appareil ; elles sont rodées à l'une de leurs extrémités, destinée à recevoir une aiguille de Pravaz directement comme la seringue de Lüer. L'autre extrémité est solidement fixée dans la monture en caoutchouc de l'auto-injecteur.

L'ensemble forme un instrument d'un très petit volume, rigide et bien en main.

Un autre perfectionnement à la pratique des injections hypodermiques a été apporté par les ampoules métalliques. Ce sont des tubes en plomb semblables aux tubes de couleurs. Au moyen d'une aiguille flambée on perfore la pointe de l'ajutage sur lequel se monte l'aiguille. Il ne reste plus qu'à pousser le liquide par écrasement du tube.

Les inconvénients de ce système sont nombreux. En dehors de la difficulté qu'il y aurait à écraser parfaitement le tube et à avoir une pression suffisante pour chasser les liquides plus fluides; ces tubes sont très altérables et ne peuvent servir pour les solutions toxiques telles que celles des sels de mercure qui attaquent l'ampoule.

Le Dr Dothel a imaginé un procédé très simple qui permet d'obtenir toutes les conditions d'asepsie sans seringue. Il emploie des ampoules de verre dont une extrémité rodée s'adapte sur les aiguilles et l'autre sur une petite poire en caoutchouc qui sert à pousser le liquide. La pression ainsi obtenue est suffisante pour injecter toutes les solutions huileuses actuellement en usage.

Manœuvre de l'appareil. — La première précaution à prendre est de stériliser l'appareil avant d'en faire usage. S'il s'agit d'une seringue de Pravaz à piston de cuir ne supportant pas la chaleur, il suffit de faire séjourner l'instrument pendant quelques heures dans du chloroforme ou de l'alcool à 90°, afin de dégraisser et de désinfecter en même temps le cuir du piston, puis de procéder à un nouveau graissage avec de l'huile bouillie additionnée dans une proportion de 50 0/0 d'eucalyptol ou de gaïacol.

S'il s'agit, au contraire, d'une seringue résistant à la chaleur, on se bornera à démonter la seringue et à la faire bouillir pendant une dizaine de minutes. Le démontage de la seringue de Lüer est fort simple, celui de la seringue de Debove consiste à enlever l'armature après avoir relevé le levier, puis les douilles et le piston. Pour la seringue de Roux, il faut dévisser la douille supérieure, enlever le piston et sa tige et finir par la douille inférieure. Le maniement de l'injecteur Paillard est encore plus simple.

L'appareil une fois stérilisé est prêt à l'usage et pourra être employé pendant un certain temps; il est nécessaire de recommencer la stérilisation de temps en temps avant

que de légers accidents d'infection aient suivi l'emploi des injections et que l'on ait quelque doute sur l'asepsie de sa seringue. L'aiguille doit toujours être flambée à la flamme d'une
lampe à alcool, s'il s'agit d'une aiguille en platine, ou essuyée
avec un tampon d'ouate imbibée d'une solution antiseptique,
s'il s'agit d'une aiguille en acier, car le flambage détrempe
l'acier, et l'aiguille devient rapidement hors d'usage.

Un point non moins important que la stérilisation est le
réglage de la pression du piston contre la paroi du corps
de pompe, lorsqu'il s'agit de seringue de Debove ou de
Roux. Pour la première, il suffit de manœuvrer un bouton
placé à la partie supérieure de la tige du piston ; pour la
seringue de Roux, il faut d'abord enfoncer le piston jusqu'à
contact parfait avec la douille inférieure et le faire tourner
jusqu'à ce que la saillie linéaire de la douille vienne s'engager dans la rainure du piston. A ce moment, on agit sur
la tige du piston et on la fait tourner jusqu'à ce que, par
le serrage ainsi produit, la demi-sphère de caoutchouc
rouge qui constitue le piston vienne par dilatation progressive se mettre en contact avec les parois du corps de
pompe.

On est sûr que le piston est bien « au point » quand,
après lui avoir fait faire une course, la seringue étant bouchée par la pulpe du doigt, il revient de lui-même au point
initial, aspiré par le vide qu'il a produit ou repoussé par la
compression de l'air. Ce n'est qu'après avoir procédé à cette
vérification indispensable qu'il faudra charger la seringue
du liquide à injecter. Après avoir fait l'injection, on desserre le piston par une manœuvre inverse de celle qui a
été faite pour la mise au point ; cette précaution est absolument nécessaire si l'on veut conserver à la seringue un
fonctionnement régulier et s'éviter bien des mécomptes.

Quelle est la meilleure seringue? C'est évidemment celle

qui permet d'injecter à la fois les solutions aqueuses, l'alcool et l'éther et qui est, en outre, facilement stérilisable. La seringue de Luer est parfaite mais fragile pour être d'un emploi vraiment pratique, il ne nous reste que trois seringues : celle de Roux et celle de Debove, qui toutes deux ont leurs partisans et leurs détracteurs, les uns reprochant à la seringue de Debove son armature compliquée, les autres déclarant que le piston avec caoutchouc de la seringue de Roux s'opposait à son emploi pour les injections d'alcool ou d'éther, inconvénient qui n'existe plus depuis que ce caoutchouc a été remplacé par certains fabricants par un autre en amiante. La troisième seringue est la seringue en métal avec piston plein. Ajoutons encore l'auto-injecteur.

Un point important lorsqu'on se sert d'une seringue est la façon de puiser le liquide dans l'ampoule. Il est d'un mauvais usage de verser ce liquide dans un récipient flambé ou non. Le liquide étant aseptique, on risque par ce faire de le contaminer soit par le vase incomplètement flambé, soit par les poussières qui pourraient y tomber.

Il faut procéder ainsi. Par un trait de lime on brise une extrémité de l'ampoule. Par cet orifice on introduit la pointe de l'aiguille montée sur la seringue et préalablement stérilisée. On aspire lentement. L'air rentre en bulles dans celle-ci et le liquide remplit peu à peu la seringue.

Technique. — La technique des injections hypodermiques comprend plusieurs points : d'abord, la mise en état de l'appareil, la préparation du liquide à injecter, la toilette de la région où sera faite l'injection, le choix de cette région et la façon suivant laquelle on doit faire la piqûre.

La mise au point de l'appareil vient d'être étudiée avec l'instrumentation, nous n'y revenons donc pas.

La préparation du liquide doit toujours être faite, suivant les règles d'une asepsie rigoureuse, afin d'éviter les complications septiques ; il faut donc avoir soin de spécifier sur son ordonnance que le flacon devra être stérilisé et l'eau distillée bouillie, au moment de la préparation s'il s'agit d'une solution aqueuse. Si l'on prépare l'injection soi-même, d'une façon extemporanée, on flambe le récipient où la solution doit être faite, et l'on se sert d'eau bouillie.

La région doit être soigneuseme savonnée ou, mieux, énergiquement frottée avec un   apon d'ouate imbibé d'une solution d'acide phéniqu à 2 0/0 ou de sublimé à 1 0/0. On aura soin d'éviter les trajets veineux, quelle que soit la région choisie. Après l'injection, il ne faudra appliquer sur la petite plaie opératoire ni collodion ni taffetas ; cette coutume est inutile, sinon dangereuse ; on se contentera de lotionner légèrement avec un peu de liquide antiseptique.

Faut-il faire un léger massage pour hâter la résorption du liquide injecté ? Nous ne le conseillons pas, car il n'est nullement prouvé que l'absorption soit facilitée par ces manœuvres qui ont toujours le grand inconvénient d'être fort douloureuses.

Les injections hypodermiques peuvent être faites dans un grand nombre de points du corps, quand elles ont un faible volume et qu'elles ne sont pas douloureuses, à la condition, toutefois, d'éviter les points voisins de plans fibreux ou osseux. Mais il existe des zones d'élection, ainsi appelées parce que les injections faites à leur niveau n'occasionnent que peu de douleur et n'exposent pas à la blessure d'organes importants. Ces zones d'élection sont : l'ensellure lombaire de chaque côté de la colonne vertébrale, la région postérieure du thorax au-dessous des épaules, le point de Smirnoff ou région trochantérienne, le point de

Galliot déterminé par une ligne horizontale passant à deux travers de doigt au-dessus du grand trochanter et par une ligne verticale séparant le tiers interne de la fesse de ses deux tiers externes.

De quelle façon doit-on faire pénétrer l'aiguille dans les tissus? Perpendiculairement ou parallèlement selon les cas. Pour opérer de la première façon, on tend la peau avec l'index et le pouce gauches et l'on introduit avec la main droite l'aiguille jusqu'à la garde, comme si l'on voulait piquer une épingle sur une pelote ; si l'on opère de la seconde façon, on fait de la main gauche un pli à la peau, et l'on enfonce l'aiguille parallèlement à la surface cutanée à la base de ce pli. La seconde façon de faire me semble préférable dans la plupart des cas, car l'injection perpendiculaire, portant le liquide plus profondément dans les tissus, risque de le mettre en contact avec des organes ne pouvant, sans inconvénient, les supporter. Dopter et Tanton ont observé deux cas de névrite sciatique causée par des injections faites dans la région fessière avec des solutions de calomel et de biiodure de mercure. Pour éviter un pareil accident il faut, quand on fait usage de liquides irritants, prendre certaines précautions et choisir très exactement le lieu de la piqûre ; pour Dopter et Tanton les points de Smirnoff et de Galliot sont des zones dangereuses pour le nerf sciatique ; ces auteurs ont établi par des dissections que le trajet du nerf correspond à une ligne commençant en haut à deux travers de doigt en dehors de l'épine iliaque postéro-supérieure et aboutissant à l'intersection du pli fessier avec l'axe médian de la cuisse, et que la zone où ne doit pas être faite la piqûre doit être circonscrite latéralement par deux lignes parallèles distantes de part et d'autre du trajet du nerf de 3 centimètres.

Pour éviter tout accident, je recommande, quand il faut

faire une injection profonde et perpendiculaire à la peau, de
faire à celle-ci un gros pli dans lequel on enfonce l'aiguille
d'un seul coup. De cette façon on porte le liquide à la
limite du tissu cellulaire et du muscle sous-jacent sans
crainte de toucher le nerf.

Étant données ces deux façons de faire pénétrer l'aiguille,
nous pouvons diviser les injections hypodermiques en deux
groupes :

1° Les *injections hypodermiques* proprement dites sont
celles qui se font parallèlement à la peau, dans le tissu cellulaire sous-cutané.

Elles comprennent les injections de substances indolores
ou peu douloureuses comme la caféine, la spartéine, la
morphine ;

2° Les *injections intramusculaires* qui se font perpendiculairement à l'intérieur des masses musculaires sous-
jacentes. Elles comprennent les injections de substances
médicamenteuses douloureuses ou difficilement absorbables
comme le mercure et les sels, les solutions huileuses, les
glycérophosphates et les cacodylates, l'éther.

I. — INJECTIONS HYPODERMIQUES PROPREMENT DITES

Parmi celles-ci nous rangerons les injections de caféine,
de spartéine, de morphine et d'adrénaline, nous réservant
d'étudier dans un chapitre spécial les injections de sérum
artificiel.

La *caféine* et ses sels : bromhydraté, citrate, valérianate
se prescrivent souvent en injections sous-cutanées selon
différentes formules dont les plus employées sont les
suivantes :

> Caféine............................... 2 gr. 50
> Benzoate de soude.................... 3 — 40
> Eau distillée............. Q. S. pour 10 —
> (TANRET.)

(1 centimètre cube renferme 25 centigrammes de caféine).

> Caféine............................... 5 gr.
> Salicylate de soude................,...... 4 —
> Eau distillée............. Q. S. pour 10 —
> (HUCHARD).

(1 centimètre cube renferme 0 gr. 50 de caféine.)

L'addition des sels de soude a pour but de faciliter la dissolution de la caféine, celle-ci n'étant soluble à 15° que dans 72 parties d'eau ; en outre, pour l'emploi en injections sous-cutanées, il est préférable d'employer la caféine pure au lieu des sels, car ceux-ci s'altèrent au contact de l'air.

La caféine se prescrit par la voie hypodermique, à dose faible : de 25 à 50 centigrammes par jour; et à dose forte : de 50 à 1gr,50 par jour ; la première étant suffisante pour agir comme agent toni-cardiaque, la seconde agissant plutôt comme stimulant énergique et comme diurétique. Elle s'absorbe et s'élimine très rapidement et ne paraît pas susceptible de produire des phénomènes d'accumulation. La caféine agit principalement sur l'appareil circulatoire : elle augmente l'énergie des battements du cœur par excitation de la fibre cardiaque, elle relève la tension artérielle en agissant sur l'élément musculaire de la paroi vasculaire. Son action sur la fréquence des mouvements du cœur est moins nette ; elle serait modératrice d'après les uns et accélératrice d'après les autres.

La caféine agit encore comme excitant vis-à-vis du système nerveux central, du système musculaire et de l'appareil respiratoire ; elle possède en outre à cause de son action élective sur l'épithélium rénal des propriétés diurétiques.

Les injections sous-cutanées de caféine sont indiquées : 1° dans les cardiopathies pour lutter contre les phénomènes d'insuffisance cardiaque ou pour continuer, pendant les intervalles de cessation, l'action de la digitale ; 2° dans la dilatation aiguë du cœur consécutive à l'artério-sclérose, à la pneumonie, à la congestion pulmonaire ; 3° dans la pneumonie adynamique et, en particulier, dans la pneumonie des vieillards ; 4° dans les états syncopaux et comateux ; 5° dans les affections rénales à la période de début, dans le but d'exciter l'épithélium rénal.

Elles sont contre-indiquées dans tous les cas où il existe de l'hypertension artérielle (Huchard).

Spartéine. — La formule la plus courante est la suivante :

Sulfate de spartéine................. 0 gr. 50
Eau distillée stérilisée..... Q. S. pour 10 cent. cubes.

C'est un *tonique du cœur* dont il relève et régularise le rythme lorsque celui-ci faiblit et en particulier dans l'atonie cardiaque des maladies infectieuses.

C'est un bon médicament dans l'insuffisance mitrale avec arythmie et affaiblissement de la systole (Huchard).

Ergotine. — L'*ergotine* est un médicament hémostatique, agissant par l'intermédiaire des fibres lisses des tuniques artérielles dont elle provoque la contraction et le resserrement. C'est l'extrait aqueux de l'ergot de seigle (mycelium du *claviceps purpurea*), tandis que l'ergotinine est un alcaloïde cristallisé extrait de l'ergot. L'ergotine se prescrit à la dose quotidienne de 1 à 4 grammes par jour ; mais, dans les cas graves, on peut, pour une seule fois, porter la dose quotidienne à 5 et 6 grammes en injections sous-cutanées. On formule de la façon suivante :

Ergotine... 2 gr. 50
Eau distillée... }
Glycérine......   } āā Q. S. pour 10 centimètres cubes.
(Chaque centimètre cube renferme 25 cent. d'ergotine.)

—

Ergotine... 10 gr.
Eau distillée de laurier-cerise }
Glycérine...................... } Q. S. pour 20 cent. cubes.
(Chaque centimètre cube renferme 50 centigr. d'ergotine.)

L'ergotinine se prescrit à la dose de 1/4 à 1 milligramme par vingt-quatre heures, selon la formule :

Ergotinine.. 0 gr. 01
Acide lactique.................................... 0 — 02
Eau distillée de laurier-cerise................... 10 —
(TANRET.)
(1 milligramme par centimètre cube.)

Le plus souvent on se sert de la solution d'ergotinine de Tanret qui est toute préparée en pharmacie.

L'ergotine et son principe actif l'ergotinine agissent sur le cœur, dont ils ralentissent et régularisent les battements, de même que sur le pouls. Mais leur action se fait surtout sentir au niveau des vaisseaux; les expériences de Péton et Laborde ont, en effet, montré que l'ergotine possède une action immédiate sur les fibres musculaires lisses des parois artérielles. On admet, en outre, que l'ergot de seigle diminue la tension artérielle et augmente la tension veineuse.

Les injections sous-cutanées d'ergotine sont surtout indiquées dans les hémorragies puerpérales, mais il ne faut jamais les employer tant que l'utérus renferme soit un fœtus, soit du placenta, des membranes ou des caillots; dans les autres hémorragies utérines (ménorragie, métrorragie), l'ergot est encore indiqué en tant que médication symptomatique.

Contre les hémoptysies on a l'habitude de faire des injections d'ergotinine. Je ne les recommande pas, car je leur reproche de tendre le pouls, d'élever la pression sanguine et d'être peu efficaces. Il vaut beaucoup mieux traiter les hémoptysies par l'ipéca ou le tartre stibié.

L'**adrénaline** est un principe actif, extrait des capsules surrénales. Elle fut découverte par Takamine et Aldrick en 1901.

La solution la plus couramment employée est la suivante :

Chlorhydrate d'adrénaline...............	1 gr.
Eau salée physiologique...............	1000 —
Chlorétone...........................	5 —

(Stériliser.)

Il existe dans le commerce une solution dosée à un demi-milligramme par centimètre cube. C'est une dose suffisante par jour pour l'adulte. Cependant dans les cas graves on peut aller jusqu'à 1 milligramme par jour.

Une particularité des solutions d'adrénaline est leur facilité de se colorer en rose par exposition à l'air. Cette modification ne nuit en rien à leurs propriétés hémostatiques.

En injections sous-cutanées elle produit une vaso-constriction énergique et une élévation notable de la pression sanguine. Ces propriétés l'ont fait employer contre les hémoptysies des tuberculeux où elle rend de grands services. Souques et Morel, avec une dose d'un demi-milligramme, ont pu arrêter des hémoptysies graves dans un temps relativement court.

L'adrénaline est employée pour le traitement des hémorragies (hématémèse, hémoptysie, hémorragies utérines).

Il est cependant utile de ne pas se servir continuellement de cet hémostatique, car en élevant la pression sanguine il finit par aller contre son but et l'on voit alors l'hémorragie se reproduire.

La **morphine** est un calmant puissant, possédant à la fois des effets analgésiques et des effets hypnotiques ; elle se prescrit à la dose quotidienne de 1 à 5 centigrammes, mais elle peut être employée à très forte dose chez les sujets habitués depuis longtemps à ce médicament. Je puis citer des cas où la dose quotidienne dépassait 4 grammes.

Injectée sous la peau, la morphine est absorbée rapidement, car ses effets se font sentir cinq à dix minutes après l'injection. Elle produit d'abord des phénomènes d'excitation, auxquels font rapidement suite de la somnolence, un sommeil profond et une atténuation très prononcée ou même une disparition complète des douleurs existant chez le sujet avant l'injection. La morphine ralentit les battements cardiaques et fait baisser la pression sanguine en augmentant la dilatation vasculaire par action inhibitrice sur les centres vaso-moteurs. Vis-à-vis de l'appareil digestif, elle produit des nausées ou des vomissements et de la constipation.

Les injections sous-cutanées de morphine, dont il ne faut faire usage qu'à la dernière extrémité, n'en sont pas moins indiquées dans un grand nombre de circonstances : affections douloureuses du système nerveux (tabes, névrites, etc.), vomissements incoercibles d'origine nerveuse, ulcère de l'estomac, appendicite, coliques hépatiques, coliques néphrétiques, coliques saturnines ; douleurs des affections cancéreuses, accès d'asthme, crises d'angine de poitrine,

accidents dyspnéiques de l'urémie. Elles sont contre-indiquées dans l'œdème du poumon, la dilatation du cœur
droit et les états congestifs du système nerveux central,
car la morphine provoque toujours un certain degré de
vaso-dilatation; elles ne doivent être employées qu'avec
une très grande prudence dans les états adynamiques.

Je ne partage pas l'avis de ceux qui déconseillent l'emploi de la morphine dans les maladies mitrales et dans
l'urémie. Dans cette dernière en particulier, je l'ai toujours
vue être bien supportée et même améliorer le malade dont
elle supprime la dyspnée. La morphine est un stimulant
du bulbe et comme tel elle excite les nerfs cardiaques et
respiratoires.

Dans la grippe à forme cardiaque, où les battements du
cœur deviennent irréguliers, la morphine les régularise et
son emploi peut être ajouté à celui des médicaments cardiaques, caféine ou spartéine.

Les formules les plus généralement employées sont les
suivantes :

          Chlorhydrate de morphine.....   0 gr. 10 ou 0 gr. 20
          Eau distillée................   10 centim. cubes.
       (1 ou 2 centigrammes de morphine par centimètre cube.)

          Sulfate de morphine..........   0 gr. 10 ou 0 gr. 20
          Sulfate d'atropine...........   0 gr. 01
          Eau distillée de laurier-cerise.. }
          Eau distillée ....   } āā 5 centim. cubes.
       (1 ou 2 centigrammes de morphine par centimètre cube.)

La **codéine** se prescrit aux mêmes doses que la morphine;
on la formule ainsi :

          Chlorhydrate de codéine............   0 gr. 10
          Eau distillée......................   10 gr.
          (1 centigramme de codéine par centimètre cube.)

Les injections sous-cutanées de codéine agissent comme analgésiques, mais sans provoquer de constipation; leur action sédative est moins marquée que celle des injections de morphine. Elles ne sont guère indiquées que dans quelques cas où l'on craint l'accoutumance à la morphine ou les conséquences d'une constipation opiniâtre.

L'apomorphine est un médicament produisant des effets vomitifs rapides. L'injection sous-cutanée se formule ainsi :

Chlorhydrate d'apomorphine..........	0 gr. 10
Acide acétique	1 goutte
Eau distillée.......................	10 gr.

et s'emploie à la dose d'un demi-centigramme à un centigramme et demi, dans les cas d'intoxication aiguë où il est nécessaire de provoquer rapidement les vomissements.

La **cocaïne** est un anesthésique local très précieux qui permet de faire facilement de petites opérations chirurgicales à la condition d'observer les règles suivantes pour éviter les accidents et, en particulier, la syncope. Il faut toujours employer des solutions diluées au titre par exemple de 1 0/0 et n'injecter à la fois que $0^{gr},02$ sans dépasser la dose maxima de $0^{gr},08$ à $0^{gr},10$ en espaçant suffisamment les injections.

Celles-ci doivent être faites sur le malade couché horizontalement. L'anesthésie est généralement obtenue au bout de cinq minutes.

Dans les affections dentaires elle s'emploie en injections intra-gingivales.

On utilise parfois ses propriétés anesthésiantes dans certains cas de névralgies rebelles sous forme d'injections sous-cutanées le long du trajet du nerf douloureux.

La solution sera formulée de la façon suivante :

Chlorhydrate de cocaïne................   0 gr. 10
Eau distillée..............   Q. S. pour   10 —
A stériliser par la méthode de Tyndall
et par filtration à la bougie.

Il faut s'abstenir de la cocaïne chez les enfants, les vieillards, les anémiés, les cardiaques et les névropathes.

La **stovaïne** est un anesthésique local qui agit comme la cocaïne, mais qui possède sur celle-ci l'énorme avantage d'être moins toxique et de ne pas produire d'anémie cérébrale qui prédispose à la syncope. Son action toni-cardiaque permet même d'analgésier les malades dans la position assise.

Elle est employée en solution aqueuse à 1 pour 100 d'eau distillée, stérilisée, jusqu'à la dose maxima de 0^{gr},15.

II. — MÉDICATION INTRA-MUSCULAIRE

Elle comprend les médicaments qui ne peuvent s'injecter directement sous la peau par suite de la douleur que cause ou leur absorption lente ou leur causticité. Ce sont les solutions huileuses, l'éther, les sels de soude, les sels d'arsenic, les sels de quinine, le mercure et ses dérivés.

L'éther s'administre en injections sous-cutanées à des doses variant de 1 à 3 centimètres cubes, mais cette dose peut être répétée plusieurs fois dans les vingt-quatre heures, sans crainte de phénomènes d'intoxication, les expériences faites à ce sujet ayant démontré qu'il fallait 16 grammes d'éther pour produire l'ivresse chez un chien de 12 kilogrammes. On pourra donc répéter les injections sous-cutanées d'éther jusqu'à disparition ou atténuation des accidents menaçants qui en avaient indiqué l'emploi ou jusqu'à l'apparition des signes d'ivresse. Ainsi employé, l'éther agit comme stimulant et comme excitateur avec une grande énergie et avec rapidité car, d'après Dupuy, l'haleine accuse une odeur éthérée dix à trente minutes après une injection de 2 à 3 grammes et les battements cardiaques deviennent plus fréquents et plus énergiques, presque immédiatement après l'injection. La sécrétion urinaire est beaucoup activée, la température centrale s'élève de quelques dixièmes de degré à un degré.

Localement l'éther détermine une vive réaction douloureuse qui est atténuée par la profondeur de l'injection. Si celle-ci se trouve faite sous la peau, il peut se produire parfois des plaques de sphacèle très étendues et je me rappelle le cas d'un cardiaque chez qui une injection d'éther faite sous la peau avait déterminé une eschare de la grandeur de la main.

Aussi ne faut-il pas se hâter de faire l'injection au premier endroit venu. Huchard a vu une névralgie très douloureuse du nerf médian succéder à une injection d'éther faite à la face palmaire de l'avant-bras.

Les injections sous-cutanées d'éther sont indiquées dans tous les états comateux, asphyxiques, syncopaux ou lypothimiques et adynamiques. Les cas cliniques les plus fréquents sont la syncope chloroformique, la syncope de la période asystolique des affections cardiaques, l'adynamie cholérique, typhoïdique ou pneumonique, le coma hémorragique. Du Castel les emploie d'une façon systématique dans le traitement de la variole, associées à l'opium pris à l'intérieur, et arrive par ce moyen à diminuer la suppuration des pustules ; je les emploie encore, et d'une façon systématique aussi, dans le traitement de l'urémie.

Dans l'urémie je donne l'éther à très hautes doses par la

bouche et en injections sous-cutanées. Je n'hésite pas à donner une injection de 2 et 3 centimètres cubes toutes les heures et même plus souvent. Cette médication soutient le bulbe et par suite facilite la respiration et la circulation ; elle active la diurèse dans de grandes proportions. Combinée avec le lavage du sang, elle permet de lutter avec succès dans les cas graves, surtout quand il s'agit de l'urémie dyspnéique.

Une indication des injections sous-cutanées d'éther, d'une très grande importance, est celle qui est fournie par l'œdème aigu du poumon.

Huile camphrée. — Le camphre est un excitant énergique du cœur et du système nerveux. Il agit dans les affections adynamiques, le collapsus, les affaiblissements du cœur. On l'emploie dans l'œdème aigu du poumon, la pneumonie, l'athrepsie et en général dans les maladies infectieuses où le cœur est touché (Huchard). On l'utilise aussi dans les cardiopathies à la période d'hyposystolie, lorsque le cœur a tendance à se laisser dilater.

Dans les cas d'apoplexie cérébrale, le remède, en stimulant le système nerveux, active le retour des fonctions psychiques.

Moins active que la caféine, l'huile camphrée n'en a pas les inconvénients. Les battements du cœur, après avoir été relevés par le camphre, ne fléchissent pas, la période d'excitation passée, comme il arrive pour la caféine. De plus cette médication peut être continuée pendant plusieurs jours.

Les formules les plus courantes sont :

```
Camphre...............................    5 gr.
Huile d'olive lavée à l'alcool et stérilisée   20 —
```
ou :
```
Camphre...............................    3 gr.
Huile d'olive lavée à l'alcool et stérilisée   30 —
```

L'huile d'olives peut être en partie ou en totalité remplacée par de l'éther.

        Camphre........................ 1 gr. à   2 gr. 50
        Huile d'olive stérilisée }
        Ether sulfurique..... } aa ....   5 —

ou bien :

        Camphre........................ 1 gr. à   2 gr. 50
        Ether sulfurique...................... 10 —

Le mélange d'huile d'olives et d'éther est moins douloureux que l'éther simple et ce mélange est fréquemment employé dans les cas d'asthénie cardiaque.

Les *solutions de* **glycérophosphates** *ou de phosphates* de soude ou de chaux sont indiquées contre la neurasthénie. J'emploie depuis plusieurs années la formule suivante :

        Phosphate de soude.................... 3 gr.
        Chlorure de sodium................... 2 —
        Eau distillée........................ 100 —

et je fais faire tous les deux jours chez les neurasthéniques une injection sous-cutanée de 2 à 5 grammes. Cette dose, quoique faible, permet de parer à la dépense exagérée de phosphates qui s'observe chez ces malades, elle agit quelquefois avec rapidité, peut amener la guérison et même dépasser le but. J'ai vu certains neurasthéniques sortir, sous l'influence de cette médication, d'un état de dépression profonde pour entrer dans une période d'excitation si marquée que je fus obligé de diminuer ou de suspendre les injections.

Les *préparations* **arsenicales** sont surtout représentées par le cacodylate de soude. Autrefois, on employait la liqueur de Fowler suivant la formule :

    Liqueur de Fowler...................... 5 gr.
    Eau distillée.............. Q. S. pour 20 —

dont on injectait 1 centimètre cube par jour; le centimètre cube de celte solution renfermant 25 centigrammes de liqueur de Fowler, soit environ V gouttes.

Actuellement, on se sert presque exclusivement du cacodylate de soude. Ce corps se prescrit de la façon suivante :

    Cacodylate de soude.................... 5 gr.
    Chlorure de sodium.................... 0 — 20
    Chlorhydrate de morphine............. 0 — 025
    Chlorhydrate de cocaïne............... 0 — 10
    Eau phéniquée à 5 p. 0/0 .... II gouttes
    Eau distillée.............. Q. S. pour 100 cent. cubes
                                            (DANLOS.)
(Chaque centimètre cube renferme 5 centigrammes
              de cacodylate.)

A. Gautier emploie une formule un peu différer :

    Acide cacodylique...................... 5 gr.
    Chlorhydrate de cocaïne............... 0 — 08
    Créosote dissoute en 8 gr. d'alcool...... VI gouttes
    Eau distillée stérilisée...... Q. S. pour 100 cent cubes.
    (Chaque centimètre cube renferme 5 centigrammes
              d'acide cacodylique.)

La dose moyenne est de 5 centigrammes par jour, il ne faut jamais dépasser 10 centigrammes.

Le cacodylate, qui fut d'abord préconisé dans le traitement des affections cutanées, est beaucoup plus employé comme agent tonique, excitateur des fonctions cellulaires et des phénomènes de nutrition dans un grand nombre de maladies : tuberculose pulmonaire, lymphadénie, anémie pernicieuse progressive, neurasthénie.

Injecté sous la peau, il provoque une augmentation très manifeste du nombre des globules blancs et rouges et abaisse la température, mais il amène une réaction locale assez vive, aussi doit-il être injecté profondément dans les masses musculaires.

Chez les tuberculeux soumis aux injections de cacodylate, l'état général s'améliore, les sueurs diminuent ou disparaissent, les forces reviennent dans une mesure très appréciable, mais l'état local n'est pas influencé directement et ne subit que les modifications qui lui sont imprimées par l'amélioration du terrain. Ces heureux effets qui souvent se manifestent d'une façon rapide ne sont pas constants et ne s'observent guère que pendant les premières période de l'affection.

Les injections de cacodylate de soude doivent être faites à la dose quotidienne de 5 à 10 centigrammes pendant cinq jours consécutifs et suspendues pendant les cinq jours suivants pour être reprises après ce temps d'arrêt.

Contre la lymphadénie, le cacodylate employé selon les mêmes règles remplace avantageusement la liqueur de Fowler.

Dans le traitement de l'anémie pernicieuse progressive, les injections de cacodylate sont préférables aux injections de liqueur de Fowler quand le mauvais état des voies digestives s'oppose à l'utilisation de la voie gastrique.

Il en est de même dans le traitement de la neurasthénie.

Il y a deux ans, M. A. Gautier à qui on doit l'emploi du cacodylate en médecine, le remplaça par un produit similaire, l'*arrhénal*, ayant sur lui l'avantage de ne pas donner le goût ni l'odeur d'ail. L'arrhénal s'emploie aux mêmes doses que le cacodylate de soude.

La **lécithine** ou phospholutéine est une poudre blanche d'aspect cireux, que l'on retire du jaune d'œuf et qui possède, d'après Danilewsky, une action très marquée sur l'état général : augmentation du nombre des globules sanguins et de leur teneur en hémoglobine, augmentation du poids du corps, retour de l'appétit et des forces. Les injections de lécithine sont indiquées dans le traitement des maladies consomptives ou asthéniques et en particulier contre la tuberculose et la neurasthénie. Comme la lécithine ne peut se dissoudre dans l'eau, on formule ainsi :

Lécithine................................ 5 gr.
Huile stérilisée ...., 50 cent. cubes.
(Chaque centimètre cube renferme 10 centigrammes
de lécithine.)

La dose est de 1 à 2 centimètres cubes par jour pendant dix jours consécutifs.

Paratoxine. — C'est une médication basée sur l'action antitoxique du foie. Les travaux des physiologistes et aussi des cliniciens ont mis en évidence ce fait scientifiquement admis que le foie est l'organe défenseur contre les infections et les intoxications. J'ai pensé avec le professeur E. Gérard (de Lille) que la bile, ou au moins certains éléments de la bile pouvaient jouer un rôle dans cette action antitoxique.

Les résultats tant expérimentaux que cliniques nous ont prouvé que notre idée première était juste et que les extraits pétroléiques biliaires avaient une action antitoxique et bactéricide puissante mais que de plus leur injection entravait la marche de la tuberculose. Les résultats que nous avons publiés au Congrès de médecine de 1907 nous ont engagé à employer cette méthode dans le traitement de la tuberculose pulmonaire.

Les injections sont faites profondément, de préférence dans la région interscapulaire tous les jours ou tous les deux jours par séries de 20 à 30, selon les cas.

Sous leur influence on voit rapidement l'état général s'améliorer, les sueurs disparaître; la toux, l'expectoration diminuent avec la réapparition des forces et l'augmentation du poids et de l'appétit. Les signes stéthoscopiques s'améliorent progressivement.

Depuis trois ans, ces résultats sont confirmés par des milliers d'observations et la paratoxine est entrée dans la pratique courante.

La quinine et ses sels s'emploient en injections sous-cutanées selon différentes formules. La quinine étant très peu soluble dans l'eau, on la dissout dans l'alcool ou l'éther.

> Quinine.............................. 0 gr. 25 à 0 gr. 50
> Ether................................ 1 centimètre cube

Le sulfate de quinine est très peu soluble, tandis que le chlorhydrate se dissout dans son poids d'eau à la température ordinaire. Si l'on veut faire usage de sulfate, il faut ajouter un peu d'acide à l'eau de la solution :

> Sulfate de quinine....................... 3 gr.
> Acide sulfurique dilué................... VI gouttes.
> Eau distillée............................ 30 gr.
> (10 centigrammes par centimètre cube.)

> Bichlorhydrate de quinine.............. 5 gr.
> Eau distillée.......................... 6 gr.
> (50 centigrammes par centimètre cube.)

Comme l'injection de chlorhydrate est parfois douloureuse, on ajoute au liquide de l'antipyrine qui a en outre l'avantage d'augmenter la solubilité de la quinine :

Monochlorhydrate de quinine..............   3 gr.
Antipyrine...........................   2 —
Eau distillée........................   6 —
(30 centigrammes par centimètre cube.)

Les injections de sels quiniques agissent à la fois comme antiseptique général et comme antipaludéen ; elles sont d'autant plus rapidement absorbées par l'organisme que le composé est lui-même plus soluble ; localement, elles déterminent une réaction qui est surtout accusée quand la solution renferme de l'acide. On les prescrit généralement à la dose de 1 gramme de sel de quinine par jour, et on les réserve toujours pour les cas graves et pour les accès pernicieux. Il est, en effet, démontré qu'introduite par la voie buccale la quinine ne produit guère son action que six heures après l'ingestion. Les cas graves d'impaludisme sont caractérisés par une température élevée et un état général plus ou moins alarmant ; en pareille circonstance, il est d'autant plus indiqué d'avoir recours aux injections sous-cutanées de quinine que l'estomac présente souvent de l'intolérance qui détermine par vomissement l'expulsion de la quinine ingérée. Les accès pernicieux, plus particuliers aux pays chauds, peuvent néanmoins s'observer dans nos régions soit isolément, soit comme complication des fièvres intermittentes du paludisme; ils évoluent suivant différents types : comateux, délirant, diaphorétique, dyspnéique, cholériforme, algide. Comme il importe d'aller vite, l'injection sera faite le plus rapidement possible, sans qu'on ait à s'inquiéter de la période de l'accès dans laquelle se trouve le malade.

L'aiguille sera enfoncée profondément dans le tissu cellulaire sous-cutané à cause de la possibilité du sphacèle, et de préférence sur un membre plutôt qu'au niveau du tronc. L'injection pourra être répétée plusieurs fois de suite et l'on sera autorisé, dans les cas tout à fait graves, à injecter jusqu'à 2 et même 3 grammes de quinine dans les vingt-quatre heures.

Les injections de **mercure** et des sels de mercure sont d'un emploi fréquent dans le traitement des accidents graves de la syphilis et dans celui des affections parasyphi-litiques. Elles sont de deux ordres : les unes sont à base de composés solubles, les autres se font avec des composés insolubles ou du mercure métallique. Je recommande plus particulièrement parmi les injections de composés solubles celles qui sont à base de benzoate de mercure :

    Benzoate de mercure..................   0 gr. 30
    Chlorure de sodium....................   0 — 25
    Benzoate de cocaïne ....   0 — 20
    Eau distillée.........................   30 —

On les pratique à la dose moyenne de 2 à 4 centimètres cubes par jour ; elles ont l'avantage d'être peu doulou-reuses et de permettre au malade de vaquer à ses occupa-tions habituelles.

Il faut les faire dans les parties grasses des fesses. On fait de la main gauche un gros pli de peau et de tissu cellu-laire sous-cutané, tandis que de la main droite on enfonce l'aiguille perpendiculairement et tout entière.

Par les injections de benzoate de mercure à doses jour-nalières et élevées, je suis arrivé à améliorer considérable-ment, sinon à guérir, des cas d'ataxie locomotrice et de paralysie générale. Je les recommande, de préférence à toutes les autres, dans le traitement des syphilis nerveuses graves. Elles réussissent mieux et plus vite et donnent moins d'accidents.

Il existe d'autres injections de composés solubles ; les plus usitées sont les suivantes :

```
Bichlorure de mercure.....................    0 gr. 30
Chlorhydrate de cocaïne... }
Chlorure de sodium........ }  āā......      0 — 10
Eau distillée............................   30 gr.
        (Un demi à 1 centimètre cube par jour.)
```

```
Biiodure de mercure......................    0 gr. 03
Sulfate neutre d'atropine ...............    0 — 002
Eau distillée............................   20 —
      (Un quart à un demi-centimètre cube par jour.)
```

```
Peptonate de mercure.....................    0 gr. 30
Eau distillée............................   30 gr.
        (Un demi à 1 centimètre cube par jour.)
```

Toutes ces solutions ont le défaut d'être généralement assez douloureuses. Aussi s'est-on préoccupé de chercher un moyen d'atténuer la douleur qu'elles provoquent.

La solution qui me paraît le mieux répondre à cette condition est celle de Desmoulière et Lafay.

```
Benzoate de mercure récent..........     1 gr.
Chlorure de sodium .................     1 —
Saccharose pure.....................    10 —
Eau distillée........... Q. S. pour   100 —
```

On peut, à défaut de saccharose, employer le glucose ou le lactose.

La stérilisation s'obtient, non par chauffage, mais par filtration sur bougie.

Le biiodure peut subir la même modification et la formule suivante est à conseiller :

Biiodure de mercure récent........... 1 gr.
Iodure de sodium sec et pur.......... 1 —
Saccharose pure...................... 10 —
Eau distillée............. Q. S. pour 100 cent. cubes.

Les *injections insolubles,* au lieu de se faire à petite dose quotidienne, se pratiquent à dose massive, tous les huit jours environ; elles sont généralement plus douloureuses que les premières et produisent des nodosités qui persistent longtemps après la piqûre. En outre, une fois l'injection faite, on n'est plus maître du traitement, le mercure continuant à être absorbé lentement même si une indication survenait d'en suspendre l'emploi.

Les plus employées sont les injections d'*huile grise.*

En raison de leur absorption difficile la technique en est particulière.

On se sert d'une seringue spéciale, la seringue du Dr Barthélémy qui est divisée en 15 divisions et dont chaque division correspond exactement à 0^{gr},01 de principe actif qui est pour l'adulte la dose quotidienne minima. A cette seringue s'adapte une aiguille en platine iridié de 5 centimètres de longueur; pour les personnes grasses il faut préférer l'aiguille de 7 centimètres afin que l'injection soit bien faite en plein muscle.

Les injections doivent se faire dans la *région fessière :*

1° De préférence au point de Barthélémy, situé sur le milieu ou environ au tiers externe d'une ligne horizontale allant de l'épine iliaque antéro-supérieure à l'extrémité supérieure du pli interfessier et qui répond à peu près exactement au bord externe du muscle grand fessier. Cette zone a la forme d'un croissant dessiné par la saillie de ce muscle et dans ce croissant on peut facilement juxtaposer les trois piqûres alternatives qui constituent, pour chaque fesse, la série moyenne, c'est-à-dire 6 injections;

2° Au point de Galliot, situé à l'intersection d'une ligne horizontale passant à deux travers de doigt au-dessus du grand trochanter et d'une ligne perpendiculaire qui est parallèle au pli interfessier et passe à deux travers de doigt en dehors de lui;

3° Au point de Smirnoff ou région rétro-trochantérienne;

4° Au point de Fournier qui correspond au 1/3 supérieur de la fesse.

Il ne faut jamais piquer en pleine fesse qui constitue la zone dangereuse des nerfs et des gros vaisseaux à éviter, ni dans la partie inférieure sur laquelle s'assied le malade, ni trop haut, chez la femme, pour éviter les frottements du corset.

Mode opératoire. — On chauffe légèrement le flacon soit dans le creux de la main, soit à la flamme d'une lampe à alcool pour liquéfier l'huile grise qui est concrète et on agite. On flambe l'aiguille. On charge la seringue préalablement stérilisée. Pour stériliser la seringue il est inutile de la faire bouillir; il suffit de remplir le corps de pompe d'huile grise et après quelques instants de rejeter cette première huile; par la suite, la seringue étant consacrée spécialement à ce genre d'injections, il est inutile de stériliser à nouveau le corps de la seringue qui reste aseptique, le médicament étant par lui-même un antiseptique puissant.

Après nettoyage de la peau par l'alcool et l'éther on enfonce d'un coup brusque l'aiguille perpendiculairement, en plein muscle, à une profondeur moyenne de 5 centimètres. S'il ne sort pas de sang, on adapte la seringue chargée et on pousse lentement l'huile de façon que toute la dose reste bien au sein des tissus et qu'il ne s'en glisse pas même une goutte dans le trajet de l'aiguille ; toutes les nodosités ou abcès sont dus à la présence de l'huile en dehors des masses musculaires. Cela fait, on retire l'aiguille, d'abord d'un centimètre environ, puis on l'enlève d'un mouvement rapide. On mobilise la peau avec un tampon imbibé d'éther.

Par cette technique nous n'avons eu que de rares nodosités douloureuses.

Après l'injection il persiste parfois une légère sensation de lourdeur comparable à l'engourdissement, dû à un coup de pied. Dans les vingt-quatre heures il se produit assez fréquemment une légère augmentation de température avec quelques symptomes de courbature et d'abattement (grippe mercurielle).

La formule d'huile grise que nous employons habituellement est l'huile grise de Vigier à 40 0/0 qui nous a toujours donné d'excellents résultats.

Le traitement consiste généralement en injections hebdomadaires de 8 divisions de la seringue de Barthélémy pour l'homme adulte de 6 à 7 divisions pour la femme et de 1 division pour l'enfant au-dessous de 3 ans. La série d'injections dure 6 semaines, soit 6 injections.

Il faut avoir soin pendant toute la durée du traitement de faire prendre au malade de minutieux soins de bouche.

A défaut d'huile grise de Vigier on peut recourir aux solutions suivantes :

Calomel......................	1 gr. à 2 gr.
Huile de vaseline......................	20 cent. cubes

(Une seringue pleine par injection.)

Mercure......................	19 gr. 50
Onguent mercuriel......................	3 —
Vaseline......................	2 — 50

Mettre dans un mortier, après y avoir fait brûler un peu d'alcool et battre vivement, ajouter :

Vaseline................................... 7 gr.
Huile de vaseline......................... 20 —
(Vigier.)

Cette préparation constitue l'huile grise dont on injecte chaque fois II à III gouttes.

Les injections de mercure sont surtout indiquées dans les cas graves de syphilis cérébrale et dans le traitement des affections parasyphilitiques (tabes, paralysie générale). Ainsi que je l'ai déclaré dernièrement, ces deux dernières maladies sont généralement améliorées par les injections de benzoate de mercure, faites à la dose de 2 à 4 centigrammes par jour, pendant dix à vingt jours et renouvelées après un repos d'un mois ou davantage; dans certains cas même surtout s'il s'agit d'un individu jeune ou d'un début assez récent, l'amélioration peut aller jusqu'à la guérison complète.

TECHNIQUE DES INJECTIONS INTRALARYNGÉES

Les injections médicamenteuses intralaryngées sont préconisées dans le traitement des ulcérations laryngées (le plus souvent tuberculeuses) et dans celui des affections pulmonaires chroniques et en particulier de la tuberculose pulmonaire.

Dès le début de l'ère de l'antisepsie, il était tout naturel de penser que la mise en contact direct du médicament modificateur donnerait de meilleurs résultats que l'injection dans les ulcérations laryngées et que l'antisepsie pulmonaire serait obtenue de façon beaucoup plus certaine si l'on pouvait faire parvenir le liquide employé au voisinage des régions altérées par le processus tuberculeux.

Les liquides employés sont variables suivant les cas. On s'est servi dans ces derniers temps des solutions huileuses goménolées, mentholées, eucalyptolées ou créosotées. Les injections d'extrait glycériné d'huile de foie de morue, ont donné de bons résultats dans la tuberculose laryngée. Nous-même avons préconisé et montré les modifications heureuses qu'amène soit dans la tuberculose laryngée, soit dans la tuberculose pulmonaire les injections intralaryngées de paratoxine.

Ces injections se font avec une seringue spéciale, dite seringue laryngée, d'une contenance de 3 à 5 centimètres cubes.

On peut pratiquer ces injections de deux manières totalement distinctes avec ou sans le contrôle du miroir. Dans la première méthode, on se guide par le miroir pour introduire l'extrémité de la canule jusqu'au niveau de l'orifice supérieur du larynx. Puis on pratique l'injection, le malade étant en inspiration forcée.

Cette méthode a le grave inconvénient de nécessiter un outillage spécial et de ne pouvoir être pratiquée au domicile du malade. Aussi lui préfère-t-on la méthode de Mendel, qui permet de se passer du contrôle du miroir.

La méthode de Mendel est basée sur ce fait que l'œsophage et le larynx sont juxtaposés sur une assez longue étendue, s'ouvrant l'un et l'autre dans le vestibule du pharynx, mais que le tube digestif est toujours fermé à l'état de repos. Par conséquent, si l'on injecte du liquide le long de la paroi du pharynx, il se dirigera vers la glotte ouverte du fait de l'inspiration.

L'injection du liquide selon la méthode de Mendel se pratique de façon différente suivant la quantité de liquide à faire pénétrer.

Le malade étant assis en face du médecin, ce dernier saisit à l'aide d'un mouchoir la langue du malade et la tient hors de la bouche. On introduit alors la canule qui est montée sur la seringue laryngée. Dans le cas où l'injection est de faible volume (un à deux centimètres cubes), elle peut être pratiquée sur la ligne médiane. La canule étant passée doucement au-dessus de la langue sans la toucher (ce qui provoquerait une contraction œsophagienne), le bec est posé au-dessus de l'épiglotte, à 2 centimètres environ de la paroi postérieure du pharynx. L'injection est alors envoyée contre cette paroi et, par suite de la pesanteur, tombe rapidement dans le larynx entr'ouvert.

Si l'injection doit être plus volumineuse, il faut recourir au procédé latéral. Le sujet étant mis dans la même position que précédemment, la canule est introduite dans la bouche, le long de la paroi latérale gauche du pharynx, le dos de la courbure de la canule s'appuyant sur la base du pilier antérieur droit et le bec s'insinuant dans le sillon glosso-épiglottique. C'est donc contre la paroi latérale que l'injection est poussée. Le liquide descend le long de cette paroi, gagne la paroi postérieure et, de là, la trachée. Il est essentiel de recommander au malade d'inspirer largement au moment de l'injection, de manière à assurer la béance de la glotte. Lorsque l'injection est terminée, on retire doucement la canule en évitant de toucher la langue, puis on maintient pendant une dizaine de secondes la langue dans la bouche, de manière à éviter la déglutition.

Cette méthode est donc d'une application facile et à la portée de tous les praticiens. Elle est certainement passible d'un certain nombre de reproches, mais elle nous paraît suffisante pour les besoins de la pratique courante.

On a objecté qu'une partie plus ou moins importante du liquide pénètre dans l'œsophage et par conséquent ne sert pas au but primitif. La facilité de l'injection trachéale est certainement très variable suivant les malades, et il nous est arrivé parfois que des malades déglutissaient le liquide destiné à leur trachée, quoique la langue fût maintenue hors de la bouche. Cependant il est rare qu'avec de la patience, on n'arrive pas au bout d'un certain temps à supprimer cette déglutition intempestive. Chez les malades particulièrement rebelles, il faut faire l'injection intralaryngée sous le contrôle du miroir laryngien; mais il faut tout d'abord recourir à la méthode de Mendel, d'une application beaucoup plus facile.

Employées contre la tuberculose du poumon, les injections intra-laryngées de paratoxine m'ont donné, ainsi qu'à Hervé, d'excellents résultats. Par elles, Valentin, Labarrière, etc., ont guéri des cas de tuberculose laryngée.

LAVAGE DU SANG

INJECTIONS SOUS-CUTANÉES DE SÉRUM ARTIFICIEL

Définition. — Cette médication consiste à introduire dans l'organisme une certaine quantité d'un liquide approprié destiné à remplacer une certaine quantité du sang ou à provoquer une sorte de lavage de l'économie.

Comme nous le verrons, le liquide qu'on injecte habituellement ne ressemble que d'assez loin par sa composition au milieu sanguin naturel. On se sert généralement d'une solution de chlorure de sodium et c'est pourquoi, on donne également le nom d'injections salines à ce procédé thérapeutique.

Historique. — En 1830, Hermann proposait d'injecter de l'eau pour empêcher l'asphyxie due à l'épaississement du sang : en 1832, Magendie, Thomas Letta, etc., se servant de ce moyen, n'enregistraient que des résultats inconstants dus à la nature du liquide employé qui était, tantôt de l'eau tiède, tantôt de l'eau salée ou additionnée de principes médicamenteux.

Mais ce n'est qu'en 1889, que Dastre et Loye préconisèrent l'emploi des solutions salines et que l'on commença à en faire usage. Dans leurs expériences sur les effets des injections salines sur les animaux inoculés avec des cultures de microbes pathogènes ou avec des toxines microbiennes, Dastre et Loye n'avaient obtenu que des résultats négatifs, mais ils en avaient cependant nettement proposé l'emploi dans le traitement des maladies infectieuses.

Mais déjà en 1881, *Hayem* avait, pendant l'épidémie de choléra, préconisé une solution qui avait l'avantage de ne pas altérer les globules et dont on se sert encore actuellement sous le nom de sérum de Hayem.

Depuis, les injections salines ont été employées dans le traitement de nombreuses affections que nous passerons en revue.

Variétés. — Le liquide peut être injecté de deux façons : dans le tissu cellulaire sous-cutané ou directement dans les veines : d'où la division en injections hypodermiques et intraveineuses. On pourrait également diviser artificiellement en injections modérées et en injections massives.

Manuel opératoire. — Le liquide dont on se sert le plus souvent est la solution de Hayem dont la formule est la suivante :

    Sulfate de soude....................   10 gr.
    Chlorure de sodium................   5 —
    Eau distillée .... 1,000 —

On peut encore se servir de la solution suivante :

    Chlorure de sodium................   7 gr.
    Eau distillée.....................   1,000 —

qui a l'avantage de pouvoir être préparée de façon rapide, puisque l'on peut à la rigueur remplacer de l'eau distillée par de l'eau bouillie qui n'exerce aucune action nocive sur les globules sanguins.

A côté de ces formules simples, il en existe de plus compliquées qui sont d'un intérêt thérapeutique restreint.

Signalons toutefois le *sérum de Quinton* qui est obtenu en utilisant *l'eau de mer* dans certaines conditions. Cet auteur, à la suite de ses recherches sur le milieu sanguin naturel, a préconisé l'eau de mer isotonique comme le sérum artificiel idéal. Sous l'influence de son propagateur, le sérum marin est entré activement dans la thérapeutique moderne, mais il n'est employé qu'à faibles doses dans le traitement de certaines affections (tuberculose, etc.).

L'instrumentation varie suivant qu'on veut pratiquer des injections sous-cutanées ou des injections intraveineuses.

Injections sous-cutanées. — L'instrument le plus simple que tout praticien possède est la seringue de Roux, d'une contenance de 20 centimètres cubes. Cet appareil convient surtout dans les cas où l'on ne doit injecter que des quantités modérées, 100 à 200 grammes de sérum artificiel. Une fois l'aiguille enfoncée sous la peau, on pousse le contenu de la seringue, puis on recharge l'appareil sans toucher à l'aiguille que l'on n'enlève que lorsque l'injection est terminée.

Lorsque l'injection porte sur une quantité de liquide supérieure à 200 grammes, il faut avoir recours à un appareil spécial que chacun peut préparer avec une bouteille bien stérilisée, un bouchon percé de deux orifices, deux tubes de verre coudés et la soufflerie du thermocautère de Paquelin, ou la pompe de l'aspirateur Potain ou Dieulafoy.

Il existe dans le commerce trois appareils basés sur ce principe : injection du sérum artificiel par compression d'air. Ce sont les appareils de Mathieu, de Dumouthier et de Sahli.

L'apppareil de Mathieu est le plus couramment employé.

Il se compose d'un flacon dit col droit en verre recuit et par cela même stérilisable à haute température.

Il est bouché par un bouchon en caoutchouc percé de deux trous. Par l'un d'eux passe un tube de verre coudé à angle droit plongeant jusqu'au fond du vase et relié à l'aiguille par un tube de caoutchouc sur lequel se trouve une pince à pression. L'autre orifice donne passage à un second tube coudé à angle droit. Ce tube dépasse de quelques millimètres le bouchon et n'affleure pas la surface du liquide. Il est relié à la soufflerie du thermocautère de Paquelin. Sur le trajet d'arrivée d'air est interposée une ampoule contenant de l'ouate non hydrophile destinée à filtrer l'air. Le bouchon est maintenu solidement en place par une fermeture métallique à levier.

L'appareil de Dumouthier est basé sur le même principe et sa construction diffère simplement par ceci :

La soufflerie à deux boules est remplacée par une poire à soupape et l'aiguille s'adapte sur un ajutage à robinet. De plus la fermeture du bouchon se fait par une chaîne à agrafe qui permet un serrage plus exact.

L'appareil est contenu dans une boîte en bois renfermant un tube de verre où l'on place les aiguilles pour les stériliser.

L'appareil de Sahli se compose d'un flacon conique fermé par un bouchon de caoutchouc percé de trois trous, deux pour les tubes coudés de sortie du liquide et d'arrivée de l'air et le troisième qui livre passage à un thermomètre qui indique constamment la température du liquide.

A côté de ces appareils viennent se ranger toute une série d'instruments basés sur la pression du liquide contenu dans un réservoir situé à une certaine hauteur. Les deux principaux sont l'appareil de Hallion et celui du Dr Briand.

L'appareil de Hallion se compose d'un récipient cylindrique formé à sa partie supérieure par une large ouverture fermée par un bouchon en caoutchouc percé d'un trou par où passe un tube de verre rempli d'ouate destiné à laisser rentrer l'air. L'extrémité inférieure est effilée et sert à adapter un long tube de caoutchouc muni de l'aiguille et d'une pince à forcipressure. Ce récipient se suspend à un clou.

L'appareil du Dr Briand se compose d'un ballon à long col bouché par deux bouchons : un interne et un externe. Le bouchon interne est percé de deux trous par où passent deux tubes de verre. Le premier allant jusqu'au fond du ballon est destiné à l'arrivée de l'air qui permettra l'écoulement du liquide par l'autre tube qui ne dépasse que de quelques millimètres le bouchon.

Le bouchon externe est percé pour donner passage à l'air du ballon pendant la stérilisation. Il se ferme à l'aide d'un obturateur automatique fonctionnant au moment où l'on sort l'appareil de l'autoclave.

Sur le tube de sortie du liquide s'adapte un caoutchouc muni en son milieu d'un tube contenant un flotteur. Pendant l'écoulement du liquide le flotteur reste à la partie inférieure. Si l'écoulement vient à cesser, il remonte à la partie supérieure, avertissant ainsi l'opérateur.

Le ballon est, au moment de l'usage et après immersion dans l'eau à 37°-38°, enfermé dans une enveloppe de feutre qui sert à le suspendre et à éviter la déperdition de calorique.

Tout l'appareil : ballon, caoutchouc, aiguille sont renfermés dans une boîte métallique qui permet sa stérilisation et son transport.

Il existe actuellement dans le commerce un autre dispositif qui consiste en une ampoule à deux tubulures scellées à la lampe. L'une des tubulures est recourbée en crochet et permet ainsi de suspendre l'ampoule à un clou. Elle contient un petit bouchon d'ouate. L'autre située à l'extrémité opposée est effilée et sert à adapter le tube de caoutchouc d'écoulement. Sur le trajet de ce tube est disposé un tube à spirale en verre qui plonge dans de l'eau chaude et donne ainsi au liquide la température voulue.

En cas d'urgence il est facile de construire un appareil à peu près semblable à celui du Dr Briand au moyen d'une bouteille dont le bouchon laisse passer deux tubes de verre : un très court servant à l'écoulement du liquide, un autre allant jusqu'au fond et servant à la rentrée de l'air.

Indépendamment de ces appareils, le praticien peut se servir du bock vulgaire soigneusement bouilli ou flambé ou d'un entonnoir stérilisé dans lequel on verse peu à peu le sérum artificiel.

A défaut de ces instruments on peut se servir d'un vase bouilli ou flambé où plonge l'extrémité du tube de caoutchouc. Le liquide s'injecte alors par siphonnage.

Manière de pratiquer l'injection. — Les lieux d'élection sont : la région des flancs, la région dorso-lombaire, la fesse, la face externe des cuisses. On injectera, suivant les cas, de 250 à 1.000 centimètres cubes en une ou plusieurs fois. Chez les obèses, pour que l'absorption puisse se faire convenablement, il faut enfoncer l'aiguille au delà du tissu adipeux.

La peau, où va pénétrer l'aiguille, sera soigneusement aseptisée soit par savonnage et lavage à alcool, soit par badigeonnage à la teinture d'iode.

L'injection doit être pratiquée lentement, à travers un fin trocart ou une aiguille tubulée du petit calibre; la plus petite aiguille des appareils de Potain et de Dieulafoy convient très bien dans ce but.

Après l'injection un léger massage facilitera l'absorption de l'injection. — Les piqûres seront recouvertes d'un peu de coton aseptique imbibé de collodion.

Mode d'action. — Au point d'injection correspond une tuméfaction accompagnée de douleurs. Plus la quantité de liquide injecté est grande, plus celles-ci sont vives. Aussi de nombreux auteurs conseillent-ils de ne pas injecter plus de 200 centimètres cubes à la même place, la douleur diminue rapidement ainsi que la tuméfaction et ce n'est que rarement que survient un érysipèle, d'ailleurs très passager (Reynaud).

La rapidité de l'absorption est en rapport avec la tension sanguine. Dans les maladies à hypotension (hémorragies) le liquide s'absorbe très rapidement. Dans les maladies à hypotension il s'absorbe très lentement.

Quant à l'action physiologique des injections sous-cutanées de sérum artificiel, elle est très complexe et tient à l'état des organes et à la quantité de liquide injecté.

Au-dessous de 500 grammes, il ne se produit rien ou peu de chose. Seule une légère somnolence avec transpiration légère et quelques mictions dans les quelques heures qui suivent l'injection. On n'a jamais constaté de phénomènes d'excitation viscéraux ou cérébraux. A peine la température s'élève-t-elle de quelques dixièmes de degré, sauf chez les tuberculeux où elle peut s'élever de 1° à 1°,5.

Lorsque l'injection dépasse 500 grammes, sans toutefois s'élever au-dessus de 900 grammes, la réaction se produit avant la fin de l'injection, l'amplitude du pouls augmente et celui-ci se régularise peu à peu ; dans quelques cas le malade présente un vif besoin d'uriner et même des phénomènes diarrhéiques. Quelque temps après l'injection apparaissent des phénomènes critiques : frisson, sueurs, hyperthermie (31°,5), mictions fréquentes.

L'action sur les reins des injections sous-cutanées de sérum artificiel se traduit par une augmentation de la quantité des urines, une diminution du chiffre des matériaux solubles par litre et une diminution de l'albumine, lorsque celle-ci ne relève par d'un trouble rénal. Dans ce cas au contraire on voit le taux de l'albumine augmenter pendant les quelques jours suivants.

La dilution du sang par l'apport du liquide amène une diminution du taux de l'hémoglobine pendant les premiers jours. Celle-ci augmente progressivement peu à peu, à partir du cinquième jour. Il n'y a que des modifications globulaires, sauf en cas d'injections massives répétées ; les globules rouges prennent alors une forme crénelée.

L'action des injections sous-cutanées de sérum se traduit sur le système nerveux par une excitation et une stimulation de l'organisme. Cette action est surtout manifeste avec les doses moyennes répétées.

Injections intraveineuses. — L'instrumentation pour les injections intraveineuses de sérum artificiel est la même que pour les injections sous-cutanées.

Manuel opératoire. — La solution, les récipients et les instruments sont soigneusement stérilisés ; le champ opératoire est largement désinfecté à la teinture d'iode cinq minutes avant l'intervention. — Il s'agit ici d'éviter l'infection de la veine, chose toujours très grave.

L'ouverture de la veine et l'introduction de la canule s'exécutent de la façon suivante : on choisit une veine apparente, une de celles du pli du coude le plus généralement, ou à son défaut la veine saphène interne au-devant de la malléole interne. On la rend saillante en plaçant le bandage avant la saignée et en faisant quelques frictions ascendantes tar le membre. Puis parallèlement à la veine et un peu sur le côté on pratique avec le bistouri une incision de 2 centimètres. La veine étant à nu, on fait écarter les lèvres de l'incision par une légère traction exercée de chaque côté, on saisit le vaisseau avec la pince et on l'incise en travers, en valve ; par l'ouverture ainsi obtenue on introduit la canule, amorcée de manière à chasser l'air contenu dans l'appareil.

On enlève la ligature supérieure et on laisse couler lentement le liquide.

On peut avec avantage remplacer la canule par une aiguille à injection que l'on introduit dans la veine par ponction, la pointe dirigée dans le sens du courant veineux.

L'opération terminée, on applique sur la plaie un pansement aseptique légèrement compressif, comme pour la saignée.

La quantité du liquide à injecter varie de 200 à 1.000 grammes, en moyenne 1.200 à 1.500 grammes par opération. La vitesse d'injection doit être en moyenne de 1 litre par 10 ou 12 minutes.

Action physiologique. — L'injection intraveineuse de sérum artificiel donne des résultats beaucoup plus marqués que l'injection hypodermique.

Toxicité. — Certains auteurs ont obtenu la mort expérimentalement par injections intraveineuses. Mais cela tenait à ce qu'ils opéraient ou sur des animaux beaucoup trop jeunes ou avec des solutions beaucoup trop concentrées, ou bien avec une vitesse d'écoulement trop grande. Les travaux de Dastre et Loye ont fixé la vitesse pour le lapin et le chien.

En se plaçant sur le terrain clinique, la solution du sérum artificiel de Hayem est tout à fait bénigne. Seul le sérum de Chéron qui contient 18 grammes d'acide phénique pour 100 grammes d'eau peut être toxique lorsqu'on l'emploie à doses trop élevées.

ÉLIMINATION. — Le sérum artificiel, injecté dans la circulation générale, s'élimine aussitôt par le rein. Dastre et Loye ont prouvé que l'organisme ne retient pas plus du dixième de l'injection. Mais cette élimination rénale montre immédiatement le danger des injections de sérum lorsque le rein est insuffisant. L'élimination, ne pouvant se faire par cet émonctoire naturel, se fait alors par l'intermédiaire des séreuses ou du poumon, déterminant alors un hydrothorax double ou de l'œdème des poumons, complications généralement mortelles.

APPAREIL CIRCULATOIRE. — Cette augmentation transitoire de la masse sanguine s'accompagne de modifications hématologiques favorables au malade. Remédiant à la vacuité partielle des vaisseaux qui entraînerait la stase et toutes ses conséquences surtout en cas d'hémorragies abondantes, elle exerce une action heureuse sur la leucocytose. Celle-ci diminue rapidement.

De plus son action sur la coagulabilité du sang n'est plus mise en doute depuis les travaux de Hayem et Delbet et le sang, qui avant l'injection se coagulait difficilement, recouvre son indice normal.

L'influence des injections intraveineuses de sérum artificiel sur la tension sanguine ne se fait sentir que dans les cas d'hypotension. Après l'injection on voit la pression se relever progressivement et revenir à son taux normal. Si la pression n'était nullement modifiée antérieurement, l'injection intraveineuse n'a aucun effet sur elle.

Son action sur le pouls est rapide. Elle le régularise et le rend plus ferme.

APPAREIL RÉNAL. — L'injection intraveineuse exerce une

action favorable sur la diurèse. D'après Bosc, les malades n'urinent pas pendant la durée de l'injection, étant donné que l'intervention est de courte durée; mais dix ou quinze minutes après on voit survenir une première miction. L'augmentation de la diurèse se traduit alors de façon appréciable pendant la période qui suit et la quantité des urines s'élève rapidement.

Cette diurèse semble cliniquement liée à une élimination des toxines, car l'on voit une amélioration notable succéder à cette débâcle dans les intoxications ou les injections. Cependant Hallion et Carrion, étudiant chez le chien l'influence des injections intraveineuses de sérum artificiel sur l'excrétion et la constitution de l'urine, sont arrivés à ce résultat paradoxal que l'abondance de la sécrétion urinaire n'est pas en rapport avec l'intensité de l'élimination des déchets organiques. D'autres auteurs, tels que Chasserant et Gol, Delbet, Roget, Sanquirico dans l'intoxication par la strychnine, Enriquez et Hallion dans la diphtérie, Tubini et Modinos, dans l'intoxication expérimentale par l'urine ont noté une aggravation des accidents après les injections intraveineuses; Bosc et Vidal au contraire ont démontré que dans l'intoxication colibacillaire expérimentale, l'évolution de la maladie était heureusement influencée par les injections intraveineuses.

TEMPÉRATURE. — L'influence des injections intraveineuses de sérum artificiel sur la température est chose appréciable. On peut classer les phénomènes présentés par le malade en trois périodes : une première d'hyperthermie croissante, une seconde de froid et une troisième de chaleur. La première étape débute pendant l'injection et se prolonge pendant une demi-heure après celle-ci. Elle est caractérisée par une élévation progressive et lente de la température qui dure d'une demi-heure à une heure après la fin de l'injection. A ce moment débute le deuxième stade. Le malade est agité par des frissons intenses, avec cyanose, claquement des dents, accélération du pouls, dyspnée et phénomènes d'excitation nerveuse intense. En même temps, la température s'élève brusquement et atteint son maximum.

Puis lui succède une période de chaleur avec sueurs, diarrhée, vomissements et mictions abondants. Ces symptômes diminuent peu à peu; la température s'abaisse pour revenir à son point de départ.

L'écart de température est parfois très accusé et dans le choléra, par exemple, on voit très souvent la température s'élever de 5°. Dans les affections à température élevée l'écart est beaucoup moins grand et ne dépasse guère 2°.

La durée totale de toute réaction ne dépasse guère trois à cinq heures et son intensité diminue avec la répétition des injections.

APPAREIL DIGESTIF. — Pendant la période critique l'injection est parfois suivie de crises de vomissements et de débâcles diarrhéiques. Dans certains cas on a même observé une salivation exagérée.

APPAREIL RESPIRATOIRE. — S'il y avait antérieurement de la dyspnée on voit celle-ci se calmer aussitôt l'injection, mais elle reparaît rapidement pendant la période de froid et ce n'est qu'au bout de vingt-quatre heures le plus souvent qu'elle s'amende ou disparaît.

NUTRITION. — D'après Garnier et Lambert, les injections de sérum artificiel augmentent les oxydations; d'autre part, Hutinel déclare qu'il y a augmentation du taux de l'urée dans les urines.

SYSTÈME NERVEUX. — Les injections de sérum artificiel provoquent des phénomènes d'excitation motrice qui peuvent aller jusqu'au spasme tétanique des membres ainsi que des phénomènes d'excitation psychique caractérisés par de la loquacité et de l'incohérence.

En résumé, l'injection intraveineuse de sérum artificiel n'est pas qu'un simple lavage du sang. Elle provoque dans l'organisme des modifications telles qu'elles stimulent ses fonctions sécrétoires ainsi que l'activité de ses constituants cellulaires et permet ainsi à l'individu de résister plus énergiquement aux agents toxiques qui l'imprègnent.

Indications thérapeutiques. — Les indications sont les mêmes pour les injections sous-cutanées ou intraveineuses. Le choix de la médication dépend de l'état du malade et de la gravité de l'affection.

Hémorragies. — Dans l'anémie aiguë mortelle, l'autopsie montre qu'il existe encore dans les veines pulmonaires, la veine azygos et les sérums crâniens une assez grande quantité de sang. Seuls les capillaires sont peu remplis. La mort est donc le résultat du défaut de circulation (stase).

Par conséquent, en injectant un liquide inoffensif pour les globules, le sang se dilue, emplit les vaisseaux, et le cœur retrouve sa force primitive pour chasser la masse liquide qui vient à nouveau baigner les éléments cellulaires. Hayem a montré que chez un chien saigné à blanc, l'injection d'une solution de chlorure de sodium à 0,73 0/0 ranime les battements du cœur.

En plus de cette action mécanique les injections salines, surtout avec du sulfate de soude, exercent une action hémostatique puissante. De tout ceci déroule cette règle : dans tous les cas d'hémorragies graves il faut avoir recours aux injections de sérum artificiel. Celles-ci seront faites hypodermiques le plus souvent, à la dose de 150 à 500 grammes par injection, en les répétant à plusieurs reprises si le besoin s'en fait sentir.

L'injection intraveineuse sera réservée pour les cas extrêmement graves accompagnés d'une énorme perte de sang.

Il faut toujours, avant de pratiquer l'injection, faire une hémostase complète des régions qui saignent.

Chloro-anémie. — L'emploi des injections sous-cutanées modérées (50 à 100 grammes), que je répète tous les deux jours, ou des injections à doses fortes (500 grammes) que je ne donne qu'une seule fois à moins que le cas ne soit tout à fait grave. Généralement je prescris ce traitement aux malades présentant des signes prédominants d'anémie : décoloration très prononcée des muqueuses, grande faiblesse, essoufflement, splénomégalie.

Urémie. — Préconisée seulement depuis 1890, l'injection saline a déjà donné de nombreux succès dans le traitement de l'urémie. Elle peut être employée seule ou combinée avec la saignée; Huchard lui reconnaît une heureuse influence; cependant il faut faire une place à part à l'urémie due à la néphrite organique. Dans celle-ci, en effet, il existe des lésions du rein qui sont caractérisées par des troubles dans l'excrétion urinaire (rétention des chlorures, diminution de l'urée, albuminurie). L'emploi du sérum artificiel ne fera qu'augmenter la rétention.

Cependant les auteurs allemands conseillent actuellement l'emploi du sérum artificiel hypotonique qui aurait pour résultat de diminuer l'imprégnation du tissu et par conséquent de diminuer les phénomènes d'intoxication.

Éclampsie. — Les indications sont les mêmes dans ce

cas. Porak et Bernheim ont traité des éclamptiques par des injections sous-cutanées à dose élevée et n'ont obtenu qu'un décès sur 14 cas.

Coma diabétique. — Il faut dans ce cas faire usage d'injections intraveineuses massives ; la première tentative fut faite en 1874 par Hilton Fagges, chez un malade en imminence de mort qui survécut vingt-quatre heures ; plus tard Dickinson injecta 13 litres en deux jours et fit même une injection de 10 litres que le malade parut bien supporter.

De nombreux succès furent ensuite obtenus par Hesse, Luni, Besson, Dalché, Rogel et Bolvay.

Le premier effet des injections intraveineuses est de faire cesser le coma ; dans certains cas le malade reprend connaissance au bout d'une demi-heure.

L'injection sous-cutanée ne doit jamais être employée chez ces malades, car elle peut provoquer des accidents septiques (phlegmon ou gangrène). La solution salée à 7 0/00 agit aussi bien que la solution bicarbonatée que M. Lépine avait préconisée dans le traitement du coma diabétique.

Brûlures étendues. — On sait que les accidents graves déterminés par les brûlures étendues sont le résultat d'une accumulation dans l'organisme de substances toxiques résultant de la suppression des fonctions de la peau. Tommaséli (de Palerme), Azzarello, Besson, Duret ont employé les injections hypodermiques de sérum artificiel dans le cas de brûlures graves et en ont obtenu de bons résultats. Les injections doivent être faites à fortes doses (500 à 1.000 grammes) et répétées deux à trois fois par jour. Cette médication permet d'obtenir des succès dans les cas les plus désespérés ; sous son influence l'état général s'améliore, le délire et les phénomènes nerveux disparaissent, les urines deviennent abondantes et claires.

Quand la température est élevée, les injections hypodermiques doivent être combinées avec la balnéation froide.

Intoxication par l'oxyde de carbone. — L'injection intraveineuse est un traitement vraiment héroïque des accidents toxiques déterminés par l'oxyde de carbone. Bordier dans un cas désespéré où le malade était dans le coma obtint par deux injections intraveineuses, faites à deux heures d'intervalle, une véritable résurrection.

Cette amélioration peut être assez rapide, mais fréquemment il se produit au bout de quelques heures une réapparition des symptômes alarmants.

Intoxication par le gaz d'éclairage. — Les injections intraveineuses ont donné dans ce cas d'excellents résultats.

Intoxication par la strychnine, par le mercure, par les champignons. — Elles sont également justiciables des injections intraveineuses ou sous-cutanées de sérum artificiel qui donne de bons résultats.

Intoxication saturnine. — Dans tous les cas l'injection saline agit merveilleusement bien. Deléarde appliquant les injections sous-cutanées au traitement des coliques de plomb vit les douleurs disparaître quelques heures après et la constipation céder le lendemain. Les symptômes alarmants se calment peu à peu, le pouls augmente de fréquence et le taux urinaire se relève, la solution de Hayem suffit pour amener la guérison ; c'est donc une médication de choix. L'encéphalopathie saturnine a été traitée avec succès par les injections sous-cutanées ou intraveineuses combinées avec la saignée par différents auteurs (Desplats, Gardin, Reynaud).

Le sérum artificiel n'exerce aucune action sur les accidents névritiques d'origine saturnine.

Ulcère de l'estomac. — Les injections salines ne sont indiquées que lorsque l'ulcère s'accompagne de phénomènes toxiques accentués, caractérisés par une grande faiblesse et de la tétanie.

Affections nerveuses. — Grasset recommande les injections de sérum artificiel dans l'apoplexie avec hypotension artérielle. Peillon et Chéron ont relaté des cas de neurasthénie guéris par les injections sous-cutanées à très petites doses. Dans le traitement des affections mentales et, en particulier, des psychoses aiguës, les injections doivent être employées quand les troubles psychiques semblent liés à un empoisonnement de l'organisme et, par suite, du cerveau, soit par des toxines microbiennes, soit par des substances toxiques résultant de la formation exagérée ou de l'insuffisance de l'élimination de poisons normaux (leucomaïnes). Le sérum agit plus par la quantité que par la qualité, la dose est de 300 à 500 grammes par jour et, sauf quelques contre-indications déterminées par l'état du cœur ou des reins, les injections peuvent être continuées pendant longtemps. Cette médication doit être secondée par des lavements purgatifs.

Choléra. — Les injections intraveineuses doivent être faites dans les cas graves avec collapsus et anurie où les injections sous-cutanées ne sauraient rendre assez rapidement à l'organisme le liquide qu'il a perdu.

Hayem, Bouveret, Ranvier, Guttmann, Quillard, Lesage, ont publié des observations dans lesquelles l'usage des injections intraveineuses de sérum artificiel leur a donné de véritables résurrections. A Moscou, pendant une épidémie terrible de choléra, Hermann et Jœniken essayèrent avec succès cette médication. Le sérum agit dans ces cas en rendant aux tissus l'eau qu'ils perdent par suite de la diarrhée profuse.

Dans ces cas l'injection intraveineuse doit être abondante et atteindre 2 litres, deux fois par jour.

Diarrhées. — En raison de la déshydratation intense des tissus dans les diarrhées profuses, l'emploi du sérum artificiel est tout indiqué.

Il faut recourir alors aux injections sous-cutanées abondantes de 200 à 1.200 grammes selon l'abondance du flux. Ici encore il sera utile de se servir, si le rein est intact, de solutions salines hypertoniques (allant parfois jusqu'à 20 grammes de chlorure de sodium pour 1.000). Celles-ci, en plus de l'apport d'eau qu'elles déterminent, amènent une absorption d'eau par les tissus et diminuent ou arrêtent totalement la diarrhée.

Chez les jeunes enfants atteints de gastro-entérite et âgés de moins de quatre mois, l'hypodermoclyse est aussi indiquée ; il faut dans ce cas répéter les injections toutes les quatre à six heures, tant que persistent les phénomènes graves, et injecter à chaque fois de 10 à 20 centimètres cubes de sérum artificiel.

Fièvre typhoïde. — Les injections sous-cutanées activent la guérison de la fièvre typhoïde, ainsi qu'il résulte de nombreuses recherches (Darène, Sahli, Carrieu, Bosc et Vedel, Crocco, etc.). Ces injections, qui sont indiquées plus spé-

cialement dans les formes graves accompagnées de phénomènes de collapsus ou d'adynamie, de prostration intense et
d'hypotension vasculaire, peuvent être employées avec avantage dans tous les cas de dothiénentérie, comme médication
adjuvante de la balnéation froide. Je les emploie souvent.

Dans les cas d'*hémorragie intestinale*, elles constituent
un moyen hémostatique puissant qui a été souvent employé
avec succès.

Les injections doivent être faites quotidiennement à dose
modérée (200 à 400 grammes) ; sous leur influence la dépression cardiaque et nerveuse s'amende, alors qu'elle avait
résisté à d'autres moyens thérapeutiques, les fonctions
rénales se régularisent et la tension vasculaire se rapproche
de la normale. La température est peu influencée par les
injections ; les malades ne présentent consécutivement que
des sueurs et des mictions abondantes et une accélération
du pouls.

Typhus exanthématique. -- Les injections sous-cutanées
à dose modérée (300 à 600 grammes) ont été employées par
Sapelier qui, sur 12 malades, obtint 6 guérisons.

Dysenterie. — Les indications sont en somme les mêmes
que pour les diarrhées profuses. D'après Bosc et Vedel les
injections relèvent la température et la tension artérielle.
Mais il ne faut pas s'effrayer de voir lui succéder une dyspnée
qui augmente avec la température.

De plus les émonctoires rénaux se remettent à fonctionner
normalement et le nombre des selles s'abaisse peu à peu.

Dans la forme légère les injections intraveineuses peuvent
être remplacées par les injections sous-cutanées.

Pneumonie. — Dans les formes infectieuses avec oligurie,

tension sanguine basse et atteinte profonde du système nerveux, les injections salines apportent d'heureuses modifications.

On emploie la voie sous-cutanée, de préférence ; la voie intravasculaire devant être réservée aux cas particulièrement graves évoluant chez des individus profondément intoxiqués et antérieurement affaiblis par l'alcoolisme ou la syphilis.

L'injection sous-cutanée sera assez abondante : 500 à 1.000 grammes et sera pratiquée d'une façon très précoce dès que l'état général devient nettement altéré ; oligurie, prostration ou délire, hypotension vasculaire, langue rôtie. Elle devra être répétée quotidiennement, s'il y a lieu, jusqu'à la disparition des phénomènes alarmants.

On observe, à la suite de l'injection, une légère ascension de la température, une augmentation de la tension vasculaire, une crise sudorale et urinaire, et une amélioration des symptômes généraux.

Dans les formes de pneumonie compliquée de méningite et dans les cas où la lésion pulmonaire a évolué jusqu'à l'hépatisation grise, les injections de sérum artificiel ne peuvent pas empêcher le dénouement fatal.

Dans la broncho-pneumonie infantile, les injections sous-cutanées de sérum artificiel (Houël de Marle, Lemaire) faites à petite dose (300 grammes) pendant plusieurs jours seront heureusement employées dans les formes graves.

Érysipèle. — Les injections intraveineuses ont été employées par Delbet avec succès dans un cas d'érysipèle grave consécutif à un abcès de la nuque ; elles avaient été continuées pendant plusieurs jours concurremment avec les injections de sérum streptococcique.

Rougeole. — Dans les formes graves caractérisées par une fièvre élevée et par une tendance marquée aux hémorragies, les injections salines doivent être employées concurremment à la balnéation.

Scarlatine. — De même que dans la rougeole.

Angines infectieuses. — Les injections salines amènent une diminution rapide des toxines, une stimulation générale de tout l'organisme. Delbet obtint ainsi une guérison très rapide dans un cas grave.

Endocardite maligne. — Lorsque les phénomènes d'intoxication sont très accusés il n'y a plus à hésiter; faites l'injection de sérum artificiel en injection intraveineuse.

Ictère grave. — Fourneaux et Valence ont obtenu dans les cas d'ictère infectieux grave des succès merveilleux par les injections de sérum artificiel.

Infection puerpérale. — En France comme à l'étranger les injections salines ont donné d'excellents résultats.

Dans les cas graves, on emploiera la voie intraveineuse; dans les cas moyens, on pourra se servir de la voie hypodermique. L'injection sera faite, tous les jours, à la dose de 500 à 1.000 grammes, de préférence à la face externe de la cuisse ou entre la glande mammaire et le grand pectoral. Cette médication joue le rôle d'un précieux adjuvant qui stimule l'organisme dans sa lutte contre l'infection.

L'injection sous-cutanée provoque quelquefois la formation d'abcès, mais cette formation d'abcès ne doit pas être considérée comme un inconvénient, car elle est souvent sollicitée dans le traitement des infections puerpérales où elle constitue la méthode des abcès de fixation.

Infections diverses. — Les injections intraveineuses à doses massives (2 litres et demi), répétées quotidiennement, sont indiquées dans le traitement de la péritonite diffuse consécutive à la rupture de l'intestin par coup de pied de cheval, à la perforation de la fièvre typhoïde, de l'occlusion intestinale.

Dans les infections urinaires et, en particulier, dans la pyélonéphrite infectieuse, on devra avoir recours aux petites injections sous-cutanées, car le rein n'est généralement plus assez perméable pour laisser filtrer les grandes quantités de sérum introduites par la voie intra-vasculaire.

Contre-indications. — Ainsi que nous venons de le montrer, les indications de l'injection de sérum artificiel, soit sous-cutanée, soit intra-veineuse, sont des plus nombreuses et les injections salines sont très fréquemment d'un excellent secours au médecin et rendent de grands services aux malades.

Leurs contre-indications, par conséquent, sont restreintes. L'expérimentation, plus que la clinique, a été la base des reproches adressés à cette intervention. Sans nous arrêter à l'accusation portée contre elle de diffuser à tout l'organisme des toxines localisées en certains points de l'économie, nous insisterons surtout sur les accidents que peuvent causer les injections salines chez les malades dont le rein fonctionne mal et chez ceux-ci l'on peut voir survenir de la dyspnée, de l'œdème pulmonaire et de l'hydrothorax.

L'augmentation passagère et brusque de la masse sanguine à la suite des injections de sérum artificiel exerce sur le cœur une action bienfaisante lorsque le myocarde est sain. Mais si celui-ci défaille déjà à la tâche, l'augmentation brusque de tension qui en résulte ne peut que lui être nuisible. Cependant on peut arriver à combattre cet état d'asthénie en associant aux injections salines les injections sous-cutanées de caféine ou en incorporant celle-ci dans la solution.

A ce sujet il est utile d'attirer l'attention sur ce fait : la caféine ne doit jamais être ajoutée à la solution saline avant la stérilisation, mais au moment de l'emploi.

Les affections qui s'accompagnent d'œdème prononcé en dehors des affections rénales sont également une contre-indication à l'emploi des injections de sérum artificiel en grande quantité, celles-ci alors ne se résorbant pas.

Les affections valvulaires à la période d'hyposystolie et d'asystolie, l'urémie à forme cardiaque, la symphyse cardiaque en sont des contre-indications formelles.

En résumé, les injections de sérum artificiel constituent une excellente médication extrêmement utile dans tous les cas d'infections ou d'intoxications soit exogènes, soit endogènes. Leur emploi est subordonné à l'état du cœur et des reins.

INJECTIONS DE SÉRUMS SUCRÉS

Depuis les découvertes sur la rétention chlorurée dans les néphrites, on avait cherché à faire des sérums qui, dans le lavage du sang, puissent rendre les mêmes services que les solutions chlorurées sans cependant introduire de sel dans l'économie.

C'est à FLEIG (de Montpellier) que revient le mérite d'avoir réalisé cette conception de façon pratique, en préconisant l'usage des solutions isotoniques ou para-isotoniques de sucres. De ses recherches expérimentales et cliniques, il est arrivé aux conclusions suivantes : « Le rein, par un même travail global d'élimination moléculaire, effectue un travail utile (d'élimination de produits de déchet) nettement plus grand dans le cas de sérum glucosé que dans le cas de sérum chloruré. Le sérum glucosé ayant ainsi, soit sur la diurèse liquide, soit sur la diurèse solide, des effets plus intenses que ceux du sérum chloruré, on aura souvent intérêt à le substituer à ce dernier, même dans les cas où il n'y a pas de rétention chlorurée. » (C. R. *Soc. de Biol.* Juillet 1907.)

Aussi peut-on injecter sans inconvénient des doses très fortes de sérums sucrés. LABOUCLE a pu pratiquer de véritables lavages du sang avec des solutions isotoniques glucosées. FLEIG, s'adressant aux solutions de glucose, de lactose, de mannite, de saccharose, en a injecté jusque 1.300 centimètres cubes par voie intraveineuse, soit pour remplacer le sérum artificiel, soit pour exciter la diurèse. De même, il a pu pratiquer des injections sous-cutanées de 700 centimètres cubes. L'effet diurétique, plus lent que par voie intraveineuse, n'en a pas moins été remarquable, même dans les cas où l'anurie ou l'oligurie étaient d'ordre toxique, ce qui prouve, une fois de plus, que les sucres sont moins toxiques que le chlorure de sodium.

Le titre des solutions isotoniques est variable avec le sucre employé; il est de 47 p. 1.000 pour le glucose, de 92 p. 1.000 pour la lactose, de 50 p. 1.000 pour la mannite cristallisée.

A côté de l'emploi de ces solutions isotoniques, dont FLEIG a montré les avantages, se place celui des solutions hypertoniques qui ont été étudiées depuis longtemps au point de vue expérimental et dont l'action clinique a été bien fixée par ARROUSSET et JEANBRAU (1899). Ces auteurs se sont servis de solutions hypertoniques de saccharose et en ont montré les heureux effets dans les oliguries et les anuries, même d'origine lithiasique (1908).

Ces injections hypertoniques ont pu être faites à très fortes doses (jusque 1.100 centimètres cubes en vingt-quatre heures). Elles déterminent de véritables débâcles urinaires pouvant aller jusque 4 litres. Elles peuvent être suivies d'une oligurie marquée, si l'on ne prend pas la précaution de faire boire le malade.

FLEIG, qui a employé concurremment les deux procédés, conclut que les solutions isotoniques ou para-isotoniques produisent un véritable lavage du sang, tandis que les solutions hypertoniques donnent lieu à une diurèse très rapide et à une déshydratation importante. « En d'autres termes, on pourrait appeler les solutions isotoniques des diurétiques par lavages et les solutions hypertoniques des diurétiques par déshydratation. »

Les solutions sucrées sont donc indiquées dans tous les cas où l'on voudra établir la diurèse. Employées dans l'urémie, où elles ont donné de bons résultats, elles ont été préconisées également dans l'éclampsie, où elles font parfois merveille. FLEIG a proposé leur emploi dans les cas où l'on veut obtenir une élimination rapide des anesthésiques. Il ressort, en effet, de ses expérimentations, que l'on obtient le réveil des sujets anesthésiés trois fois plus rapidement si l'on fait suivre l'anesthésie de l'injection d'une solution sucrée.

De même on emploiera le sérum sucré avec bénéfice dans tous les cas d'intoxication, lorsqu'il s'agit d'obtenir une diurèse rapide, ou bien lorsque l'état du rein s'oppose à l'injection d'une solution chlorurée. Dans les cas d'anurie soit infectieuse, soit réflexe, les solutions sucrées doivent être essayées avant la néphrotomie ou la décapsulation du rein. Elles donnent parfois des résultats remarquables et permettent souvent d'éviter une intervention grave dont les résultats sont aléatoires.

Dans les maladies générales à évolution aiguë, qui s'accompagnent fréquemment de rétention de liquide (comme par exemple la fièvre typhoïde), l'usage des sérums sucrés permettra d'entretenir la diurèse, et Laboucle et Boutin les ont employées avec succès dans les états typhoïdiques, paludéens et septicémiques.

Dans ces derniers temps, M. Marie a obtenu des résultats intéressants en injectant à des épileptiques, tous les deux ou trois jours, 200 à 300 grammes d'un sérum sucré ainsi composé :

Glucose	23 gr. 05
Sulfate de soude................	18 —
Eau distillée...................	1.000 —

Il est bon de faire remarquer qu'à la suite de l'injection de sérum sucré, il se produit une réaction légère, se traduisant par une accélération de la respiration et de la circulation et par une élévation de température de un demi-degré au-dessus de la normale.

TABLE DES MATIÈRES

LES PROCÉDÉS DE RÉVULSION

II

MÉDICATION DÉRIVATRICE

Ventouses

Ventouses scarifiées

III

PONCTIONS

Ponction de la plèvre

Mouchetures

IV

LAVAGE DE L'ORGANISME

LAVAGE DES VOIES DIGESTIVES

Lavage de l'estomac

Lavage de l'intestin

Entéroclyse chez le nouveau-né

V

MÉDICATION BALNÉAIRE

Bain froid

Affusions froides

VII

MÉDICATION HYPODERMIQUE

Injections médicamenteuses

Vigot Frères

Éditeurs

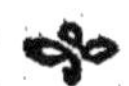

MANUELS
de
MÉDECINE PRATIQUE

PARIS

23, PLACE DE L'ÉCOLE-DE-MÉDECINE

TOURS

IMPRIMERIE DESLIS FRÈRES

6, rue Gambetta, 6